DES POLYNÉVRITES

EN GÉNÉRAL

ET

DES PARALYSIES ET ATROPHIES SATURNINES

EN PARTICULIER

ÉTUDE CLINIQUE ET ANATOMO–PATHOLOGIQUE

PAR

MADAME DEJERINE-KLUMPKE

Docteur en médecine de la Faculté de Paris,
Ancien interne en médecine et en chirurgie des hôpitaux de Paris,
(Concours de 1886),
Lauréat de l'Académie de médecine (Prix Godard).

Avec figures dans le texte

PARIS

ANCIENNE LIBRAIRIE GERMER-BAILLIÈRE ET Cⁱᵉ

FÉLIX ALCAN, ÉDITEUR

108, BOULEVARD SAINT-GERMAIN, 108

1889

DES POLYNÉVRITES

EN GÉNÉRAL

ET

DES PARALYSIES ET ATROPHIES SATURNINES

EN PARTICULIER

DU MÊME AUTEUR.

Contribution à l'étude des contractures hystériques. — Intégrité de la moelle épinière dans un cas de contracture hystérique permanente généralisée, ayant duré plusieurs années. *Revue de Médecine*, 1885, p. 203.

Contribution à l'étude des paralysies radiculaires du plexus brachial. — Paralysies radiculaires totales, paralysies radiculaires inférieures. De la participation des filets sympathiques oculo-pupillaires dans ces paralysies. Étude clinique et expérimentale. *Revue de Médecine*, 1885, p. 591 et 736. Mémoire couronné par l'Académie de Médecine (prix Godard), 1886.

Considérations à propos d'une fracture insolite du crâne (Fracture par contre-coup) compliquée : 1º d'un épanchement sanguin sans signes apparents de compression cérébrale; 2º d'une hémorrhagie cérébrale au point opposé à la fracture; 3º d'aphasie sans lésion appréciable du centre de Broca. En collaboration avec M. le Dr Berger, chirurgien des Hôpitaux, professeur agrégé à la Faculté. *Revue de Chirurgie*, 1887, p. 85.

Malformation du cœur avec transposition des viscères. — Rétrécissement et oblitération du tronc de l'artère pulmonaire. Persistance du trou de Botal. Diverticule de la cloison inter-auriculaire. Double perforation de la cloison inter-ventriculaire. Absence de l'orifice auriculo-ventriculaire gauche et de la valvule tricuspide. Indépendance complète de l'oreillette et du ventricule gauches, etc. *Bull. de la Soc. Anat.* Séance du 18 fév. 1887, p. 72.

Pleurésie purulente. Empyème. Carcinome du corps de l'utérus, avec envahissement secondaire du poumon chez une femme de 27 ans. *Bull. de la Soc. Anat.*, 1887, p. 757.

De l'élimination du mercure par les urines pendant et après le traitement mercuriel. — En collaboration avec M. le Dr Balzer, médecin de l'hôpital de Lourcine. *Revue de Médecine*, 1888, p. 383.

Des lésions nécrosiques causées par les injections sous-cutanées de préparations mercurielles insolubles. — En collaboration avec M. le Dr Balzer. *Société de Biologie.* Séance du 7 juillet 1888.

Contribution à l'étude de quelques injections sous-cutanées. — En collaboration avec M. le Dr Balzer. *Soc. de Médecine pratique.* Séance du 19 janvier 1888, in. *Bulletin Médical*, 1888, p. 89.

DES POLYNÉVRITES

EN GÉNÉRAL

ET

DES PARALYSIES ET ATROPHIES SATURNINES

EN PARTICULIER

ÉTUDE CLINIQUE ET ANATOMO-PATHOLOGIQUE

PAR

Madame DEJERINE-KLUMPKE

Docteur en médecine de la Faculté de Paris,
Ancien interne en médecine et en chirurgie des hôpitaux de Paris,
(Concours de 1886),
Lauréat de l'Académie de médecine (Prix Godard).

Avec figures dans le texte

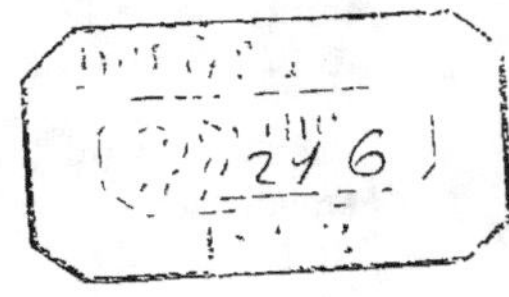

PARIS

ANCIENNE LIBRAIRIE GERMER BAILLIÈRE ET Cie

FÉLIX ALCAN, ÉDITEUR

108, BOULEVARD SAINT-GERMAIN, 108

1889

DES POLYNÉVRITES

EN GÉNÉRAL

ET

DES PARALYSIES ET ATROPHIES SATURNINES

EN PARTICULIER

———

ÉTUDE CLINIQUE ET ANATOMO-PATHOLOGIQUE

———

INTRODUCTION

En pathologie nerveuse, il est peu de questions qui aient soulevé ces dernières années plus de controverses, donné lieu à plus de travaux cliniques, anatomo-pathologiques et expérimentaux, que celle des altérations primitives, spontanées des nerfs périphériques.

Pendant longtemps, en effet, on refusait aux nerfs périphériques, en dehors d'une lésion traumatique ou d'une compression exercée sur un point de leur trajet, le droit de s'altérer spontanément, isolément, sans lésion préalable de leurs centres trophiques : cornes antérieures de la moelle ou ganglions spinaux. La loi de Waller sur les centres trophiques des nerfs était admise sans conteste, et la névrite parenchymateuse autochtone, née sur place, évoluant pour son propre compte, restait encore à démontrer.

On admettait cependant, l'existence de paralysies et de névrites dites *a frigore*, telles que la paralysie faciale ou la paralysie radiale. Mais pour la paralysie faciale on se trouvait dans des conditions bien spéciales, le nerf traversant, en effet, un canal osseux très étroit, l'aqueduc de Fallope, dans lequel, comme on l'admettait généralement depuis Bérard (1), il pouvait s'étrangler, par suite de la tuméfaction inflammatoire *a frigore* des tissus fibreux, névrilème ou périoste. Ici la paralysie devenait donc une paralysie *par compression*. Quant à la paralysie radiale, M. Panas (2), ne tarda pas à montrer, que la paralysie radiale, même légère, relevait en général, d'une compression plus ou moins prolongée de ce nerf, au niveau du point où il contourne le corps de l'humérus. De ce fait, le plus grand nombre des paralysies, et par conséquent des névrites dites rhumatismales ou *a frigore*, rentraient donc dans le cadre général des paralysies, des névrites traumatiques.

En dehors donc de la névrite relevant d'une compression localisée — c'est-à-dire « d'un *véritable accident* en quelque sorte traumatique (L. Landouzy) (3) », — effectuée sur le trajet d'un nerf moteur, on n'admettait guère la possibilité d'une névrite dégénérative, *primitive*. Seule, une exception fut faite en faveur de la *névrite saturnine* ; encore la nature périphérique de la paralysie saturnine ne fut-elle admise que par un certain nombre d'auteurs.

Depuis longtemps déjà on savait, et ce fut la conclusion que Waller tira de ses recherches, que le centre trophique des fibres motrices est situé dans la substance grise, et d'une façon plus précise au niveau du point d'émergence des racines antérieures (Waller).

L'anatomie pathologique localisa bientôt le centre trophique des racines antérieures, dans les cellules multipolaires des cornes antérieures. La première autopsie d'atrophie musculaire progressive avec lésion des cellules motrices, publiés en 1860 par M. Luys (3), suivie quelques années plus tard, en 1865, par la

(1) BÉRARD. Article *Facial. Dictionnaire de médecine* en 30 vol., 1835.

(2) PANAS. *De la Paralysie réputée rhumatismale du nerf radial*, mémoire lu à l'Acad. de méd. dans la séance du 21 nov. 1871.

(3) L. LANDOUZY. *Des paralysies dans les maladies aiguës*. Th. d'agrégation. Paris, 1880. p. 278.

(4) LUYS. *Atrophie musculaire progressive ; lésions histologiques de la substance grise de la moelle épinière*. Comptes rendus de la Soc. de biologie, 1860, p. 80.

découverte faite par MM. Vulpian et Prévost (1) de la lésion de la
paralysie infantile, établirent définitivement le rôle trophique de
la cellule motrice. M. Charcot fut alors amené, à considérer l'atrophie musculaire progressive comme la forme lente, la paralysie
spinale de l'enfant et de l'adulte, comme la forme aiguë de l'atrophie de ces cellules. Cette hypothèse trouva de nombreux adhé-
rents ; il fut érigé à l'état de dogme, que toute destruction des
cellules motrices des cornes antérieures entraîne à sa suite une
atrophie musculaire, et inversement, que toute atrophie musculaire (non traumatique), relève d'une altération médullaire.

Par analogie avec la paralysie spinale infantile, on rapporta à
une origine médullaire, la paralysie générale spinale antérieure
subaiguë de Duchenne, les paralysies survenant soit au cours,
soit dans la convalescence des maladies aiguës, et quoique
M. Charcot(2) dise expressément, qu'il faut se garder d'admettre
l'origine spinale des amyotrophies saturnines, la pathogénic
spinale de la paralysie saturnine, ne tarda néanmoins pas à
compter des partisans nombreux et convaincus.

On chercha à démontrer par la clinique, que la localisation
si spéciale de la paralysie saturnine, que l'intégrité du long supinateur, sur laquelle Duchenne avait appelé l'attention, n'é-
taient pas la seule modalité clinique de la paralysie saturnine ;
que celle-ci pouvait présenter des localisations musculaires
diverses ; que ces localisations n'étaient en outre, ni propres, ni
spéciales à la paralysie saturnine, mais pouvaient se rencontrer
dans diverses affections manifestement spinales, telles que la
paralysie spinale infantile, la paralysie spinale de l'adulte, les
lésions traumatiques de la moelle, l'hématomyélie, etc.

Erb, Remak et d'autres, trouvèrent dans la localisation de la
paralysie, dans la symétrie de l'affection, dans l'absence de
troubles sensitifs, le « cachet spinal » de la paralysie saturnine,
et la rapprochèrent de la paralysie spinale infantile.

Les résultats fournis par l'examen de la contractilité électrique n'élucidèrent guère ce point spécial de la pathologie. Erb,
après avoir constaté expérimentalement l'existence de la réaction
de dégénération, la retrouva dans les névrites traumatiques,
dans la névrite par compression, dans la paralysie faciale, et la
considéra comme caractéristique, comme pathognomonique

____

(1) VULPIAN et PRÉVOST. *Observation de paralysie infantile. Lésion des
muscles et de la moelle.* Comptes rendus de la Soc. de biologie, 1865, p. 215.

(2) CHARCOT. Leçons sur les Maladies du Système Nerveux, t. II, p. 259, 1877.

d'une lésion nerveuse périphérique. L'observation montra bientôt, qu'elle existait dans la paralysie spinale infantile, dans une affection, par conséquent, dont la nature spinale était démontrée, et dans la paralysie saturnine, dont la pathogénie était encore fort discutée. Erb créa, de ce chef, une place à part à la paralysie infantile, et crut trouver dans la présence de la réaction de dégénération, dans la paralysie infantile et dans la paralysie saturnine, une nouvelle analogie, un nouveau point de contact entre ces deux affections. Aucun des partisans de l'origine spinale de la paralysie saturnine ne se demanda, si cette réaction relevait, non pas de la lésion spinale primordiale de la paralysie infantile, mais au contraire, de l'altération des nerfs périphériques, altération aussi constante dans la paralysie infantile que dans la paralysie saturnine.

L'anatomie pathologique ne confirma pas les vues de ces auteurs. Elle montra, en effet, dans la paralysie saturnine, à côté de lésions périphériques constantes et très prononcées, des lésions médullaires ou nulles, ou inconstantes, en tout cas mal déterminées, diffuses, souvent douteuses, se bornant à une endo-périartérite médullaire, relevant de l'artério-sclérose si fréquente chez les saturnins, s'accompagnant quelquefois d'un état vitreux, colloïde, avec formation de vacuoles, des grandes cellules motrices des cornes antérieures, beaucoup plus rarement d'atrophie cellulaire véritable. Certes, au point de vue anatomique, ces lésions médullaires mal caractérisées, ne pouvaient être comparées à ces foyers, si nettement circonscrits, d'atrophie cellulaire de la paralysie infantile, foyers siégeant, comme on sait, dans la corne antérieure du côté correspondant à la paralysie et occupant dans la moelle, la hauteur présumée de l'origine des nerfs qui se rendent aux muscles paralysés et atrophiés ; on ne pouvait, non plus, les comparer à la destruction cellulaire si considérable, qui caractérise la poliomyélite antérieure chronique. A défaut de lésions médullaires nettement circonscrites dans la paralysie saturnine, Erb, Remak et d'autres admirent, pour rester fidèles à la théorie de l'action trophique de la cellule motrice, une lésion fonctionnelle, *dynamique*, des grandes cellules des cornes antérieures de la moelle, lésion non appréciable au microscope, amenant à sa suite des modifications matérielles des nerfs périphériques, une véritable névrite parenchymateuse, d'autant plus prononcée, que l'on examinait des fibres nerveuses plus éloignées de l'axe cérébro-spinal.

La théorie du rôle trophique de la cellule antérieure était si bien enracinée dans la science, elle dominait si bien, à l'exclusion de toute autre, la pathologie nerveuse, que jusqu'à ces dernières années, et malgré les travaux si remarquables de M. Duménil (1) de 1864 et 1866, on invoquait encore, — en présence d'autopsies négatives pour la moelle, soit dans la paralysie spinale antérieure subaiguë de Duchenne (2), soit dans la paralysie ascendante aiguë de Landry, soit dans les paralysies diphtériques ou les paralysies consécutives aux maladies aiguës, on invoquait encore, disons-nous, une altération fonctionnelle, dynamique, des grandes cellules de la colonne grise antérieure, amenant à sa suite une lésion matérielle, organique, soit des racines antérieures, soit des nerfs périphériques.

L'individualité, l'autonomie du système nerveux périphérique, rendue déjà manifeste par les travaux de M. Dumenil, de Rouen, sur *la névrite*, par les travaux de MM. Lancereaux, Gombault Westphal, Dejerine, et d'autres, sur la *névrite saturnine*, s'accuse encore nettement, lorsqu'on envisage nos connaissances tout récemment acquises sur la polynévrite.

Nous avons appris, en effet, à connaître toute une série de formes pathologiques, à modalités cliniques variables, à étiologie multiple, relevant toutes d'une névrite périphérique plus ou moins intense, plus ou moins généralisée, avec intégrité complète de la colonne grise antérieure.

Aujourd'hui, la paralysie saturnine n'occupe donc plus la place à part, que lui réservaient dans la pathologie nerveuse, les auteurs qui la regardaient comme de nature périphérique. Aussi, nous a-t-il paru intéressant, d'étudier parallèlement les différentes formes de la paralysie saturnine, et les modalités cliniques actuellement connues de la névrite multiple.

Ce travail est basé sur 58 observations. Parmi ces observations, 21 nous sont personnelles dont 2 avec autopsies.

Une partie de ce travail a été commencée, il y a 5 ans dans le service et dans le laboratoire de notre illustre et très regretté maître Vulpian, dont nous avons eu l'honneur d'être l'externe à cette époque ; le reste a été fait dans le cours de nos années d'internat.

(1) Duménil (de Rouen). *Paralysie périphérique du mouvement et du sentiment portant sur les quatre membres. Atrophie des rameaux nerveux des parties périphériques.* Gazette hebdomadaire, 1861, p. 203.

Duménil. *Contribution pour servir à l'histoire des paralysies périphériques et spécialement de la névrite.* Gazette hebdom , 1866, p. 51, 67 et 84.

(2) Duchenne (de Boulogne). *De l'Électrisation localisée.* 1872, 3e édit., p. 468.

Nous divisons ce travail en trois parties. Les deux premières comprennent l'étude clinique, la troisième l'étude anatomopathologique et pathogénique, des névrites périphériques en général et des paralysies et atrophies saturnines en particulier.

Chaque partie est divisée en quatre chapitres.

PREMIÈRE PARTIE :

Dans les CHAPITRES I et II après un historique très sommaire, nous faisons un rapide exposé des causes étiologiques si multiples, si variées, des polynévrites.

Dans les CHAPITRES III et IV, nous étudions le diagnostic et les modalités cliniques, que peuvent affecter les névrites périphériques. Nous passerons en revue les formes généralisées, telles que la forme mixte, dont les symptômes sensitifs et moteurs sont à peu près également prononcés, les formes avec prédominances des symptômes moteurs, revêtant les types cliniques, soit de la paralysie ascendante aiguë de Landry, soit de la paralysie générale spinale antérieure subaiguë de Duchenne, enfin la forme sensitive, le nervo-tabes ou pseudo-tabes périphérique.

Dans la seconde moitié de ce chapitre, nous examinerons rapidement les formes localisées des névrites périphériques, dans lesquelles les paralysies sont localisées, soit à un groupe musculaire indépendant de l'innervation d'un tronc nerveux périphérique, soit à la distribution d'un ou de plusieurs troncs nerveux périphériques.

DEUXIÈME PARTIE :

Nous résumons très brièvement dans les CHAPITRES I et II, l'historique et l'étiologie des paralysies et atrophies saturnines.

Le CHAPITRE III, comprend l'étude clinique des formes localisées et généralisées de la paralysie saturnine, tels que : le type vulgaire, classique ; le type brachial ou supérieur ; le type Aran-Duchenne ; les types des membres inférieurs ; les types cliniques généralisés à évolution rapide, lente ou fébrile ; nous dirons enfin quelques mots de la paralysie laryngée saturninée. Nous laissons complètement de côté dans cette étude,

l'hémiplégie et l'hémianesthésie des saturnins, syndromes
que certains auteurs, tendent aujourd'hui de plus en plus à
considérer, comme une manifestation de nature hystérique ou
psychique survenant chez des saturnins.

Le CHAPITRE IV, sera consacré à la séméiologie et à la valeur
diagnostique, des localisations musculaires saturnines. Nous
chercherons à démontrer dans ce chapitre, en nous basant sur
58 observations dont 21 personnelles ou inédites, que les localisations musculaires étudiées dans le chapitre précédent, n'ap-
partiennent pas en propre à la paralysie saturnine. Les différentes localisations cliniques de la paralysie saturnine peuvent,
en effet, se rencontrer, avec une fréquence plus ou moins grande,
dans un certain nombre d'affections médullaires, périphériques
ou myopathiques. Dans les affections nerveuses périphériques,
la même localisation de la paralysie peut s'observer dans des
affections de causes diverses : traumatiques, infectieuses ou
toxiques. Nous rapportons dans ce chapitre, l'autopsie d'un de
nos malades saturnins, ayant présenté à la fois le type antibrachial et le type Aran-Duchenne.

TROISIÈME PARTIE :

Le CHAPITRE I sera consacré à l'étude anatomo-pathologique
des polynévrites.

Les trois CHAPITRES suivants seront consacrés à leur pathogénie, à leur pronostic et à leur traitement.

Ayant eu l'honneur d'être pendant plusieurs années, l'élève de
Vulpian, c'est à la mémoire de cet illustre et très regretté maître,
que je dédie ce travail, commencé dans son service et sous son
inspiration. Qu'il me soit permis, d'apporter ce faible tribut de
reconnaissance, à la mémoire vénérée de ce grand Maître de
l'Ecole française, chez lequel j'ai toujours trouvé pendant le
cours de mes études, et les conseils précieux d'un chef d'Ecole, et
les encouragements bienveillants qu'il prodiguait sans cesse à
ses élèves.

Que mon cher et excellent maître M. le professeur Hardy,
reçoive ici l'expression de la profonde reconnaissance, d'une élève
à laquelle il a toujours témoigné un si grand et si affectueux

intérêt. Que mon excellent maître, M. le professeur Grancher, qui s'est toujours montré si bienveillant pour moi dans le cours de mes études, reçoive ici l'expression de toute ma reconnaissance.

Qu'il me soit permis de remercier MM. Empis, Berger, Balzer, dont j'ai eu l'honneur d'être l'interne, pour l'intérêt qu'ils m'ont toujours témoigné, ainsi que MM. les professeurs Mathias Duval et Dareste, pour la libéralité avec laquelle ils m'ont accueillie dans leurs laboratoires. Que mon cher maître M. Landouzy, dont j'ai suivi l'enseignement pendant de longues années, et dans le service duquel j'ai terminé mon internat, reçoive ici l'expression de ma profonde gratitude, pour les bienveillants conseils qu'il m'a prodigués pendant le cours de mes études, ainsi que pour l'intérêt amical qu'il n'a cessé de me témoigner.

A mon cher mari, je dois beaucoup de mon instruction médicale ; qu'il me permette ici de l'en remercier du fond du cœur.

M. le professeur Potain a bien voulu me faire l'honneur d'accepter la présidence de cette thèse ; qu'il reçoive ici tous mes remerciements.

PREMIÈRE PARTIE

CHAPITRE PREMIER

Historique et Etiologie.

C'est à Duménil (de Rouen),que revient le grand mérite d'avoir montré, il y a plus de 20 ans, que les nerfs pouvaient s'altérer primitivement, sans modification antérieure de leurs centres trophiques. Avec un sens clinique admirable, cet auteur rapporte à une lésion nerveuse périphérique, toute une série de paralysies atrophiques généralisées, et montre la ressemblance qui existe entre ces paralysies, et l'affection décrite par Duchenne, sous le nom de *paralysie générale spinale antérieure subaiguë*. Il constate la marche ascendante de la lésion, tire la conclusion que certaines paralysies généralisées, doivent dorénavant être mises sur le compte des névrites,et adopte le nom de *névrite ascendante*. « L'étude des altérations spontanées et primitives du système nerveux périphérique », dit cet auteur, « la détermination du processus pathologique qui procède au développement de ces altérations, sont encore à l'état d'enfance.

« Cependant,ce que j'ai observé me donne la conviction intime, que bien des paralysies de cause obscure,ont leur point de dépar dans de véritables névrites spontanées. Si ce sujet a été si longtemps négligé, c'est que la préoccupation de l'existence d'une affection des centres. toutes les fois qu'on observe un trouble de la sensibilité ou de la motilité, quelquefois un peu trop de précipitation à fonder des entités morbides uniquement sur la symptomatologie, ont détourné l'attention des maladies du système nerveux périphérique (1) ».

(1) Duménil (de Rouen). *Contribution pour servir à l'histoire des paralysies périphériques et spécialement de la névrite.* Gazette hebd., 1866, p. 52.

Et plus loin il ajoute : « Ses caractères ont la plus grande analogie, avec ceux des paralysies par lésion traumatique des nerfs mixtes, ce qui se comprend, puisque dans les deux cas, il y a interruption des éléments nerveux ; leurs traits communs principaux sont : la perte graduelle de la contraction électrique des muscles, l'absence de mouvements réflexes, et des altérations de nutrition du tissu musculaire..... La lésion ne correspond pas rigoureusement à la distribution anatomique des gros troncs nerveux..... Ces troubles fonctionnels sont plus complets dans les dernières ramifications périphériques, et généralement moins étendus dans les rameaux sensitifs que dans les rameaux moteurs. Ainsi aux membres supérieurs, la paralysie du mouvement est plus complète dans les muscles des mains que dans ceux des avant-bras. Aux membres inférieurs, tandis que la paralysie du mouvement porte sur toute la sphère de distribution des nerfs sciatiques poplités, la paralysie du sentiment n'atteint que la partie inférieure des rameaux sensitifs de ces nerfs, et d'une manière très irrégulière.

« Je ne puis omettre de signaler la ressemblance dans les points principaux, entre cette paralysie et celle que M. Duchenne a décrite sous le nom de *paralysie générale spinale*. Dans l'un et l'autre cas, la maladie débute par les extrémités, qu'elle frappe en masse, les muscles subissent un amaigrissement uniforme ; la contractilité électrique est abolie dans des muscles qui ont conservé leur structure. »

Puis il ajoute :

« Ce n'est pas un des points les moins importants et les moins curieux, de l'histoire de ces paralysies périphériques, que la possibilité de leur extension à une grande partie du système nerveux, on pourrait presque dire de leur généralisation, au point de compromettre l'existence, par l'envahissement des nerfs les plus essentiels à l'entretien de la vie, tels que le pneumogastrique. Nous voyons la maladie aboutir à une véritable paralysie glosso-laryngée hémiplégique, précédée et accompagnée d'altération de la sensibilité, qui n'est évidemment que la répétition, sur des organes plus importants, du processus morbide qui a envahi tant de points différents. »

Nous tenons à reproduire encore, les conclusions émises par cet auteur dans ce travail si remarquable :

« Il existe une classe de paralysies périphériques spontanées dues à une atrophie des nerfs. Le processus morbide qui produit ces atrophies est dans un certain nombre de cas, souvent dans tous, de nature inflammatoire.

« Ces paralysies peuvent atteindre avec une égale intensité le sentiment et le mouvement, soit simultanément, soit successivement et dans ce dernier cas. le mouvement paraît affecté par action réflexe. Elles sont souvent limitées à une partie des rameaux d'un ou de plusieurs nerfs, et ne reproduisent pas nécessairement la distribution anatomique des troncs.

« Elles peuvent s'accompagner d'altérations de nutrition, non seulement dans les muscles, mais encore dans la peau et les articulations, comme les paralysies par traumatisme des nerfs.

Le processus morbide qui les produit, est susceptible de suivre une marche ascendante, et de s'étendre jusqu'à la moelle épinière, où il laisse des traces matérielles incontestables. L'anatomie pathologique donne ainsi complètement raison aux opinions de Graves.

« La symptomatologie de ces paralysies reproduit presque identiquement celle des paralysies par traumatisme des nerfs ; mais leur marche mérite une étude à part. Elles sont susceptibles de guérison, mais souvent celle-ci est très lente et reste incomplète. Le retour du mouvement et du sentiment se fait ordinairement suivant la même progression ; elles peuvent compromettre la vie en se généralisant, et par l'extension de leurs altérations jusqu'aux éléments de la moelle épinière. L'application de l'électricité au traitement de ces paralysies exige de la circonspection ; faite trop tôt à la période de développement d'une névrite, elle peut en précipiter la marche.

« Les particularités qu'on observe dans la manière dont les muscles et les nerfs réagissent sous l'influence de l'électricité, dans ces paralysies, conduisent à expliquer le retour de la contractilité électrique, par l'état anatomique des nerfs, sans qu'on soit obligé d'admettre l'existence de la contractilité électro-musculaire, comme propriété distincte. »

Les travaux si remarquables de Duménil, n'eurent malheureusement pas le retentissement légitime qu'ils méritaient, et ce ne fut que quinze ans plus tard, que la question des névrites périphériques spontanées, fut remise à l'ordre du jour.

Eichhorst (1) en 1877 sous le nom de *neuritis acuta progres-*

(1) Eichhorst. *Neuritis acuta progressiva*. Virch. Arch., Bd 69. 1877.

Dejerine.   2

siva, Dejerine (1), Eisenlohr (2) et Joffroy (3) en 1879 sous le nom de *paralysie ascendante aiguë* et de *névrite parenchymateuse spontanée généralisée et partielle*, rapportèrent des observations qui relevaient toutes, malgré leurs dissemblances cliniques, d'une lésion primitive intense et étendue des nerfs périphériques, sans participation concomitante de la moelle épinière.

L'année suivante, en 1880, Leyden (4) décrivit sous le nom de *névrite multiple*, une affection des nerfs périphériques à étiologie obscure, évoluant avec le syndrome clinique d'une maladie aiguë infectieuse. Il en traça les principaux symptômes, passa en revue les cas jusqu'alors publiés de paralysie générale spinale antérieure, et conclut à la nature périphérique de l'affection décrite par Duchenne.

Depuis lors, M. Lancereaux (5), Grainger Stewart (6), Melchert (7), Strube (8), Kast (9), Caspari (10), Pierson (11), Strumpell (12), Müller (13), Vierordt (14), etc., etc. ont publié des observations assez nombreuses de cas analogues.

Lorsque M. Lancereaux, à qui nous devons après Magnus Hüss

(1) DEJERINE. *Recherches sur les lésions du système nerveux dans la paralysie ascendante aiguë.* Th. de Paris, 1879.

(2) EISENLOHR. *Centralbl. f. Nerv.* 1879, n° 5, p. 100 et *Deutsches Arch. f. klin. Med.*, Bd 29, 1880, p. 555.

(3) JOFFROY. *Névrite parenchymateuse spontanée généralisée et partielle.* Arch. de Phys. norm. et pathol., 1879.

(4) LEYDEN. *Ueber Neuritis und Poliomyelitis.* Zeitsch. f. klinische Medizin, Bd I, 1880-1881, p. 387-434.

(5) LANCEREAUX. *Paralysies toxiques.* Gaz. hebd. de med. et de chirurgie, 1881.

(6) GRAINGER STEWART. *The Paralysis of hand and feet from diseases of nerves.* Edinbourg med. Journ, march, 1881, p. 855. (Analyse in Revue Sc. Med., t. XVIII, p. 522.)

(7) MELCHERT. *Beitrag zur Diagnose der subacuten Poliomyelitis und multiplen degenerativen Neuritis.* Th. Greifswald, 1881.

(8) STRUBE. *Ueber multiple Neuritis.* Th. Berlin, 1881.

(9) KAST. *Beiträge zur Lehre von der Neuritis.* Arch. f. Psych. u. Nervenkr., 1881, Bd XII, p. 266.

(10) CASPARI. *Zeit. f. klin. Med*, 1883, Bd V, p. 537.

(11) PIERSON. *Ueber Polyneuritis acuta (multiple Neuitis).* Volkmann's Sammlung klin. Vortrage, n° 229, 1883.

(12) STRUMPELL. *Zur Kenntniss der multiplen degenerativen Neuritis.* Arch.f. Psych. u. Nerv., 1883, p. 339.

(13) MÜLLER. *Beitrag zum Studium der multiplen degenerativen Neuritis,* Arch. f. Psych. u. Nerv., 1883, XIV, p. 678.

(14 VIERORDT. *Ein Fall von multiple Neuritis.* Arch. f. Psych. u. Nerv. 1883, p. 669.

la description des paralysies alcooliques, rattacha le premier, les paralysies alcooliques à des lésions nerveuses périphériques, on ne tarda pas à montrer, que parmi les observations de polynévrite à étiologie obscure, publiées depuis Leyden, certaines d'entre elles étaient manifestement d'origine alcoolique.

Les observations de paralysies alcooliques suivies d'autopsies, publiées depuis par Moeli (1), Dreschfeld (2), Broadbent (3), Hadden (4). MM. OEttinger (5), Dejerine (6), vinrent élargir encore, le cercle de nos connaissances déjà acquises sur les névrites périphériques.

On rattacha en outre à des névrites périphériques, certaines paralysies survenues soit au cours, soit dans la convalescence des maladies aiguës et infectieuses et dont la symptomatologie a été fort bien exposée il y a quelques années par L. Landouzy. On constate en effet l'existence de lésions des nerfs périphériques dans la *diphthérie*, Dejerine (7), Meyer (8), Mendel (9), Oppenheim et Siemerling (10), la *variole*, Joffroy (11), la *fièvre typhoïde* Bernhardt (12), Pitres et Vaillard (13), Oppenheim et Siemerling), la *tuberculose*, (Lancereaux (14), Joffroy,

(1) MOELI. *Statisches u. Klinisches über Alcoholismus.* Charité Annalen, IX, p. 541.

(2) DRESCHFELD. *On alcoholic paralysis.* Brain, 1884, p. 200.

(3) BROADBENT. *On a form of alcoholic spinal paralysis,* The Lancet, 1884, p. 294. Proc. Roy. Med. and Surg. Society. London, 1883-1884, p. 198-202.

(4) HADDEN. *Two fatal cases of alcoholic paralysis.* The Lancet, 1884, p. 735.

(5) ŒTTINGER. *Etude sur les paralysies alcooliques (névrites multiples chez les alcooliques).* Th. Paris, 1885.

(6) J. DEJERINE. *Contribution à l'étude de la névrite alcoolique* (forme paralytique, forme ataxique, tachycardie par névrite du pneumogastrique) Arch. de Phys. norm. et path., 1887, p. 248-264.

(7) DEJERINE. *Recherches sur les lésions du système nerveux dans la paralysie diphthéritique.* Arch. de Phys. norm. et path., 1878, avec 1 planche.

(8) MEYER. *Anatomische Untersuchungen über diphtheritische Lähmungen.* Virch. Arch., Bd 85, 1881, p. 181 et 225.

(9) MENDEL. *Zur Lehre von diphtherischen Lahmungen.* Neurol. Centralbl. 1885, n° 6.

(10) OPPENHEIM et SIEMERLING. *Beiträge zur Pathologie der Tabes dorsalis, und der peripheren Nervenerkrankung* Arch. f. Psych. u. Nerv., 1887, obs. XXXVII, p. 509.

(11) JOFFROY. *Loc. cit.*

(12) BERNARDT. *Zur Pathologie der Radialisparalyse.* Arch. f. Psych. u. Nerv., Bd IV, 1874, p. 601 et 623.

(13) PITRES et VAILLARD. *Contribution à l'étude des névrites périphériques. survenant dans le cours ou la convalescence de la fièvre typhoïde.* Rev. de Med., 1885, p. 986.

(14) LANCEREAUX. *Atlas d'anatomie pathologique,* obs. 286. (Cité par Joffroy.)

Eisenlohr (1), Pitres et Vaillard (2), Oppenheim et Siemerling),
le *béribéri*, Baelz (3), Scheube (4), Pickelhering, Winkler,
Königer), la *lèpre*, (Virchow, Hansen, Cornil (6), Leloir et
Dejerine (7), l'*impaludisme*, Singer (8), l'*infection puerpérale*,
Moebius (9), le *rhumatisme chronique*, Pitres et Vaillard (10).

Dans la sclérose des cordons postérieurs, arrivée à un certain
degré de développement, on rencontre constamment des névrites
des nerfs cutanées; ces névrites mentionnées par Westphal et
par M. Pierret ont été surtout étudiées par M. Dejerine (11), qui
a montré leur constance, la variabilité de leur degré de développement d'un malade à l'autre; leur nature périphérique, et le
rôle qu'il faut leur attribuer dans la physiologie pathologique
de la sclérose des cordons postérieurs Dans cette affection, en effet, l'altération des nerfs sensitifs diminue progressivement en
remontant de la périphérie vers le centre, elle peut se retrouver
dans les gros troncs nerveux, mais respecte toujours les ganglions spinaux, qui sont intacts dans ces cas. L'intensité
des troubles sensitifs, est en raison directe de l'étendue des
altérations périphériques. Les lésions médullaires sont im-
puissantes à nous rendre compte, et de la variabilité des troubles de la sensibilité d'un malade à l'autre, et de ce fait d'ob-

(1) Eisenlohr. *Loc. cit.*

(2) Pitres et Vaillard. *Des Nevrites périphériques chez les tuberculeux.*
Rev. de Med., 1886, p. 193.

(3) Baelz. *Ueber das Verhalt. der multiplen peripherischen Neuritis zur Beriberi (Panneuritis endemica).* Zeit. f. klin. Med., 1882, Bd IV, H. 4, p. 616.
Balz. Virchow's Arch., 1884, Bd 95, p. 143 et Bd 99, Heft 3, p. 531.

(4) Scheube. Ueber die japanische Kakke (Beriberi). Deutsch, Arch, f. klin.
Med., 1882, Bd 31, p. 141 et 307, et Bd 32, p. 83.

(5) Koniger. *Ueber epidemisches Auftreten von Beriberi in Manila*, 1882
et 1883. Deutsch. Arch. f. klin. Med., 1884, Bd 34, p 419.

(6) Cornil. *Seconde note sur le siège des bactéries de la lèpre et sur les lésions des organes dans cette maladie.* Mém. Soc. med. des hôp., 1881, p. 155.

(7) Dejerine et Leloir. *Recherches anatomopathol.*, etc. Arch. de Phys.
norm. et pathol., 1881, p. 990.

(8) Singer. *Zur Pathologie der Erkrankung des Nervensystems nach Malaria.* Prager Med. Wochenschr., 1887, n° 18.

(9) Moebius. *Neuritis puerperalis.* Munchener Med. Wochenschr., 1887,
n° 9 analy. Neurol. Centralbl, 1887, p. 208.

(10) Pitres et Vaillard. *Névrites périphériques dans le rhumatisme chronique.* Rev. de Med., 1887, p. 456.

(11) Dejerine. *Des altérations des nerfs cutanés chez les ataxiques.* Arch. de
Phys. norm. et pathol., 1883, p. 72.

servation vulgaire, à savoir que dans l'ataxie locomotrice comme
dans une névrite vulgaire, infectieuse ou autre, les troubles de
la sensibilité (tact, douleur, température, retard dans la transmission des impressions), décroissent de la périphérie vers le centre,
tout comme la névrite cutanée dont ils relèvent. Nous tenons en
outre à faire remarquer que, si la sclérose des cordons postérieurs était la lésion causale des troubles de la sensibilité dans
le tabes, ces troubles devraient exister dans la maladie de Friedreich, affection dans laquelle la lésion des cordons postérieurs
est la même que dans le tabes. Or, dans la maladie de Friedreich,
il n'existe pas, en général, de troubles de la sensibilité, et lorsque,
par exception, on les rencontre, ils sont extrêmement légers.
Ces travaux de Dejerine sur les névrites sensitives des tabétiques ont été depuis confirmés par Sakaky (1), Pitres et Vaillard (2), Oppenheim et Siemerling (3), Prévost (de Genève) (4).

Tout récemment enfin, le même auteur a démontré que l'atrophie musculaire qui se rencontre assez souvent chez les ataxiques, relève, non point comme on le croyait jusqu'ici, d'une
poliomyélite, mais bien d'une névrite motrice périphérique,
semblable à la névrite sensitive et, comme cette dernière, diminuant progressivement de la périphérie vers le centre.

A ce même ordre de faits, se rattachent les altérations cutanées
d'ordre névritique. Le rôle joué par la névrite périphérique dans
certaines altérations de la peau, est indiscutable, et ce fait a été
démontré il y a déjà plusieurs années, par les expériences de
Brown-Séquard et les observations cliniques de Weir Mitchell.
En 1873, MM. Duplay et Morat montrèrent que le *mal perforant*
relevait d'une névrite des nerfs cutanées correspondants, en 1876
M. Dejerine montra que certains *pemphigus* relevaient de la même
pathogénie. M. Leloir (5), démontra dans de remarquables travaux, l'existence de névrites cutanées dans certaines dermatoses,
telles que le *vitiligo*, certains *ecthymas* et dans certaines *gan-
grènes* (Dejerine et Leloir).

<hr>

(1) SAKAKY. *Ueber ein en Fall von Tabes dorsalis mit Degeneration der
peripheren Nerven.* Arch. f Psych. und Nerv., XV, 1884, p. 584.

(2) PITRES et VAILLARD. *Contribution à l'étude des névrites périphériques
chez les tabétiques.* Revue de médecine, 1886, p. 574.

(3) OPPENHEIM et SIEMERLING. *Loc. cit.*

(4) PREVOST. *Les névrites périphériques dans le tabes dorsalis.* Rev. médic. de
la Suisse Romande, 1886. t. VI, p. 649.

(5) LELOIR. *Recherches cliniques et anatomo-pathologiques sur les affections
cutanées d'origine nerveuse.* Th. Paris, 1882.

Ces résultats ont été depuis confirmés par Schwimmer, Hebra, Babès, Mayer, Pitres et Vaillard etc. etc. Récemment, enfin, Pitres et Vaillard montraient que l'on pouvait rencontrer, dans le rhumatisme chronique, des névrites périphériques cutanées et musculaires, extrêmement intenses (1).

Aujourd'hui les faits de polynévrite se sont extrêmement multipliés; tous les jours des observations viennent apporter de nouvelles preuves, en faveur de l'autonomie du système nerveux périphérique; les cas de polynévrite de causes obscures, indéterminées, deviennent de plus en plus rares, l'étiologie en est mieux connue, et le temps viendra où l'on découvrira l'agent infectieux ou toxique, de certaines polynévrites classées aujourd'hui encore, dans les infections de causes indéterminées.

Nous arrêtons ici cet historique qui serait, en effet, forcément incomplet, même si nous nous bornions à une simple et rapide énumération des cas de polynévrite, publiés pendant ces dernières années. On en trouvera un exposé complet dans l'index bibliographique annexé à la fin de ce travail.

---

(1) PITRES et VAILLARD. Soc. de Biologie, 12 juin 1886 et *Névrites périphériques dans le rhumatisme chronique.* Revue de médecine, p. 1887, p. 466-468.

CHAPITRE II

Etiologie

Les conditions dans lesquelles se développent les névrites périphériques sont aujourd'hui assez variées, pour nous permettre dès à présent une classification.

Dans un remarquable travail publié récemment et auquel nous ferons de nombreux emprunts, Leyden (1) admet les cinq formes suivantes de névrite multiple :

1. La *forme infectieuse* de la névrite multiple comprenant :
Les paralysies consécutives à la diphthérie, à la fièvre typhoïde et aux autres maladies infectieuses.
La névrite multiple infectieuse primitive et la maladie Beri-beri (Kakke des Japonais).
La névrite multiple consécutive à la syphilis et à la tuberculose.

2. La *forme toxique*, comprenant les paralysies consécutives à l'intoxication par le plomb, l'arsenic, le mercure, le phosphore, l'oxyde de carbone, le sulfure de carbone, l'ergot de seigle et l'alcool.

3. La *forme spontanée*, consécutive au surmenage, à un refroidissement excessif,

4. La *forme atrophique* (dyscrasique, cachectique) consécutive aux anémies (anémies pernicieuses) à la chlorose, à la cachexie au marasme, à la cachexie cancéreuse.
Le diabète (tuberculose, kakke).

5. La *névrite sensitive* : pseudotabes, nervotabes péripherica.
a) La forme sensitive de la névrite multiple.
b) La névrite sensitive des tabétiques.

Cette classification sera très probablement modifiée, lorsque les conditions étiologiques, dans lesquelles se développent les névrites périphériques, seront mieux connues. On découvrira peut-être l'agent pathogène, microbien ou non de certaines névrites infectieuses aiguës, de cause encore indéterminée.

(1) Leyden. *Die Entzündung der peripheren Nerven (Polyneuritis — Neuritis multiplex)*, etc. Zwei Vorträge geb. militärärztl. Gesell. Berlin, 1888. Ernst Siegfried Mittler u. Sohn, p. 19.

Eisenlohr (1) a rapporté l'observation de 9 cas de polynévrite apparaissant dans la ville de Hambourg en 1886, sous forme d'une véritable petite épidémie. Cette forme *épidémique* de ·la névrite multiple n'est peut-être pas sans analogie avec la méningite cérébro-spinal épidémique qui a sévi à Hambourg en 1885 (Curschmann). Tout récemment, Mills (2), dans un travail que nous ne connaissons malheureusement que par une courte analyse, rapporte trois cas de méningite cérébro-spinale évoluant avec la symptomatologie de la polynévrite. Pour cet auteur la *forme névralgique* de la méningite cérébro-spinale doit être considérée comme une variété de la polynévrite.

La *forme spontanée* de Leyden, névrite par surmenage, névrite *a frigore*, sera probablement un jour ou l'autre, rayée du cadre des causes étiologiques déterminantes. Nous savons, en effet, aujourd'hui depuis la découverte des microbes pathogènes que les causes étiologiques telles que le froid, le surmenage, ne jouent plus dans le développement des maladies aiguës, que le rôle d'une cause occasionnelle, prédisposante, mettant l'individu en état d'opportunité, de réceptivité morbide.

Quant à la forme sensitive de Leyden — la névrite sensitive des ataxiques, (c'est-à-dire la névrite périphérique, survenant dans le cours d'une affection médullaire et indépendante de la lésion spinale mais relevant de la même cause que cette dernière, mérite seule une place à part ; la forme sensitive proprement dite n'étant, en effet, qu'une modalité clinique, pouvant se rencontrer dans des formes à étiologies diverses soit infectieuses, soit toxiques, et en particulier dans la névrite alcoolique.

Nous proposerions volontiers comme classification d'attente, la suivante :

I. — *Névrites infectieuses.*

    a). Survenant au cours ou dans la convalescence de maladies *infectieuses* :

---

(1) EISENLOHR. *Ueber acute Polyneuritis und verwandte Krankheitsformen mit Rucksicht auf sihr zeitliches und ortliches Auftreten.* Berl. Klin. Wochenschrift 1887, p. 781.

(2) MILLS. *The probable occurance of multiple neuritis in Epidemic cerebro spinal meningitis.* Polyclinic. 1888 avril, p. 313. Analy. Neurol. Centralb. 1888, p. 424.

α. *Aiguës*, telles que la *diphthérie*, la *fièvre typhoïde*, la *variole*, la fièvre rhumatismale, etc., etc.

6. *Chroniques*, telles que la *tuberculose*, la *syphilis*, la *lèpre*, etc., etc.

b). Survenant d'emblée : comme dans le Béribéri ; comme dans certaines névrites aiguës et de cause encore indéterminée ; dans ces dernières rentreraient peut-être certaines des *Névrites dites spontanées de Leyden;*

II. — *Névrites toxiques.*

D'origine saturnine, alcoolique, arsenicale, oxy-carbonée, sulfo-carbonée, mercurielle, etc., etc.

CHAPITRE III

ÉTUDE SYMPTOMATOLOGIQUE.

La symptomatologie de la polynévrite est complexe et très variable suivant les cas, ainsi que la topographie des lésions le fait du reste pressentir. Elle dépend, en effet, non seulement de l'extension et de la gravité de la lésion nerveuse périphérique, mais encore de son siège, de sa localisation et de la fonction des nerfs (sensitifs, moteurs, mixtes ou trophiques), qu'elle affecte.

On peut jusqu'à un certain degré admettre deux formes cliniques, la forme *sensitive* et la forme *motrice*. Dans l'une, la lésion prédomine dans les nerfs sensitifs, les troubles moteurs sont peu marqués, les troubles sensitifs et douloureux extrêmement prononcés, comme dans le *pseudo-tabes* par exemple, qu'il soit d'origine infectieuse, ou toxique. Dans l'autre, la lésion siège exclusivement ou d'une façon prépondérante sur les nerfs moteurs ; ici, les troubles sensitifs sont réduits à leur minimum, comme la forme généralisée de la névrite saturnine nous en offre un exemple. Si cette division est justifiable, jusqu'à un certain point, en clinique, il n'en est pas moins vrai, que dans l'immense majorité des cas, on se trouve en présence de cas *mixtes*, dans lesquels, les troubles moteurs et sensitifs sont d'intensité à peu près égale. La paralysie et l'atrophie des membres, s'accompagnent de troubles électriques et de douleurs vives, soit spontanées et paroxystiques, soit provoquées par la pression des troncs nerveux et des masses musculaires. Entre ces formes *mixtes*, *sensitives* et *motrices*, toutes les formes intermédiaires sont possibles. Il est intéressant de constater que ce sont deux intoxications : l'alcoolisme et le saturnisme qui occupent, pour ainsi dire, les extrêmes de la série. Mais si les troubles sensitifs sont prédominants chez les alcooliques, il ne s'en suit nullement que les troubles moteurs fassent défaut; on sait combien ces derniers sont fréquents chez ces malades. On observe en effet, chez eux, tous les degrés dans l intensité de la paralysie depuis « l'impotence fonctionnelle, à peu près absolue, confinant le malade au lit pendant de longs mois (et c'est là le cas le plus ordinaire), jusqu'à la parésie légère permettant, quoique avec une certaine difficulté, la station debout et la marche Souvent, du reste, ces différents degrés ne sont que des étapes dans la marche des accidents qui, débutant, en général, d'une façon lente et progressive, n'arrivent à leur maximun, qu'au bout d'un temps plus ou moins long, pour diminuer ensuite et finir même par disparaître, d'une manière tout aussi lente. Ceci n'a rien de spécial du reste à la paralysie alcoolique, mais s'observe dans toutes les paralysies par névrites périphériques, que ces dernières relèvent d'une maladie infectieuse ou d'une intoxication » (Dejerine) (1).

De même, la paralysie saturnine n'est pas exclusivement motrice, et, s'il est indubitable que les formes localisées sont surtout motrices, nous croyons néanmoins pouvoir démontrer, dans la seconde partie de notre travail, qu'il existe presque constamment des troubles sensitifs dans les formes généralisées; mais, ces troubles sensitifs occuperont toujours un rôle accessoire dans la paralysie saturnine, qu'elle que soit du reste la forme clinique qu'elle puisse présenter.

Au point de vue symptomatique, la polynévrite peut donc être divisée en *formes généralisées* et en *formes localisées*, en formes *mixtes*, *sensitives* ou *motrices*. Au point de vue de sa marche et de son évolution, elle peut encore être divisée en formes *aiguës*, *subaiguës* ou *chroniques*.

Généralisée, la polynévrite peut affecter une marche aiguë, évoluer avec le complexus symptomatique fébrile d'une maladie infectieuse aiguë. Ailleurs, les phénomènes fébriles peuvent manquer, les phénomènes infectieux du début faire plus ou moins défaut, la marche peut être plus ou moins lente, et le tableau clinique reproduire celui de la poliomyélite antérieure aiguë, ou celui de la paralysie générale spinale antérieure subaiguë de Duchenne.

Dans ces différentes variétés il existe, en général, des troubles sensitifs plus ou moins marqués.

Dans d'autres cas, au contraire, les symptômes sensitifs seront surtout ou exclusivement prédominants. On se trouvera avoir affaire à la *forme sensitive* de la polynévrite généralisée, désignée encore sous le nom de *nervo-tabes* ou de *pseudo-tabes périphérique*.

(1) DEJERINE. *Contribution à l'étude de la névrite alcoolique* (forme paralytique, forme ataxique, tachycardie par névrite du pneumogastrique). Arch. de Phys. norm. et pathol., 1887, p. 248-264.

I. — FORMES LOCALISÉES.

Les modalités cliniques de la polynévrite localisée, peuvent être extrêmement multiples et variées. Cette dernière peut, en effet, se localiser à un membre, à un segment de membre, à un ou plusieurs troncs nerveux, ou à un groupe musculaire indépendamment de son innervation périphérique.

Elle relève, dans ces cas, des mêmes causes étiologiques que la polynévrite généralisée ; comme cette dernière, elle peut être d'origine toxique ou infectieuse, comme elle, la forme localisée peut survenir dans le cours ou la convalescence de maladies aiguës ; comme elle enfin, elle peut survenir spontanément ou à l'occasion d'un refroidissement, d'un surmenage, plus rarement d'un traumatisme. Ces paralysies localisées peuvent être localisées d'emblée, ou n'être que le reliquat d'une polynévrite généralisée et en voie de guérison.

La symptomatologie de ces formes localisées ne nous arrêtera pas longtemps. Nous aurons l'occasion de les étudier assez longuement, à propos des paralysies saturnines, pour ne pas avoir besoin d'y insister ici. Les symptômes sont, en effet, ceux des lésions nerveuses périphériques. La paralysie est flasque, elle affecte une prédilection pour les extenseurs des mains et des pieds, elle s'accompagne d'atrophie musculaire, de troubles de la contractilité électrique, de réaction de dégénération. Elle peut s'accompagner de troubles sensitifs : engourdissements, paresthésies ; de douleurs vives, soit spontanées, paroxystiques, soit à la pression des nerfs ou des masses musculaires ; d'anesthésies, soit disséminées, soit localisées à la zone de distribution des nerfs périphériques. Elle peut s'accompagner de troubles trophiques de la peau, des ongles, d'adipose sous-cutanée.

A propos de la séméiologie et de la valeur diagnostique, des différentes localisations musculaires saturnines, nous signalerons des exemples :

De paralysies des nerfs cubital, radial, sciatique poplité externe, survenant dans le cours ou la convalescence de la fièvre typhoïde, du rhumatisme, de la tuberculose, de la syphilis, ou de la goutte.

De formes cliniques à type antibrachial, scapulo-huméral, péronier ou Aran-Duchenne, relevant de névrites infectieuses, toxiques ou traumatiques.

De début quelquefois *apoplectique*, de certaines névrites
« spontanées » de cause indéterminée, tel que le cas de névrite
du plexus brachial rapporté par M. Dubois, tel encore le
bel exemple que nous avons pu observer dans le service de
M. Dejerine à Bicêtre (Obs. XL).

II. — FORMES GÉNÉRALISÉES.

La symptomatologie que peut présenter la polynévrite généralisée, dépend et de sa localisation, et de sa marche, et de son
évolution.

Lorsqu'elle siège à la fois sur les nerfs moteurs et sur les nerfs
sensitifs, dans les *formes mixtes* en un mot, les symptômes paralytiques et atrophiques, s'accompagnent généralement de troubles sensitifs prononcés, et de phénomènes douloureux paroxystiques ou continus, souvent très vifs.

Dans les formes surtout *motrices*, ses modalités cliniques peuvent encore varier suivant la marche de l'affection; tantôt celle-ci
rappellera, par la rapidité de son évolution, l'intensité des phénomènes paralytiques, le tableau clinique de la paralysie ascendante aiguë de Landry, — tantôt elle se rapprochera par sa marche, de la symptomatologie de l'affection décrite par Duchenne,
sous le nom de paralysie générale spinale antérieure subaiguë.
— tantôt encore, par la lenteur de son évolution et l'intensité
des amyotrophies, elle pourra en imposer pour une atrophie
musculaire progressive.

Lorsqu'elle siège de préférence sur les nerfs sensitifs, elle affecte, comme nous l'avons dit plus haut, des symptômes plus ou
moins analogues à ceux du tabes, d'où le nom de tabes périphérique, de pseudo-tabes, donné à cette modalité clinique.

Nous allons passer rapidement en revue, les différentes modalités cliniques des polynévrites.

I. — Polynévrites infectieuses aiguës fébriles. — Un individu jusqu'alors bien portant, est pris subitement et sans cause
appréciable, quelquefois à la suite d'un surmenage, d'une marche forcée, d'un refroidissement intense, d'une faiblesse des
extrémités, en particulier des pieds et des jambes, plus rarement
des mains.

D'autres fois, cette faiblesse survient dans le cours ou la convalescence de maladies aiguës, telles que la diphthérie, la fièvre

typhoïde, la variole, le béribéri ou bien de la tuberculose, ou encore au cours d'une intoxication, telle que l'alcool, l'arsenic. Cette parésie presque toujours bilatérale et symétrique, précédée souvent de symptômes douloureux, s'accompagne du cortège fébrile des maladies infectieuses : fièvre quelquefois très vive, généralement d'intensité moyenne, insomnie, anorexie, stupeur, albuminurie, ictère vrai ou hémaphéique, sueurs profuses, etc.

D'abord légère, la faiblesse musculaire augmente rapidement, et devient bientôt une paralysie complète. La paralysie est flasque, sans contracture aucune, sans aucune exagération ou abolition, au début, des réflexes cutanés ou tendineux.

Elle est presque toujours précédée, accompagnée ou suivie, de phénomènes douloureux : douleurs vives, paroxystiques, fulgurantes et lancinantes, généralement descendantes, siégeant de préférence aux membres inférieurs et partant des genoux.

Ces douleurs s'accompagnent en outre, de troubles sensitifs divers : paresthésies, sensation d'engourdissement, de fourmillement, de refroidissement, quelquefois hyperesthésie véritable, plus tard, mais non toujours, anesthésie prononcée, surtout à la périphérie des membres.

Les troncs nerveux sont douloureux à la pression, en particulier au voisinage des articulations qui constituent, d'après Leyden, pour ainsi dire, un siège de prédilection; quelquefois, on sent un véritable gonflement des troncs nerveux enflammés, d'autres fois, la peau est légèrement œdèmatiée à leur niveau. Les masses musculaires sont douloureuses à la pression, la peau qui les recouvre est souvent hyperesthésiée; les articulations sont quelquefois le siège d'épanchement.

Puis au bout d'un temps plus ou moins long, généralement dans l'espace d'un à deux, trois ou quatre jours, la paralysie s'étend aux mains; puis affecte une marche ascendante, gagne les muscles de la racine des membres, ceux de la cuisse et des épaules, puis ceux de l'abdomen, du dos, du thorax.

Il survient bientôt une atrophie musculaire à marche rapide, s'accompagnant de diminution, puis d'abolition de la contractilité faradique et galvanique des nerfs et des muscles, de réaction de dégénération. Plus rarement on rencontre, soit des raideurs musculaires, soit de véritables contractures. On observe également rarement, des contractions fibrillaires. Les réflexes tendineux sont abolis, les réflexes cutanés plus ou moins diminués. Les extrémités paralysées sont cyanosées, refroidies, quelquefois le siège de sueurs profuses. Les troubles trophiques ne sont pas rares, on peut observer l'adipose sous-cutanée, des pigmentations anormales, un développement exagéré des poils, un état lisse de la peau, des troubles dans la croissance des ongles, qui deviennent épais, rugueux, écaillés.

Avec l'extension de la paralysie aux muscles du thorax et de l'abdomen, la respiration de plus en plus gênée, devient exclusivement diaphragmatique, puis le diaphragme se prend à son tour, et le malade meurt asphyxié quelques jours à quelques semaines après le début de l'affection (6e jour Dejerine, 17e jour Rosenheim, 27e jour Eichhorst).

Mais l'affection, peut ne pas affecter cette marche foudroyante et rapidement mortelle, qui la fait ressembler singulièrement à l'affection décrite par Landry, sous le nom de paralysie ascendante. Les phénomènes fébriles du début peuvent manquer, l'évolution de l'affection subaiguë au début, peut mettre des mois à évoluer, le diaphragme peut être respecté, l'affection peut s'arrêter dans sa marche envahissante, et après une période d'état stationnaire plus ou moins longue, on assiste à l'amélioration de tous les symptômes, à la disparition de la paralysie et de l'atrophie. La guérison, en un mot, est complète, mais peut laisser quelquefois à sa suite certaines paralysies localisées, plus rarement des contractures. Cette marche vers la guérison sans être la règle, s'observe néanmoins dans la majorité des cas pourvu que l'évolution de l'affection ne soit pas trop rapide.

II. — Polynévrite à forme de paralysie générale spinale antérieure subaiguë. — Cette forme que l'on peut rencontrer dans certaines infections, telles que la diphthérie, la fièvre typhoïde, dans certaines intoxications, l'arsenic, le plomb, ou dans certains états infectieux encore mal déterminés, ressemble complètement à la paralysie saturnine à généralisation rapide, que nous étudierons, dans la deuxième partie de notre étude.

Elle diffère de la forme précédente, par l'absence des phénomènes fébriles du début, par l'évolution plus lente, et une moindre intensité des phénomènes douloureux, qui occupent ici une seconde place. Elle se présente avec les caractères assignés par Duchenne, à la paralysie générale spinale antérieure subaiguë.

La paralysie débute par les extrémités des membres, elle s'accompagne d'atrophie musculaire, de troubles de la contractilité électrique, de troubles sensitifs peu marqués (paresthésies, engourdissements), d'intégrité des sphincters. La paralysie s'étend aux quatre membres, gagne l'abdomen, le thorax, voire même le diaphragme .

A côté de ces symptômes moteurs et sensitifs, pour ainsi dire typiques de la polynévrite, on en rencontre d'autres plus rares. Telles sont les paralysies des nerfs craniens par exemple. La paralysie faciale n'est pas un symptôme très rare dans la polynévrite, elle peut quelquefois être bilatérale comme dans le cas de Pierson. On a signalé en outre la paralysie des nerfs moteurs de l'œil (Schultz (1), Lilienfeld (2), Bernhardt (3), Thomsen (4), Hiller (5), le strabisme, le nystagmus, une dilatation pupillaire ou bien du myosis. On a signalé une paralysie de l'hypoglosse (Pierson, Remak), du pneumogastrique. Les paralysies du vague se manifestent en général par de la tachycardie, sans élévation de la température, s'accompagnant de faiblesse des battements du cœur et souvent d'un état anxieux particulier. Ces symptômes sont connus depuis longtemps dans les paralysies diphthéritiques : ils peuvent survenir dans le beriberi, dans les paralysies alcooliques, ainsi que M. Dejerine en a rapporté des exemples.

Dans quelques cas rares, on peut observer une atrophie des nerfs optiques (Loewenfeld (6), Remak (7), Lilienfeld).

Parmi les symptômes exceptionnels, citons encore les troubles des sphincters vésical et anal : l'analogie clinique avec la myélite centrale, peut alors être complète mais ici encore, la curabilité de l'affection, indique et permet d'affirmer sa nature périphérique.

L'observation suivante, que nous devons à l'obligeance de M. Queyrat, ancien chef de clinique à la Faculté, est un très bel exemple de paralysie des nerfs craniens simulant la paralysie

(1) SCHULZ. *Beitrag Zur Lehre der multiplen Neuritis bei Potatoren* Neur. Centralb , 1885, p. 433, 462 et 482.

(2) LILIENFELD. *Krankendemonstration.* Berl. Gesell. f. Psych. u. Nervenk. Sitz. vom 13 Juli 1885. Neurol. Centralbl. 85, p. 352.

(3) BERNHARDT. *Ueber die multiple Neuritis der Alcoholisten*, etc. Zeitschrift, f. Klin. Med. XI 1886, p. 363, obs. I.

(4) THOMSEN. *Zur Pathologie und Anatomie. der acuten alkoholischen Augen muskellähmung*, etc. Berl. Klin. Wochensch., 1888, p. 21.

(5) HILLER. Berl. Klin. Wochenschr. 1881, n° 41.

(6) LOEWENFELD. *Ueber multiple Neuritis.* Bayer Aertzl. Intell. Bl. 1885, n° 6, cité d'après Bernhardt.

(7) REMAK. *Ein Fall von generaliserter Neuritis, etc.* Neur. Centralbl. 1885, n° 14, p. 313.

labio-glosso-laryngée, survenant au cours d'une névrite multiple, et accompagnant une paralysie complète des quatre membres et une paralysie des muscles de l'œil. Ce malade est intéressant, non seulement au point de vue de la marche et de l'évolution favorable, de cette paralysie généralisée qui le tenait confiné au lit, dans l'impossibilité complète de faire le moindre mouvement, de manger seul etc., etc.; mais encore par ce fait qu'il fut atteint de deux attaques successives de polynévrite généralisée, évoluant avec la même symptomatologie à deux ans et demi de distance et se terminant dans les deux cas par la guérison complète et absolue.

OBSERVATION I.

(Observation due à l'obligeance de M. Queyrat, ancien chef de clinique à la Faculté et complétée dans le service de M. Dejerine, à Bicêtre.

Névrite motrice généralisée se traduisant par une paralysie des quatre membres, une paralysie des muscles de l'œil et releveurs des paupières, du facial inférieur et des muscles de la langue et du pharynx, ayant duré près de deux ans et terminée par la guérison. Deux ans et demi plus tard, réapparition des mêmes symptômes. En trois mois le malade est frappé de paralysie comme la première fois. — Paralysie et atrophie des quatre membres, des muscles de l'œil et releveurs des paupières. - Paralysie des muscles de la langue et du pharynx. — Accès de suffocation. — Pendant six mois, le malade reste confiné au lit. — Intégrité de la sensibilité générale et spéciale. — Abolition du réflexe patellaire. — Diminution de la contractilité faradique. Guérison au bout de quinze mois. — Actuellement le malade est dans le service de M. Dejerine à Bicêtre. Il est complètement guéri, et n'a conservé de son ancienne affection, qu'un certain degré de paralysie des droits externes.

Le nommé Ditt..., est à Bicêtre, dans le service de M. Dejerine, depuis mai 1884, salle Perdiguier, lit n° 35, il était entré dans cet hospice pour une paralysie des membres inférieurs, dont il fut complètement guéri, il est resté depuis à l'hospice.

Pas d'antécédents héréditaires à signaler. Ditt... est père de six enfants, un des enfants, une fille, est morte de méningite à l'âge de six ans, les autres sont bien portants. La seule maladie qu'ait eu Ditt... est une fièvre typhoïde, contractée pendant la campagne de Crimée. Le malade a exercé et, depuis qu'il est guéri, exerce de nouveau la profession de jardinier. Pas de syphilis, pas d'alcoolisme, pas de saturnisme.

Première paralysie. — En 1880 il fut pris, sans cause appréciable, d'une paralysie des releveurs des paupières, qui commença par la

paupière gauche. Bientôt, la paralysie s'étendit aux quatre membres, et le malade, privé complètement de toute espèce de mouvement, est transporté à l'Hôtel-Dieu dans le service de M. G. Sée.
Il fut traité par l'iodure de potassium, 2 gr. 50 par jour, et des
bains sulfureux. Il resta sept mois à l'Hôtel-Dieu, et, envoyé en
convalescence à Vincennes, il rentre de nouveau à l'Hôtel-Dieu, le
4 janvier 1881 ; il y resta jusqu'au 8 février. Pendant ce dernier
séjour il s'améliora sensiblement et quitta l'hôpital pouvant marcher quoique avec difficulté. Rentré chez lui, il continua son traitement, et, vers la fin de 1881 il se trouva guéri, et en état de reprendre son métier de jardinier qu'il put faire comme autrefois,
jusqu'au 26 juin 1883. En somme, il fut complètement guéri pendant deux années et demie.

Deuxième attaque. — Le malade est obligé, le 26 juin 1883, de
cesser de nouveau son travail. Déjà, depuis la fin de mai, il s'était
aperçu que sa paupière gauche se paralysait et que bientôt la paupière du côté droit se prenait à son tour et enfin que des jambes
devenaient faibles. Il entre le 23 juillet 1883 à l'hôpital Necker
dans le service de M. Blachez, interne du service, M. Quéyrat.

État actuel, le 30 juillet. Ce qui frappe tout d'abord chez ce
malade, c'est le prolapsus des deux paupières, qu'il est impossible
au malade de relever. Les deux pupilles sont dilatées. Les globes
oculaires sont paralysés, surtout pour certains mouvements.
Œil droit : Cet œil est presque immobile ; seuls sont possibles de
légers mouvements d'élévation et d'abaissement. Œil gauche : L'adduction du globe de l'œil est presque normale, l'abduction ne peut
dépasser la ligne médiane, l'élévation et l'abaissement du globe se
font très difficilement, et avec un certain degré de strabisme interne. Diplopie. L'ouïe est intacte, aucune espèce de douleur dans
les membres, soit au début de la paralysie, soit maintenant. La
langue est un peu diminuée de volume, et ses mouvements sont
lents et un peu difficiles. Le voile du palais se contracte mal, et
les muscles du pharynx fonctionnent d'une façon très incomplète,
le malade ne peut avaler les aliments solides ou liquides, et on est
obligé de le nourrir avec la sonde. L'orbiculaire des lèvres est
également pris, il est impossible au malade de siffler. Il parle difficilement et d'une façon peu compréhensible.

Les quatre membres sont absolument paralysés, le malade ne
peut leur faire exécuter aucune espèce de mouvement. Les membres sont atrophiés en masse, sans prédominance dans tel ou tel
groupe et partant sans déformation. La contractilité faradique
(appareils du service, examen fait avec M. Dejerine), est diminuée

mais non abolie. Le réflexe patellaire est aboli des deux côtés. Les sphincters sont normaux. La sensibilité générale et spéciale est intacte. Le malade est sujet à des accès d'étouffement.

En résumé, la deuxième attaque de paralysie, mit trois mois à devenir complète, et pendant six mois le malade resta confiné au lit. Pendant deux mois il fut nourri à l'aide de la sonde. A partir du neuvième mois, l'amélioration commença à se produire, mais lorsqu'il fut envoyé à Bicêtre (mai 1884) il ne pouvait pas encore marcher seul. Ce n'est que le 14 juillet de la même année qu'il put marcher sans chariot. Depuis cette époque la guérison ne s'est pas démentie.

Etat actuel à Bicêtre, le 9 juillet de cette année (1889). Homme de constitution vigoureuse, musculature assez développée. Face intacte. Force musculaire normale, sensibilité générale et spéciale intacte. Réflexe olécrânien peu développé. Réflexe patellaire conservé mais faible, car des deux côtés il faut une forte percussion pour le produire. *Le malade n'a conservé de son ancienne affection, qu'un certain degré de paralysie du droit externe de chaque œil, produisant un léger degré de strabisme convergent, et limitant l'abduction de chaque œil.*

L'observation suivante, est un bel exemple de polynévrite généralisée, à forme de paralysie générale spinale antérieure subaiguë en voie de guérison. Elle a trait à un malade, que nous avons suivi pendant quinze mois à l'Hôtel-Dieu dans le service de notre maître M. Vulpian, lorsque nous avions l'honneur d'être son externe; malade que nous avons revu à l'hôpital Tenon, et qui se trouve actuellement à Bicêtre dans le service de M. Dejerine. La première partie de son observation se trouve dans les Leçons de M. Vulpian sur les Maladies du Système Nerveux, tome II, p. 390. Il s'agit d'un homme vigoureux ayant fait des excès alcooliques, qui fut pris lentement et progressivement, de paralysie et d'atrophie d'abord limitées aux membres supérieurs, qui s'étendit ensuite aux membres inférieurs et s'accompagna de crampes douloureuses dans les mollets.

L'affection se généralisa en sept mois et resta trois mois stationnaire. Au bout de ce temps, l'atrophie et la paralysie commencèrent à diminuer dans les membres supérieurs. Pendant tout le temps que nous avons eu l'occasion d'observer ce malade, nous avons pu constater chez lui l'intégrité de la sensibilité générale et spéciale.

Nous perdîmes ce malade de vue pendant plus de quatre ans,

et le retrouvâmes cette année à Bicêtre, dans le service de M. Dejerine, où il venait d'être admis. Actuellement l'atrophie a complètement disparu dans les membres supérieurs, mais persiste encore dans les membres inférieurs, à peu près au même degré qu'il y a quatre ans.

OBSERVATION II.

Paralysie et atrophie très prononcées des quatre membres ayant débuté par les membres supérieurs, avec intégrité de la sensibilité chez un homme de 31 ans. — Troubles de la parole et de la mastication. — Contractions fibrillaires, intégrité des sphincters. — Diminution de la contractilité faradique et galvanique sans réaction de dégénérescence. — L'affection a débuté en mars 1883, et a atteint son maximum en novembre 1884. — L'amélioration commence à se montrer en mars 1885. — Le malade est actuellement à Bicêtre, dans le service de M. Dejerine, depuis le mois d'avril 1889. — Les membres supérieurs ont récupéré leur volume et une partie de leur force. — La langue est encore un peu diminuée de volume. — Les membres inférieurs sont aussi atrophiés qu'il y a cinq ans, lorsque le malade était à l'Hôtel-Dieu, dans le service de M. Vulpian. — Contractions fibrillaires dans les muscles des quatre membres. — Intégrité de la sensibilité générale et spéciale. — Réflexes patellaires très faibles. — Réflexe cutané de la plante du pied intact. — Sphincters normaux. — Diminution marquée de la contractilité faradique et galvanique sans réaction de dégénérescence dans les membres inférieurs. — Aux membres supérieurs contractilité électrique normale.

Le nommé Lav..., âgé de 31 ans, siphonier entre dans le service de M. Vulpian à l'Hôtel-Dieu, salle Saint-Denis 43, le 28 novembre 1884. Comme antécédents de famille on n'a à signaler que l'existence de l'épilepsie chez une tante maternelle. Lav..., n'a pas eu d'accidents de scrofule. A 23 ans, il a eu un chancre dur infectant Il a été soigné alors et n'a eu dans la suite aucune manifestation syphilitique. Le traitement n'a été fait que pendant six semaines ou deux mois. A 28 ans, blennorrhagie de courte durée, habitudes intempérantes, comme boissons. Le malade recevait, paraît-il, de la maison où il travaille deux litres et un quart de vin par jour ; il buvait un peu d'eau-de-vie chaque matin et allait cinq à six fois par jour, chez les marchands de vin, boire ou du vermouth, ou de l'absinthe, ou de la bière. Cependant il dit n'avoir jamais eu ni tremblement des mains, ni pituite, ni cauchemars.

Par son état de siphonier il maniait le plomb, mais sans jamais avoir eu de coliques de plomb, de constipations opiniâtre, d'encéphalopathie saturnine, ni de paralysie de même nature.

Vers la fin du mois de septembre 1882, le malade qui venait de faire ses 28 jours, et s'était remis au travail, s'aperçut un matin que ses forces avaient diminué. Il se disposait à porter, avec un de ses compagnons de travail une tourie d'acide sulfurique et avait pris une des anses ; il se vit hors d'état de fermer la main assez fortement pour tenir et soulever cette anse. Cet état de faiblesse dura quinze jours, puis les forces revinrent peu à peu à leur degré normal.

En mars, 1883, Lav... remarqua que ses membres inférieurs s'affaiblissaient, que les chairs devenaient flasques, et que les muscles du cou et des mâchoires n'avaient plus la même vigueur: il pouvait à peine mâcher et était obligé de se nourrir de soupe. En même temps, sa langue devenait paresseuse ; il avait de la difficulté pour parler et ses yeux larmoyaient constamment. Les organes des sens restaient dans l'état normal. Il est alors hors d'état de continuer son travail qui consiste à remplir des siphons d'eau de seltz et il est employé à des occupations n'exigeant presque aucun effort.

En même temps que la faiblesse des membres, le malade y ressentait de fortes crampes qui se produisaient tantôt dans un membre, tantôt dans un autre, ces crampes le réveillaient trois ou quatre fois pendant la nuit, et l'obligeaient à marcher un peu pour les faire disparaître. Les plus douloureuses avaient les mollets pour siège.

Après un mois de durée, il se manifesta un certain degré d'amélioration surtout dans les muscles du cou et de la mâchoire. Le malade put de nouveau mâcher ses aliments et reprendre sa nourriture ordinaire ; la parole redevient facile, le larmoiement s'atténue, puis disparaît, mais la faiblesse des membres et la flaccidité des masses musculaires persistent, bien que cependant la locomotion soit devenue à ce moment un peu plus facile.

Cette amélioration ne fut que momentanée ; bientôt la faiblesse s'accrut progressivement et, en même temps, l'atrophie des masses musculaires augmentait peu à peu. La maladie atteint son maximum commencement de novembre 1884 et reste stationnaire jusqu'au commencement du mois de mars 1885 ; Lav... marchait alors péniblement, la tête un peu rejetée en arrière, les bras pendants et en s'aidant d'une canne qu'il tenait de la main droite. Pendant la marche, sa tête et son corps exécutaient des oscillations alternatives à droite et à gauche. La faiblesse était plus marquée dans les membres du côté droit que dans ceux du côté gauche ; le pied droit tournait souvent de dehors en dedans.

Le malade pouvait toutefois marcher assez longtemps sur un terrain uni ; mais, si le sol était incliné, il lui arrivait non rarement de tomber lorsqu'il descendait une pente ; pour se relever alors, il était obligé d'appuyer successivement ses mains sur ses pieds, sur ses jambes, ses genoux et ses cuisses. Il éprouvait une grande difficulté pour monter les escaliers, pouvait à peine lever les pieds, surtout celui du côté droit pour gravir une marche.

C'est dans cet état qu'il est entré à l'Hôtel-Dieu. A la vue, on constatait une diminution plus grande du volume des membres du côté droit que du côté gauche. La mensuration dénotait exactement cette différence. Il n'y avait aucun trouble reconnaissable de la sensibilité. L'examen électrique des muscles a montré que la contractilité faradique était conservée dans tous les muscles, mais légèrement affaiblie dans un grand nombre d'entre eux. Pour la plupart des muscles ainsi explorés, la contractilité était en général un peu plus forte du côté gauche que du côté droit ; l'inverse s'observait pour quelques muscles da membre supérieur et du membre inférieur. La réaction de dégénération faisait défaut partout, ou du moins on n'en a constaté que le degré le moins avancé, celui où le pôle positif produit à la fermeture des contractions avec le même nombre d'éléments que le pôle négatif. On a trouvé pour le deltoïde, le biceps brachial, le triceps, le grand palmaire, le biceps crural du côté droit : NFC = PFC. Il en était de même pour le triceps brachial, le rond promoteur, le grand palmaire, le biceps crural du côté gauche. Aucun trouble trophique ; miction et défécation normales.

Depuis l'entrée du malade à l'Hôtel-Dieu, on a pratiqué la faradisation des membres affaiblis et donné à l'intérieur de l'iodure de potassium. On a obtenu ainsi une amélioration graduelle et lente ; mais cette amélioration n'a réellement commencé à se produire qu'à partir du mois de mars 1885. Au mois de décembre 1885, le malade n'avait plus, depuis longtemps d'oscillations du corps pendant la marche, il pouvait monter un peu plus facilement l'escalier.

Cinq ans après, en avril 1889, le malade entre à Bicêtre, dans le service de M. Dejerine.

Etat actuel le 6 avril 1889.

Atrophie musculaire très prononcée des muscles des membres inférieurs, bassin, cuisses, jambes, atrophie symétrique et sensiblement égale. Atrophie peut-être un peu plus marquée aux fesses et aux cuisses qu'aux jambes ; les muscles du pied paraissent intacts. Aplatissement considérable des fesses par atrophie des muscles correspondants, atrophie symétrique.

Cuisse. Atrophie excessivement prononcée, un peu plus à droite qu'à gauche. L'atrophie frappe également les muscles antérieurs et postérieurs, toutefois elle paraît légèrement prédominante dans ceux de la région antérieure (triceps). Circ. 32,5. à droite — 35 à gauche à 0,20 au-dessus de la rotule.

Atrophie des jambes très accusée et symétrique aussi (circ. 27 c. des deux cotés, au point culminant du mollet), égale dans les muscles de chaque jambe, la forme générale de chaque jambe est conservée, toutes choses égales d'ailleurs, cependant l'atrophie est peut-être moins prononcée aux jambes qu'aux cuisses, il est difficile de l'affirmer toutefois.

Les pieds présentent l'attitude normale, par traces d'équinisme, aucune déformation des orteils qui présentent l'attitude physiologique.

Motilité. Si on examine la force musculaire des membres inférieurs le malade étant couché, voici ce qu'on observe : L'action du triceps très faible à gauche, l'est plus encore à droite, le malade ne résiste presque pas lorsqu'on veut lui plier la jambe, de même lorsqu'on lui dit de résister à la flexion. La force développée dans cet acte est très faible à droite, plus encore à gauche. Par contre, les mouvements des pieds dans la flexion et dans l'extension se font avec beaucoup de force.

Nous avons dit plus haut que l'attitude des pieds était celle de l'état physiologique, toutefois à gauche, il existe un léger degré d'hyperextension dorsale des quatre derniers orteils, et les tendons de l'extenseur commun du pied gauche, sont nettement visibles sous la peau. Les muscles du thénar et les interosseux ne paraissent pas nettement atrophiés. Contractions fibrillaires des muscles des fesses et des cuisses.

Réflexes. Patellaires très diminués de deux côtés sans être cependant complètement abolis. Réflexe cutané plantaire très affaibli.

Membres supérieurs. Pas d'atrophie. Epaule, bras, avant-bras normaux. Toutefois il existe un peu d'amaigrissement du groupe épitrochléen au niveau du tiers inférieur de chaque avant-bras ; en dehors du grand palmaire, il existe une dépression qui paraît correspondre à l'atrophie de grand fléchisseur du pouce. Force musculaire des fléchisseurs des avant-bras diminuée au dynamomètre, 19 à droite, 20 à gauche.

Eminences thénars intactes, pas de déformation de la main. Les interosseux ne paraissent pas nettement atrophiés, toutefois à la face dorsale de la main, la saillie des espaces interosseux est un peu plus marquée qu'à l'état normal. Hypothénars normaux.

Contractions fibrillaires des muscles deltoïdes, biceps, grands pectoraux, trapèzes, sous-épineux, triceps.

Face. Intacte comme musculature ; facial supérieur et inférieur intacts, le malade fait la moue, siffle, rit ; rien d'anormal.

Langue. Un peu plus mince que normalement, amincie surtout à droite, agitée de mouvements fibrillaires lui produisant dans sa totalité un certain degré de tremblement. Depuis un certain temps le malade a remarqué qu'il parlait moins bien qu'autrefois. Les liquides bus très vite, passent quelquefois par le nez. Le voile du palais paraît normal, peut-être est-il un peu maigre, il fonctionne bien, cependant sauf quand le malade avale trop vite : alors les liquides sortent par le nez. Pas de voix nasonnée, pas de réflexes palatins ni pharyngés. Masticateurs normaux, réflexes masséterins exagérés. Muscles du larynx intacts. Sensibilité générale : tact, douleur, température intacte. Sens spéciaux de même. Sphincters normaux.

Marche. Le malade peut marcher 4 à 5 heures. Il steppe un peu des jambes. En revenant sur le sol, les pieds talonnent un peu. Pas de signe de Romberg.

Etendu sur le sol, (tête au sol), le malade ne peut se relever sans se servir de ses bras, (faiblesse des psoas et des muscles abdominaux). Pour se mettre debout, il est obligé de se mettre d'abord sur le côté, de fléchir les genoux, de se mettre à genoux, et seulement en appuyant la main sur le sol il peut se relever. Pas d'ensellure de la colonne vertébrale.

Peau intacte, cyanose de la face dorsale et interne des pieds lorsqu'ils sont exposés au contact de l'air. A ce même niveau quelques plaques violacées disparaissant sous la pression des doigts, et paraissent dues aux petits angiomes cutanés.

Etat de la contractilité électrique, le 28 mai 1889.

Contractilité faradique. Appareil à chariot. Minimum d'excitation chez l'homme sain = 10 c.

Membres inférieurs

	Côté gauche	Côté droit
Droit antérieur de la cuisse.	7c,5	4 c.
Vaste interne...............	9c,5	8 c.
Vaste externe...............	8 c.	4 c.
Muscles de la région antéro-externe de la jambe.........	8c,5	7 c.
Triceps...................	0c=0	0c=0

Membres supérieurs

	Côté gauche.	Côté droit.
Extenseurs de l'avant-bras...	9 c.	9 c.
Fléchisseurs................	10 c.	9 c.
Radiaux et long supinateur..	9 c.	9c,5
Biceps........	10 c.	9c,5
Triceps..	10 c.	10 c.
Deltoïde	9c,5	10 c.
Grand pectoral.............	9c,5	9 c.
Thénar....................	7c,5	8 c.
Trapèze	9c,5	9 c.
Rhomboïde	9 c.	9 c.

La sensibilité électrique est très diminuée.

Nerf radial au lieu d'élection, à 10 c. donne de fortes contractions dans les extenseurs de l'avant-bras.

Contractilité galvanique. Galvanomètre apériodique.

Droit antérieur de la cuisse droite : avec 28 éléments = 24 Ma, NFC > PFC. Région antéro-externe de la jambe gauche. Avec 38 éléments = 32 Ma NFC et PFC = O. Extenseurs de l'avant-bras gauche, avec 14 éléments = 8 Ma, NFC > PFC. Fléchisseurs du poignet et des doigts du côté gauche, avec 18 éléments = 7 Ma, NFC > PFC. Biceps brachial gauche, avec 18 éléments = 7 Ma, NFC > PFC. Nulle part la contraction n'est lente, ni vermiculaire.

Muscles de la face.

Courants faradiques. Chariot. Nerf facial au niveau du tragus à droite et à gauche, le nerf répond à 9 c. 5, Examen des muscles : Lèvre inférieure gauche et droite à 10 c. Lèvre supérieure gauche et droite à 10 c. Orbiculaire des paupières 9 c. 5 à gauche, 10 c. à droite. Frontal gauche et droit à 10 c. Courants galvaniques. Facial gauche avec 10 éléments = 4 Ma, NFC > PFC. Facial droit, avec 8 éléments = 3 Ma, NFC > PFC. Orbiculaire des lèvres, avec 8 éléments = 3 Ma, NFC > PFC.

III. Forme sensitive. — Dans la forme sensitive, — que l'on peut rencontrer dans l'intoxication alcoolique, arsénicale, saturnine, dans la diphthérie, le diabète et dans certains cas à étiologie indéterminée (Dejerine et Sollier) (1) — les troubles moteurs ne font pas absolument défaut : on constate en effet presque toujours une parésie musculaire plus ou moins prononcée, s'accom-

(1) J. DEJERINE et P. SOLLIER. *Nouvelles recherches sur le tabes périphérique*, avec 1 pl. Arch. de méd. expérim., etc. 1889. 1ᵉ année, n° 2, p. 251-266.

pagnant ou non d'atrophie musculaire. Mais ce qui domine la scène pathologique, ce sont les phénomènes douloureux, les troubles de la sensibilité et l'incoordination motrice. Le malade peut présenter quelquefois jusqu'à la méprise, à la rapidité d'évolution près, le syndrome clinique de l'ataxie locomotrice de Duchenne, ainsi que MM. Dejerine, Moeli, Fischer (1), Löwenfeld, Strumpell, Müller, Dreschfeld, etc., etc., l'ont observé dans l'intoxication alcoolique, et que Seeligmuller (2) et Levin (3) l'ont constaté dans l'intoxication arsenicale.

Les douleurs spontanées occupent les membres inférieurs, le tronc, plus rarement les membres supérieurs ; elles sont passagères souvent paroxystiques ou permanentes, et alors elles occupent souvent le trajet d'un tronc nerveux, tel que le sciatique ou le trijumeau. Paroxystiques, elles rappellent par la spontanéité de leur apparition, par leur disparition rapide, les douleurs fulgurantes ou térébrantes du tabes dorsal. Les douleurs fulgurantes sont, en général, accompagnées par des troubles sensitifs subjectifs divers : tels que picotements, fourmillements, sensations de brûlures, ou encore par des anesthésies au tact, à la douleur, à la température, le retard dans la transmission des impressions, etc.

Mais on observe en outre, parfois à un très haut degré, une véritable incoordination motrice avec signe de Romberg, perte du réflexe rotulien, du sens musculaire; parfois même la paralysie des muscles moteurs de l'œil, vient s'ajouter à la symptomatologie précédente, et accentuer encore la ressemblance avec le tabes.

Dans quelques cas, le malade présente une démarche ataxique véritable. Le plus souvent on se trouve en présence de pseudotabes paralytiques. La démarche particulière de ces malades relève non pas d'une incoordination véritable, mais bien d'une paralysie musculaire, prédominant dans certains groupes, en particulier dans les extenseurs de la jambe et des orteils, imprimant à la démarche un caractère spécial désigné par M. Charcot sous le nom de « steppage ».

La forme sensitive se termine, en général, par la guérison comme la forme motrice, à moins de complications intercur-

(1) FISCHER. *Ueber eine eigenthümliche Spinalerkrankung bei Trinkern.* Arch. f. Psych. u. Nervenkr. 1882. B XIII, p. 1.

(2) SEELIGMULLER. *Ueber Arseniklähmung.* Deutsch. med. Wochenschr., 1881, p. 185 et 200.

(3) LEVIN. Schmidt's Jahrb. Bd. 165, p. 239.

rentes. Sa durée est variable; dans certains cas elle tend à passer à l'état chronique. Mais même lorsque cette éventualité se réalise, on peut observer une amélioration lente et progressive des symptômes, ainsi que l'ont observé MM. Dejerine et Sollier. Dans ce cas dont le début remontait à quinze ans, une amélioration notable s'était produite dans les dernières années.

La *durée* et l'*évolution* des formes généralisées de la polynévrite sont extrêmement variables. Dans quelques cas l'évolution peut être singulièrement rapide, et se terminer en très peu de jours non seulement par la mort, comme dans les formes infectieuses et pernicieuses, mais par la guérison complète. Ainsi Leyden signale un cas guéri en l'espace de huit jours, sous l'influence du salicylate de soude.

Dans la majorité des cas, l'évolution de l'affection est loin d'être aussi aiguë, elle met des semaines et des mois à évoluer. On peut alors avec Leyden lui considérer dans sa marche trois périodes : une période de paralysie progressive, une période d'état stationnaire, et une période de régénération. La durée de ces périodes varie avec la gravité de l'affection. La période de régénération est souvent fort longue, et peut durer dans les formes chroniques, des mois et des années. La guérison complète de l'affection peut s'observer, elle est même fréquente. Ailleurs, on observe pendant un temps plus ou moins long, de la faiblesse musculaire, des palpitations, de la fatigue succédant au moindre effort etc.

Nous n'avons pas la prétention d'avoir épuisé dans ces trois ou quatre formes, toutes les modalités cliniques de la polynévrite. Celle-ci peut en effet présenter, suivant ses causes étiologiques, une symptomatologie spéciale, propre pour ainsi dire à chacune d'entre elles. Cela est vrai, en particulier, pour les intoxications. Nous savons depuis longtemps, que l'*intoxication saturnine* par exemple, présente un certain habitus extérieur qui lui est propre, et caractéristique ; la paralysie des extenseurs ne s'observe, en particulier, nulle part ailleurs, avec cette fréquence, ni cette localisation particulière. C'est là avec le degré le plus atténué des symptômes sensitifs, ce qui constitue pour ainsi dire, le caractère propre à la forme classique, vulgaire de la paralysie saturnine, et que l'on ne pourra jamais lui enlever.

Mais nous verrons, dans la deuxième partie de notre étude, que dans ses formes généralisées, en particulier dans ses formes à généralisation rapide, ou bien dans ses localisations anormales, la paralysie saturnine présente les plus grandes analogies avec les formes ordinaires de la polynévrite. Il suffit de se rapporter au tableau clinique de cette forme généralisée, que nous décrivons plus loin (p. 137), et de la rapprocher des formes de polynévrites que nous venons d'étudier, pour reconnaître l'analogie clinique, sinon l'identité de cette symptomatologie.

Comme la paralysie saturnine, la *paralysie mercurielle* présente un certain nombre de caractères spéciaux, bien étudiés par M. Letulle (1). Dans l'*intoxication mercurielle* soit aiguë, soit chronique, il n'est pas rare d'observer des phénomènes paralytiques. Ces paralysies sont d'ordinaire flasques, rarement complètes, et ne s'accompagnent qu'exceptionnellement d'atrophie musculaire. Les réflexes tendineux sont conservés ou abolis, il n'existe pas de troubles électriques, mais on rencontre presque toujours des troubles sensitifs, une diminution par places de la sensibilité avec hyperesthésie disséminée.

La paralysie alcoolique, la paralysie arsenicale ou sulfocarbonée, se présentent volontiers avec les caractères ordinaires des polynévrites en général ; ces paralysies se montrent tantôt sous forme de paralysie motrice plus ou moins complète, s'accompagnant de troubles de la sensibilité, de phénomènes douloureux, tantôt sous la forme du pseudo-tabes périphérique. La paralysie alcoolique présente encore ce caractère particulier, de pouvoir s'accompagner de rétractions fibro-musculaires, immobilisant les pieds dans des attitudes vicieuses. Hâtons-nous de dire que ces rétractions n'ont rien de spécial à la névrite alcoolique, mais qu'elles s'observent aussi à la suite de la névrite motrice des ataxiques, et dans la compression de la queue de cheval (Dejerine).

Nous ne pouvons nous étendre en détail, sur ces différentes formes, car nous serions entraînée en dehors du cadre que nous nous sommes proposé dans cette étude. Nous renvoyons pour l'étude de la paralysie alcoolique, à l'excellente thèse de M. OEttinger, et pour l'étude des paralysies toxiques en général, à la thèse d'agrégation de M. Brissaud.

Mais nous tenons à reproduire ici rapidement, les caractères principaux assignés par Bälz et par Scheube, à la maladie infectieuse *beriberi*. Cette affection était déjà connue avant les tra-

---

(1) LETULLE. *Recherches cliniques et expérimentales sur les paralysies mercurielles*. Arch. de Phys. norm. et path., 1887.

vaux.de Bälz et de Scheube Leroy de Méricourt (1), Rochart (2), Fonssagrives (3) et d'autres, décrivaient deux formes cliniques au beriberi : une forme paralytique et une forme hydropique. Cette dernière forme a été plus particulièrement étudiée par ces auteurs. Dans sa forme paralytique, le beriberi ressemble étrangement, à la description de la forme mixte de la polynévrite que nous avons donnée plus haut, et la symptomatologie de cette forme du beriberi, pourrait, pour ainsi dire, servir de prototype, à la description clinique des polynévrites en général.

Le beriberi, ou le kakke des Japonais, est une affection endémique au Japon, en Chine, dans les Indes hollandaises, qui atteint surtout le sexe masculin et en particulier les adolescents. Elle sévit surtout pendant les mois de juillet, août et septembre, et ravage les prisons, les casernes, les fabriques. Elle se développe soit spontanément, soit à l'occasion de causes occasionnelles diverses, telles que le refroidissement, le surmenage, les excès, les marches forcées. Mais elle peut survenir, dans le cours ou la convalescence d'affections infectieuses, telles que la fièvre typhoïde, le choléra, la fièvre intermittente, le rhumatisme articulaire aigu, la syphilis, la tuberculose pulmonaire ou laryngée. Une première atteinte de beriberi prédispose en outre à la récidive.

Scheube décrit quatre formes à cette affection.

1° Une forme légère, avec faiblesse des jambes, œdèmes, palpitations cardiaques, qui guérit généralement dans l'espace de quelques semaines ou de quelques mois.

2° Une forme atrophique, s'accompagnant de faiblesse des jambes, de paralysie complète et d'atrophie musculaire, de paralysie des bras, plus rarement de la langue et de la face. Cette forme est quelquefois mortelle, mais peut guérir après un temps plus ou moins long.

3ᵉ Une forme hydropique ou hydro-atrophique.

4° Une forme aiguë pernicieuse.

Le tableau clinique de la forme atrophique de la maladie beriberi, a de grandes analogies avec celui de la polynévrite, de la paralysie ascendante aiguë ou encore de la paralysie générale spinale subaiguë de Duchenne, témoin le cas publié par

(1) LEROY DE MERICOURT. Art. *Beriberi*, in Dict. Encyclop. des Sciences Médicales.

(2) ROCHART. Art. *Beriberi*. In nouv. Dict. de méd. et de chirurg. pratiques.

(3) FONSSAGRIVES et LEROY DE MÉRICOURT. *Mémoire sur la caractérisation nosologique du beriberi*. Arch. gén. de méd., 1861.

MM. Proust et Ballet (1). Elle débute en général par une paralysie des membres inférieurs à marche subaiguë, affectant à peu près au même degré les nerfs moteurs, sensitifs ou vaso-moteurs. Dans les cas nettement accusés on observe des douleurs spontanées, très vives ; les troncs nerveux, ainsi que les masses musculaires sont douloureux à la pression. Il existe de l'atrophie musculaire, de la diminution et de l'abolition de la contractilité faradique et galvanique des nerfs et des muscles. Les réflexes tendineux sont abolis, les réflexes cutanés conservés ou exagérés. La paralysie peut s'étendre aux membres supérieurs, quelquefois aux nerfs bulbaires. Puis surviennent des symptômes du côté de l'appareil circulatoire, qui peuvent dominer plus ou moins la scène pathologique ; ils se présentent sous forme d'accélération et de faiblesse dans les battements du cœur, de dilatation du cœur et de phénomènes dyspnéiques quelquefois très intenses. Il s'y ajoute des œdèmes dans le tissu cellulaire, des épanchements dans les cavités séreuses, de l'anasarque, des hydropisies diverses. Ces phénomènes hydropiques peuvent quelquefois occuper le premier rang, et justifient ainsi la division de Scheube en forme paralytique et en forme hydropique, suivant l'intensité des deux catégories de symptômes.

Ces troubles paralytiques relèvent ainsi que Bälz et Scheube l'ont montré, de névrites périphériques multiples de nature parenchymateuse, et dans les cas chroniques de névrite interstitielle.

Bälz et Scheube admettent en outre la nature infectieuse, miasmatique, de l'affection du beriberi, et croient avoir trouvé dans un diplocoque en batonnet, l'agent pathogène de cette affection. L'inoculation de cultures de ces microbes, produirait sur des chiens et des lapins des névrites périphériques.

Si l'on compare ce tableau clinique à celui de la polynévrite infectieuse, il est aisé de se convaincre qu'il s'agit ici d'une identité presque absolue.

L'analogie est telle, que d'après Rosenheim, on doit considérer les cas de polynévrites infectieuses aiguës, à étiologie obscure et indéterminée, comme des cas sporadiques de beriberi.

---

(1) PROUST et BALLET. *Contribution à l'anatomie pathologique de la paralysie générale spinale diffuse subaiguë de Duchenne*, etc. Arch. de Phys. norm. et pathol., 1883, II, p. 330.

CHAPITRE V

DIAGNOSTIC.

En présence des modalités cliniques si multiples de la poly-névrite, on comprend aisément que les éléments de diagnostic, doivent être cherchés dans la marche, l'évolution et l'ensemble des caractères cliniques présentés par le malade, etc., et surtout dans l'étiologie de cette affection.

Les affections qui présentent, avec les formes généralisées aiguës ou subaiguës de la polynévrite, de grandes analogies cli-niques, souvent une identité complète, sont la *paralysie ascendante aiguë de Landry, la paralysie générale spinale antérieure subaiguë de Duchenne, la myélite aiguë* et parfois *le tabes dorsal.*

Nous croyons montrer, dans le cours de cette étude, et à propos des formes généralisées de la paralysie saturnine, que le complexus symptomatique décrit par Duchenne, n'est dans l'immense majorité des cas, qu'une modalité clinique de la névrite multiple. L'analogie, l'identité clinique de ces deux affections sont, en effet. telles, que Duchenne par deux fois commit une erreur de diagnostic (cas de Heugas, obs. XVII. Obs. CXXI et CXXII de Duchenne).

Nous croyons pouvoir de même, soulever la question de la nature périphérique de certains cas, au moins, de paralysies ascendantes aiguës de Landry. Cette affection débute en général sans prodromes, par une faiblesse des extrémités inférieures augmentant rapidement d'intensité, et se généralisant de même. Elle s'étend rapidement aux muscles des cuisses, de l'abdomen, du thorax, aux membres supérieurs, où elle débute par les mains pour s'étendre de là aux avant-bras, aux bras, aux épaules. Elle envahit les muscles du cou, de la face, du larynx, du pharynx, de la langue, et le malade succombe par asphyxie.

Comme la névrite multiple, elle relève d'une étiologie multiple. Elle peut être spontanée ou survenir dans le cours ou la convalescence de maladies aiguës, telles que la fièvre typhoïde (Pitres

et Vaillard) (1), la variole, la pneumonie, voire même la coque-
luche (Moebius). Elle peut s'observer dans le cours de la syphilis, ou être d'origine toxique, en particulier d'origine alcoolique.

Cette affection présente cependant entr'autres caractères, ainsi
que Landry, du reste, l'a signalé, d'évoluer sans atrophie musculaire, sans troubles de la contractilité électrique et sans troubles sensitifs. Si l'on n'observe pas ici en général, le grand cortège douloureux de certaines polynévrites, les troubles sensitifs
ne font cependant pas toujours complètement défaut, et ont été
signalés par différents auteurs. Ils se bornent en général à des
troubles subjectifs, engourdissement, sensation de fourmillements, de refroidissement, plus rarement on observe une
anesthésie véritable occupant la périphéric des membres (Westphal) (2).

Or, dans la polynévrite à forme motrice et à marche chronique ou subaiguë, nous sommes habitués à rencontrer cette
grande diversité dans l'intensité des troubles sensitifs ; il suffit
pour s'en convaincre, de se rapporter aux observations de paralysie saturnine généralisée que nous rapportons plus loin ou
bien à nos Obs. I et II de polynévrite.

Restent les troubles de la contractilité électrique et l'atrophie
musculaire. On pourrait, il est vrai, attribuer l'absence d'atrophie et de troubles électriques, à la rapidité d'évolution de la
paralysie. Cependant, des troubles électriques très nets ont été
observés chez un des malades de M. Dejerine (3), mort le 6e jour
de la paralysie, et dans les observations plus récentes de Schulz
et Schultze (4), de Hoffmann (5). D'autre part, ces symptômes
font défaut ainsi que l'atrophie, même dans les cas à évolution
lente, comme dans les observations rapportées par Westphal.

Mais souvent, il s'agit dans la paralysie ascendante aiguë de
Landry, non seulement d'une grande analogie clinique, mais
quelquefois d'une identité anatomique complète avec la polynévrite. Nous faisons allusion ici aux observations rapportées

<hr>

(1) PITRES et VAILLARD. *Contribution à l'étude de la paralysie ascendante
aiguë.* Arch. de Phys. norm. et path., 1887, t. IX, p. 146.

(2) WESTPHAL. *Ueber einige Fälle von acüter tödtlicher Spinallähmung
(sog. acuter aufsteigender Paralyse.)* Arch. f. Psych. u. Nervenkr., 1876,
p. 765.

(3) DEJERINE. *Loc. cit.*

(4) SCHULZ et SCHULTZE. *Zur Lehre von der acuten aufsteigenden Paralyse.*
Arch. f. Psych. u. Nerv , XII, 1881, p. 457.

(5) HOFFMANN. *Ein Fall von acuter aufsteigender Paralyse.* Arch. f. Psych.
u. Nerv., XV, 1884, p. 140.

par MM. Déjerine, Pitres et Vaillard, dans lesquelles il existait une névrite périphérique parenchymateuse très nette, s'étendant jusqu'aux racines antérieures et sans lésions médullaires.

Mais cette identité anatomique n'existe pas dans tous les cas, témoin le cas dont parle Leyden, d'une paralysie ascendante aiguë rapidement mortelle, et dans lequel à l'examen le plus minutieux « on ne découvrit pas la moindre lésion pathologique des nerfs, des muscles ou de la moelle. » Aussi, Leyden est-il d'avis, que la nature périphérique de la paralysie ascendante aiguë de Landry est probable, mais non démontrée.

Un diagnostic plus difficile, quelquefois impossible à résoudre, est le diagnostic différentiel entre la polynévrite et la *myélite aiguë centrale*. Dans l'immense majorité des cas, nous ne possédons pas des éléments suffisants de diagnostic. Les troubles moteurs et sensitifs sont, en effet, les mêmes, la progression de l'affection se fait de bas en haut, les sphincters sont peut être un peu plus souvent touchés dans la myélite centrale aiguë, bien que nous n'en soyons pas bien sûre.

L'étiologie enfin de la myélite centrale diffuse, est absolument la même que celle de la polynévrite. Comme cette dernière, la myélite centrale présente quelquefois un début aigu spontané, et évolue avec le syndrome clinique d'une affection infectieuse comme la polynévrite elle peut survenir à la suite d'un refroidissement intense, ou bien dans le cours ou la convalescence de maladies aiguës.

Faut-il séparer nettement, ces deux affections si semblables au point de vue des symptômes, de la marche et de l'étiologie ? Ne faut-il pas plutôt, en raison même de leur étiologie commune, les considérer comme deux affections extrêmement voisines, résultant de l'action, tantôt sur le système nerveux périphérique, tantôt sur le système nerveux central d'un seul et même agent pathogène, virulent, infectieux ou toxique ?

Pourquoi ne pas admettre que dans certaines formes particulièrement graves, soit en raison de la qualité, soit en raison de la quantité de l'agent morbide, le systèmé nerveux central puisse être affecté comme le système périphérique. Dans l'immense majorité des cas, le système périphérique est seul touché, l'évolution, la marche de l'affection sont favorables, la guérison est la règle (à moins que, par suite de la rapidité même de l'évolution, les muscles respiratoires se prennent et que le malade succombe par asphyxie).

Le diagnostic est possible cependant, dans les cas où les muscles de la face ou des yeux participent à la paralysie. Dans ces conditions, on peut conclure à l'existence d'une névrite multiple, car dans la myélite aiguë, la mort arrive avant que la lésion n'atteigne le noyau du facial.

Peut-être faut-il chercher des éléments de diagnostic différentiel, dans la sensibilité à la pression des troncs nerveux dans la polynévrite? En tout cas, l'analyse des symptômes de la myélite aiguë, devra être faite à l'avenir avec grand soin, afin de chercher à déterminer des éléments de diagnostic différentiel.

Enfin dans les cas de polynévrite épidémique, comme les cas signalés par Eisenlohr (1), on pourrait soulever la question du diagnostic avec la *Trichinose*. Ce diagnostic ne se pose généralement pas, lorsque la nature de l'affection est connue ; mais dans les cas douteux, la trichinose à forme diffuse et aiguë, peut présenter dans certaines périodes de son évolution, une grande ressemblance avec la polynévrite. Les œdèmes et le gonflement musculaire peuvent manquer dans la trichinose, les douleurs à la pression des masses musculaires peuvent être minimes, et présenter les mêmes caractères que celles de la névrite multiple. Comme dans cette dernière, on peut observer dans la trichinose, l'abolition des réflexes tendineux et patellaires, la diminution de la contractilité électrique et la réaction de dégénération (Eisenlohr), mais la trichinose se distinguera toujours par la fièvre, l'état général grave, et surtout par la marche et l'évolution de l'affection.

La *sclérose des cordons postérieurs*, présente plus d'un point commun avec la forme sensitive de la polynévrite. Les douleurs fulgurantes, les troubles de la sensibilité au tact, à la douleur, à la température, le retard dans la transmission, souvent le signe de Romberg et la perte du réflexe patellaire, sont autant de symptômes communs à la sclérose des cordons postérieurs et à la forme sensitive de la polynévrite.

L'existence de paralysie des muscles de l'œil, et de l'atrophie des papilles vient encore augmenter les difficultés du diagnostic; jusqu'à présent on n'a pas encore rencontré dans la polynévrite le myosis avec signe d'Argyll Robertson. Il est vrai que ce dernier symptôme n'est pas constant dans le tabes. De même le réflexe patellaire peut être conservé, soit dans des cas de tabes

(1) EISENLOHR. *Loc. cit.*

pur à localisation spéciale (Berger (1), Erb (2), Westphal (3), Hirt (4), Bernhardt (5), soit lorsque la sclérose des cordons postérieurs vient à être compliquée de sclérose latérale (tabes ataxo-paraplégique de Dejerine (6). Un élément de diagnostic doit encore être cherché, dans la démarche des malades et l'évolution de l'affection. Dans la névrite sensitive, il n'existe en général pas d'incoordination véritable, le malade traîne ses jambes, c'est un paralytique et non un incoordiné; il steppe en marchant, mais ne talonne pas. Dans d'autre cas, au contraire, sa démarche peut se rapprocher singulièrement de celle du tabétique. L'évolution de l'affection est beaucoup plus rapide dans la névrite sensitive que dans le tabes médullaire; cependant l'evolution de la névrite peut être quelquefois très lente, et rendre le diagnostic extrêmement difficile sinon impossible (Dejerine et Sollier). Ici encore ce n'est pas sur la présence d'un seul signe que l'on se basera pour faire le diagnostic différentiel, mais sur l'ensemble des symptômes cliniques présentés par le malade, et surtout sur l'évolution et la marche de l'affection.

(1) BERGER. Centralb. f. Nerv., 1879, n· 4 et 1880, n· 5.

(2) ERB. Deutsch. Arch. f. klin. Med., Bd 24, 1880, p. 1.

(3) WESTPHAL *Zur Fortdauer des Kniephanomens bei Dejeneration der Hinterstränge.* Arch. f. Psych. u. Nerv., 1886, XVII, p. 547.

(4) HIRT. *Ueber Tabes dorsalis mit erhaltenen Patellarreflexe.* Berlin klin. Wochenschr., 1886, n° 10.

(5) BERNHARDT. *Ueber die multiple Neuritis der Alcoholisten.*, etc. Zeitsch. f. klin. Med., 1886, XI, p. 376.

(6) DEJERINE. *Scléroses combinées de la moelle epinière*, leçons cliniques faites à l'Hôtel-Dieu. Semaine médicale, 1886, 5 mai, n° 18.

DEUXIÈME PARTIE

Des paralysies et des atrophies saturnines

CHAPITRE PREMIER

HISTORIQUE.

L'histoire de la paralysie saturnine peut être divisée en plusieurs périodes : une période purement clinique qui comprend les études de Tanquerel des Planches, de Duchenne de Boulogne, et une période beaucoup plus récente, dans laquelle on a cherché à élucider à l'aide de l'anatomie pathologique, la pathogénie de ces paralysies.

Bien que la paralysie saturnine, se trouve signalée dans les ouvrages des médecins de l'antiquité et du moyen âge, Boerhave semble avoir été le premier à rapporter à l'intoxication saturnine, la paralysie que l'on observe chez les ouvriers maniant le plomb. Après lui, Slockhusen 1656, Van Swieten, Stoll, Bordeu et particulièrement de Haen en 1771, ont étudié les caractères de cette paralysie, le siège qu'elle occupe le plus habituellement, les formes qu'elle revêt, les troubles consécutifs, amaigrissement et atrophie musculaire qu'elle entraîne à sa suite. Malgré la description si remarquable pour l'époque de de Haen, il faut toutefois arriver aux travaux mémorables de Tanquerel des Planches et de Duchenne de Boulogne, pour avoir une description clinique magistrale de la paralysie saturnine. Tout ce qui pouvait être dit sur la paralysie saturnine avant l'emploi des courants électriques, le fut par Tanquerel des Planches, et sa description a servi de bases à toutes les études cliniques ultérieures.

Duchenne appliqua, à l'étude de la paralysie saturnine, l'électro-faradisation, méthode qui lui avait déjà fourni des résultats si remarquables dans l'étude de la paralysie spinale infantile, et de l'atrophie musculaire progressive. Il étudia la localisation de la paralysie, l'ordre dans lequel les différents muscles sont atteints, il signala l'immunité particulière de certains d'entre eux, en particulier du long supinateur. A côté de la forme classique vulgaire, de la paralysie des extenseurs de l'avant-bras, avec intégrité du long supinateur, il rapporta des observations de paralysie du deltoïde, du court abducteur du pouce, enfin de la forme généralisée de la paralysie saturnine.

Eulenburg, puis Erb, étudient l'action des courants galvaniques et constatent la réaction de dégénération.

A partir de cette époque, on s'appliqua particulièrement à l'étude des diverses localisations de la paralysie saturnine, et de nombreux travaux cliniques furent publiés, tant en France, qu'à l'étranger.

En France, la forme généralisée de la paralysie saturnine fut étudiée plus particulièrement. MM. Vulpian et Raymond (1), puis M. Samsoen (2) en rapportent des exemples. M. Renaut (3) publie en 1878, la première observation de paralysie saturnine généralisée fébrile, et M. Heugas (4) en 1877, M. Le Meignen (5) en 1888, font de la forme généralisée, l'objet de leur thèse inaugurale.

Duchenne avait cherché à établir, les éléments de diagnostic différentiel entre la paralysie saturnine généralisée, et l'affection par lui décrite sous le nom de *paralysie générale spinale antérieure subaiguë*. Heugas conclut à l'identité symptomatique de ces deux affections.

Parmi les formes localisées, on publie avec prédilection les cas rares de paralysie du long supinateur. M. Piedra (6) en a rapporté un cas. Heugas en mentionne dans sa thèse, M. Gaucher (7)

(1) VULPIAN et RAYMOND *in* thèse d'agrég. 1875, de J. Renaut *Sur l'intoxica-ion saturnine chronique*. Obs. VII, p. 146.

(2) SAMSOEN. *Etude sur la paralysie saturnine*. Th. de Paris, 1878.

(3) A. RENAUT. Gaz. méd. de Paris, 1878.

(4) HEUGAS. *Contribution à l'étude de la paralysie saturnine généralisée*. Th. Paris, 1877.

(5) LE MEIGNEN. *Etude sur les formes cliniques de la paralysie saturnine géné-ralisée*. Th. Paris, 1888.

(6) PIEDRA. *De la paralysie saturnine*. Th. Paris, 1875.

(7) GAUCHER. *Deux cas de paralysie saturnine des muscles longs supinateurs*. France médicale, 1882, II, p. 245

en cite deux exemples. Mais c'est surtout Remak (1), le partisan le plus convaincu, après Erb, de la pathogénie spinale, de la paralysie saturnine, qui étudie, dans une série de travaux parus en Allemagne en 1875, 1876 et 1879, les différentes formes de la paralysie saturnine localisée. Il décrit la forme supérieure ou brachiale, caractérisée par une paralysie des muscles deltoïde, biceps, brachial antérieur et long supinateur; la paralysie des membres inférieurs, généralement localisée aux muscles péroniers, extenseurs commun et propre des orteils, avec intégrité du jambier antérieur, et rapporte quelques observations de paralysie des muscles de l'éminence thénar. En se basant sur la clinique, Remak remarque « que la paralysie saturnine ne suit pas dans sa distribution les branches d'un même tronc périphérique, mais qu'elle frappe successivement les muscles ayant une action synergique, et formant des groupes physiologiques distincts, sans aucun égard pour la distribution des filets nerveux.

MM. Lancereaux (2), Aug. Ollivier (3), Vulpian (4), Gombault (5), Appolinario et Grasset (6), Suckling (7), Fitz (8) et d'autres, ont rapporté des observations d'atrophie musculaire saturnine. Il s'agit, en général, dans ces cas, d'amyotrophies accompagnant une paralysie saturnine généralisée à marche lente, et dont la nature est, en général, facile à interpréter. Dans d'autres cas, comme

(1) REMAK. *Zur Pathogénie der Bleildhmungen*. Arch. f. Psych; u Nervenkr. 1876, VI, p. 1.

REMAK. *Ueber die Localisation atrophischer Spinallähmungen und spinaler Atrophien*. Arch. f. Psych. u Nervenkr. 1877, IX, p. 603-622.

(2) LANCEREAUX. *Note relative à un cas de paralysie saturnine avec altération des cordons nerveux et des muscles paralysés*. Gaz. méd. de Paris, 1862, n° 46, p. 709.

(3) AUGUSTE OLLIVIER. *De l'albuminurie saturnine*. Arch. gén. de Méd., 1863, t. II, 6e série, obs. XIV, p. 714.

A. OLLIVIER. *Des atrophies musculaires*. Th. d'agrég., Paris 1869.

(4) VULPIAN. *Atrophie musculaire progressive chez un saturnin*, etc., etc. Obs. CXLII. Cliniques médicales de la Charité, 1878, p. 727.

(5) GOMBAULT. *Contribution à l'histoire anatomique de l'atrophie musculaire saturnine*. Arch. de Physiol. norm. et path., 1873, p. 592.

(6) APPOLINARIO et GRASSET. *Observation d'atrophie musculaire généralisée d'origine saturnine*. Montpellier médical, 1877, T. XXXIX. p. 239 et 329.

(7) SUCKLING. *Muscular atrophy due to lead poisoning*. British med. Journ. 1885. april 4 th, p. 696.

(8) FITZ. *Ueber saturnine progressive Muskelatrophie und das Vorkommen bulbärer Symptome bei der chronischen Bleivergiftung*. Th. de Wurzburg, 1882.

dans les cas de M. Vulpian, dans celui d'Eisenlohr (1), de Fitz, l'atrophie musculaire a évolué sans paralysie, il s'agit très probablement dans ces cas, d'une atrophie musculaire progressive survenant chez un saturnin. Le diagnostic ne peut souvent être fait que par l'évolution et la marche de l'atrophie.

Moëbius (2), a rapporté deux cas de paralysie et d'atrophie saturnine localisées aux petits muscles de la main, et simulant la main en griffe de l'atrophie musculaire progressive type Aran-Duchenne. Nous rapportons dans ce travail quatre observations personnelles (dont une avec autopsie), d'atrophie saturnine plus ou moins complètement localisée aux petits muscles de la main.

Nous arrêtons ici cet historique, que nous reprendrons, soit à propos des formes localisées, soit surtout pour la période anatomique, au chapitre qui traite de l'anatomie pathologique et de la pathogénie de la paralysie saturnine.

(1) EISENLOHR. *Neuropathologische Beiträge I Zur Casuistik der subacuten vorderen Spinallähmung (Duchenne)*. Arch. f. Psych. u. Nervenkr., 1878, VIII, p. 317.

(2) MOEBIUS. *Ueber einige ungewöhnliche Fälle von Bleilähmung*. Centralbl. für Nervenh., 1886, n° 1, p. 6.

CHAPITRE II

Etiologie

Nous n'avons pas l'intention de faire ici, un exposé complet
des causes capables d'engendrer la paralysie saturnine. Cet
exposé a été fait un grand nombre de fois et se trouve, com-
posé à peu près des mêmes éléments, dans diverses publications
et thèses inaugurales qui ont paru sur ce sujet. Parmi ces
publications, il convient de mentionner plus particulièrement
outre le traité de Tanquerel des Planches, l'article « Plomb » du
Dictionnaire de Jaccoud dù a la plume de M. Manouvrier, et la
thèse d'agrégation de M. Renaut de 1875 sur l'*Intoxication saturnine chronique*.

L'étiologie de la paralysie saturnine est, en effet, celle de
l'intoxication saturnine en général. Toutes les causes capables
d'engendrer cette dernière, peuvent par conséquent donner lieu
à la paralysie saturnine, à la condition toutefois, que l'imprégnation de l'organisme par l'agent contaminé soit lente, durable et
complète ; la paralysie est en effet un signe d'intoxication saturnine chronique, et ne s'observe guère dans l'intoxication aiguë.
Parmi les causes nombreuses pouvant lui donner naissance, les
intoxications professionnelles tiennent le premier rang ; soit
que l'ouvrier travaille dans les mines de plomb, ou à la fabrication des diverses préparations plombiques, soit qu'il emploie
dans sa profession le plomb en nature ou un de ses composés,
sels ou oxydes. A la tête de ces victimes de la paralysie saturnine, et souvent même avant les ouvriers travaillant dans les
fabriques de blanc de céruse, il faut citer les peintres en bâtiments et les peintres sur laque (blanc de céruse ; minium),
puis les soudeurs de plomb, les typographes, les étameurs,
les fabricants de potée d'étain, les fondeurs en caractères, les
tailleurs de limes. Ces derniers, qui taillent la lime sur une
lame de plomb, sont généralement atteints d'une forme spéciale
de paralysie et d'atrophie saturnine. L'affection, ainsi que Moëbius l'a montré, ne débute pas toujours chez eux par la paralysie classique des muscles extenseurs du poignet et des doigts,

mais bien par celle des petits muscles de la main; de telle sorte
que l'on peut observer chez ces ouvriers, pour ainsi dire à l'état
de pureté, la forme que nous décrirons plus loin sous le nom de
forme Aran-Duchenne, forme qui affecte une grand analogie,
avec le type Aran-Duchenne de l'atrophie musculaire progressive.

On observe beaucoup plus rarement la paralysie saturnine
dans l'intoxication accidentelle, soit alimentaire, soit médica-
menteuse, telles par exemple que les intoxications consécutives
à l'emploi de certains médicaments à base de plomb, à l'usage
prolongé des cosmétiques ou des fards, à l'introduction dans les
voies digestives de boissons frelatées par la litharge, d'un liquide
ayant séjourné dans les vases ou traversé des conduits en
plomb. Les paralysies que l'on observait autrefois à bord des
navires, et qui furent considérées pendant longtemps comme
relevant de la colique végétale, de la colique sèche, de la
colique du Poitou ou de Madrid, trouvent ainsi leur explication.
On sait, en effet, depuis les travaux de Duchenne de Boulogne
et de Lefèvre (1), que la soi-disant colique végétale n'est autre
que la colique saturnine.

Aujourd'hui, il est assez rare que les causes accidentelles de
l'intoxication plombique, déterminent des manifestations aussi
graves que l'est la paralysie. Les symptômes de l'empoisonne-
ment sont en effet assez connus, pour appeler dès le début l'attention du médecin sur les coliques, les myalgies, l'anémie profonde, le liseré gingival de Burton, qui précèdent généralement
toute manifestation paralytique, faire rechercher les causes de
ces accidents, et conjurer ainsi toute manifestation ultérieure de
l'intoxication. Mais si l'on considère que, d'une part, l'étiologie
est souvent difficile à reconnaître, et que, d'autre part, les paralysies peuvent, non-seulement survenir un temps plus ou moins
long après la suppression de l'agent contaminé, connu ou
ignoré, mais se manifester par des localisations autres que celle
de la paralysie classique des extenseurs, on comprend aisément,
combien il importe au point de vue de la suppression de la
cause, et par conséquent au point de vue du traitement, de
rechercher avec soin l'agent toxique. Cette recherche est d'autant plus importante, que la paralysie saturnine, par ses localisa-

(1) DUCHENNE (de Boulogne). De l'électrisation localisée, 1855, 3e partie,
chap. III, p. 514.
(2) LEFÈVRE. Recherches sur les causes de la colique sèche. Th. Paris, 1859.

sations anormales, se rapproche singulièrement de certaines névrites périphériques infectieuses ou autres et que, dans le diagnostic des névrites périphériques en général, il s'agit avant tout et souvent exclusivement d'un diagnostic étiologique.

Nous nous sommes bornée à exposer ici, les intoxications professionnelles et accidentelles qui donnent lieu le plus fréquemment à la paralysie saturnine. Pour l'exposé complet des causes capables d'engendrer l'intoxication saturnine chronique, et par suite la paralysie, nous renvoyons au traité de Tanquerel des Planches, au tableau synoptique de la thèse de M. Renaut, au chapitre Etiologie de l'article de M. Manouvrier.

Mais il ne suffit pas d'être exposé pendant un temps ou moins long, aux causes multiples d'intoxications professionnelles ou accidentelles, pour être atteint fatalement de paralysie. Tous les ouvriers qui manient le plomb, ses sels ou ses oxydes, ne sont pas en effet également aptes à subir l'action nocive du poison. Les causes prédisposantes de la paralysie saturnine, ne nous sont aujourd'hui guère plus connues que du temps de Tanquerel des Planches.

Il est incontestable, qu'une ventilation insuffisante ou défectueuse des ateliers, que la négligence des soins hygiéniques ou de propreté les plus élémentaires, que le fait de vivre, de manger, de boire dans des pièces chargées de poussières plombiques, que des excès de toute nature, en particulier des excès alcooliques, jouent un rôle indubitable dans l'apparition précoce des accidents saturnins, et favorisent le développement de la paralysie. Dans bon nombre de cas, la paralysie n'apparaît que chez les individus qui travaillent depuis longtemps les préparations de plomb, et qui ont déjà eu plusieurs fois la colique ; cependant on peut la voir survenir, chez quelques individus soumis depuis peu de temps au contact du plomb. On ne peut nier, en effet, à cet égard, des prédispositions et des immunités individuelles tout à fait spéciales et remarquables. Tel ouvrier, (Manouvrier) sans prendre des soins hygiéniques particuliers, restera des années dans un atelier chargé de poussière plombique, et ne sera jamais atteint d'intoxication saturnine ou n'aura que des accidents locaux insignifiants. Tel autre, (Tanquerel) présentera des phénomènes paralytiques déjà 8 jours après la première exposition au plomb.

La statistique que donne Tanquerel des Planches est extrêmement intéressante à cet égard : sur 102 cas de paralysies, 9 se sont manifestés dans le courant du premier mois de travail,

14 dans le courant des deux premiers mois ; 36 ont apparu dans le courant des deux premières années. Mais il est extrêmement fréquent, de voir apparaître la paralysie beaucoup plus tard : 32 cas après 10 années de travail, 13 cas après 20 ans ; Tanquerel a même observé un cas après une durée de travail de 52 ans.

D'après Remak, la fréquence de la paralysie dans le courant de la première année, serait aujourd'hui moins grande que du temps de Tanquerel des Planches. Les paralysies survenant dans le cours de la première année, relèveraient surtout d'intoxications accidentelles (fards, etc.). Les cas d'intoxications professionnelles,ne présenteraient des phénomènes paralytiques qu'après une durée de travail de 8 à 34 ans, en moyenne de 14 années de manipulations de substances toxiques.

Si la femme, si l'enfant sont moins sujets que l'homme à la paralysie saturnine. cela tient évidemment à ce qu'ils sont moins souvent en contact avec le métal. Mais si, par hasard, ils sont exposés aux causes d'intoxications professionnelles (typographes, ouvrières en dentelle, cigarettières, etc., etc.), ou accidentelles (emploi de fards ou de cosmétiques à base de plomb, usage prolongé d'injections vaginales à l'acétate de plomb, etc.), il n'est pas rare d'observer chez eux la paralysie. Les enfants sont très facilement atteints de manifestation saturnine. L'intoxication dans ce cas est rarement professionnelle, et s'observe plus particulièrement après l'ingestion des boissons, d'aliments frelatés, d'usage de bonbons, de jouets colorés au plomb, etc., et chez le nouveau-né, après l'application de préparations plombiques sur le sein de la nourrice (Bouchut)(1),ou l'usage de biberons à bouts de plomb (Flemming) ou en caoutchouc vulcanisé plombifère, (13, 5 p. 100 de carbonate de plomb (Eulenburg). Il est vrai que dans ces cas, on observe plus particulièrement la colique saturnine, mais la paralysie peut se manifester, témoin le cas rapporté par Duchenne (de Boulogne) fils (Obs. XIII) (2). Si la localisation de la paralysie saturnine n'affecte pas dans ces cas la localisation classique, une erreur de diagnostic avec la paralysie infantile est aisément possible.

En règle générale, la paralysie n'est pas le premier symptôme

---

(1) Bouchut. Intoxication saturnine suivie de mort chez un enfant de 8 jours produite par l'eau de Mme Delacour mise sur les gerçures du sein de la nourrice. Gazette des hôpitaux, 1873, XLVI, n° 5.

(2) Duchenne(de Boulogne) fils. *De la paralysie graisseuse de* Arch. gén. de méd., 1864, t. IV, 6ᵉ série. Obs. XVIII, p. 143.

de l'intoxication saturnine chronique ; non seulement on constate chez les malades paralytiques le liséré saturnin des gencives, les plaques ardoisées de la joue ou des lèvres de Gubler, l'anémie et souvent la cachexie saturnine si spéciale, mais la paralysie est ordinairement précédée, accompagnée, quelquefois suivie, d'épiphénomènes aigus tels que la colique, l'arthralgie, plus rarement l'encéphalopathie. On sait, d'après la statistique classique de Tanquerel des Planches, que la fréquence relative des quatre formes est la suivante :

Coliques........................	1217
Arthralgie......................	755
Paralysie.......................	107
Encéphalopathie................	72

Par sa fréquence et le moment de son apparition, la paralysie occupe donc le troisième rang, et vient se placer après la colique et l'arthralgie.

La colique étant la forme la plus commune de l'intoxication saturnine, il n'est pas étonnant, que la paralysie se développe plus souvent chez des individus atteints antérieurement de coliques, ou qu'elle survienne soit au cours, soit au déclin d'une colique. De ce fait, il ne s'en suit nullement qu'il existe entre ces deux manifestations : colique et paralysie, une relation de cause à effet, et si, en règle générale, la paralysie est précédée, accompagnée ou suivie de coliques, on observe néanmoins des cas de paralysie, se développant chez des individus n'ayant jamais présenté de coliques. Tels sont les cas rapportés par Huxham, De Haen, Andral, Trousseau, Tanquerel des Planches, etc., etc. Tels encore les faits que Vulpian signalait au cours de ses cliniques. Comme pour les autres manifestations saturnines, il existe en effet pour la paralysie, des prédispositions toutes particulières et tout individuelles, indépendantes souvent, malgré l'opinion contraire de Manouvrier, et de la préparation plombique, et de son mode d'introduction. Si l'observation faite par M. Manouvrier, que la paralysie atteint de préférence chez les droitiers le membre supérieur droit, et chez les gauchers le membre supérieur gauche, est très vraie et très exacte, ce fait doit très probablement être rapporté bien plus à la fatigue d'un groupe musculaire fonctionnel, qu'à l'action directe, locale du plomb à travers la peau ; c'est là du reste, un des points les plus obscurs et les plus controversés dans l'histoire de la paralysie saturnine.

La paralysie est rarement unique, on observe en effet généralement chez un même malade, plusieurs attaques répétées de
paralysie. Pour que la paralysie se reproduise, il n'est pas nécessaire que le malade s'expose à nouveau après guérison, à l'influence de l'intoxication saturnine. Tanquerel cite un ouvrier
qui a eu diverses rechutes de paralysies, plusieurs années
après qu'il ne travaillait plus en contact avec le plomb. Chez des
ouvriers depuis longtemps soustraits à toute cause d'intoxication,
il suffit souvent d'une incartade de régime, d'un excès alcoolique ou autre, d'un surmenage quelconque, pour voir apparaître soit une attaque de colique, soit une attaque de paralysie.
Comme pour l'étiologie tout entière de la paralysie saturnine,
il s'agit ici encore d'une prédisposition individuelle.

CHAPITRE III

Symptomatologie.

La symptomatologie, que peuvent revêtir les différentes modalités cliniques de la paralysie saturnine, est aujourd'hui assez bien connue, au moins pour un certain nombre d'entre elles. Avant d'étudier la symptomatologie propre à chacune de ces formes, nous résumerons rapidement les caractères qui leur sont conmuns.

On sait qu'il s'agit en général d'une paralysie bilatérale et à peu près symétrique, prédominant toutefois suivant la remarque de M. Manouvrier, à droite chez les droitiers, à gauche chez les gauchers.

Cette paralysie est rarement primitive ; dans ce cas, elle peut être la première et l'unique manifestation d'une intoxication saturnine professionnelle ou accidentelle. Le plus souvent elle est secondaire, et survient soit au cours, soit au déclin d'une colique saturnine. Mais la colique n'est pas, comme nous l'avons dit plus haut, une condition *sine qua non* du développement de la paralysie saturnine. Si la paralysie survient en général, chez un individu ayant déjà présenté à une époque plus ou moins éloignée, une ou plusieurs attaques antérieures de colique, de paralysie, plus rarement d'encéphalopathie saturnine, elle peut cependant se développer, tout comme la colique du reste, à la suite d'un surmenage, d'un excès alcoolique ou autre, ou encore à la suite d'un changement de travail, pendant lequel, une plus grande quantité de plomb est absorbé. C'est ainsi, qu'on la voit apparaître chez les peintres, à la suite de grattage, du ponçage de vieilles peintures, à la suite d'un travail dans une usine de fabrication de céruse, etc., etc. Bien plus, elle peut apparaître quelquefois plusieurs années après la cessation de tout contact avec le plomb ; ces cas sont tout particulièrement intéressants au point de vue du diagnostic.

Prodromes. — Si la paralysie est rarement primitive, elle

survient également rarement d'emblée. Elle est, en effet, généralement précédée, par un certain nombre de prodromes souvent forts légers et de courte durée, signalés déjà par Tanquerel des Planches et qui sont les mêmes, à l'intensité des symptômes près, que les prodromes que l'on peut observer dans les différentes névrites périphériques: alcoolique, infectieuse ou autres. Ils consistent en une sensation de lassitude, de fatigue, de pesanteur, de crampes douloureuses ou de tremblement, dans les régions dont les muscles vont être paralysés. Le malade ressent dans ces mêmes régions des fourmillements, des chatouillements, des engourdissements ; plus rarement une hyperesthésie ou une anesthésie véritable;. plus rarement encore, des élancements douloureux le long des trajets nerveux, des douleurs à la pression des nerfs. (Vulpian) (1).

Ces phénomènes douloureux sont en général fort légers et veulent être cherchés ; ils peuvent, dans quelques cas, être assez prononcés pour que le malade attire l'attention sur ce point (obs.), mais ils sont loin de présenter et la consistance et, l'intensité, et le caractère fulgurant, des douleurs qui précèdent ou accompagnent les paralysies alcooliques, ou certaines formes infectieuses de polynévrite.

Début. — Le début de la paralysie peut être aigu, subaigu ou chronique. Lorsque la paralysie survient au cours ou au déclin d'une colique, le début ordinairement subaigu, peut être assez brusque : la paralysie se développant dans l'espace d'une nuit. Elle atteint alors en général d'emblée son maximum d'intensité, même dans les cas où elle revêtira, pendant la période d'état, une marche essentiellement chronique.

D'autres fois, le début est beaucoup plus lent : c'est peu à peu, insensiblement, que le malade s'aperçoit d'une certaine maladresse, d'une certaine faiblesse dans l'exécution des divers mouvements, le pinceau, l'instrument de travail, quel qu'il soit, lui échappe des mains avec la plus grande facilité. Cette impotence fonctionnelle, cette parésie légère, peut devenir brusquement après une colique, un excès, un surmenage etc., une paralysie complète ; d'autrefois, la paralysie ne devient complète que peu à peu, après un temps plus ou moins long et sans secousse pour ainsi dire.

Dans l'immense majorité des cas, le début est apyrétique. Il

(1) Vulpian et Raymond. In Th. de Renault, obs. VII, p. 146.

est très rare de voir l'affection, se développer au milieu d'un cortège fébrile plus ou moins bien accusé. Ce début signalé par M. Renaut, semble appartenir en propre à la forme généralisée de la paralysie saturnine. Quoi qu'il en soit, le mode de début, qu'il soit aigu, subaigu ou chronique, continu ou interrompu, importe peu en général ; il n'a. en tout cas, aucune influence sur l'évolution ultérieure de l'affection, laquelle est éminemment chronique

FORMES. — La paralysie peut être *partielle* ou *généralisée*. *Partielle*, elle peut être localisée à un muscle, à un groupe musculaire, à la distribution périphérique d'un nerf moteur ; *généralisée*, elle survient tantôt d'emblée, envahissant presque en même temps ou dans une courte période, tous les muscles des membres, du dos, de la nuque, des parois abdominales, du larynx, du diaphragme ; tantôt lentement, s'effectuant peu à peu, d'un groupe musculaire à un autre, d'un membre à l'autre. Mais quels que soient la localisation, l'intensité, le mode de début, l'évolution de la paralysie saturnine, elle revêt en général un certain nombre de caractères que l'on retrouve dans toute paralysie périphérique, qu'elle soit d'origine traumatique, toxique ou infectieuse. Il s'agit en effet d'une paralysie, s'accompagnant rapidement de troubles de la contractilité électrique et d'atrophie musculaire.

TROUBLES ÉLECTRIQUES. — Les troubles électriques, surviennent en général peu de jours (7 à 8 jours) après le début de la paralysie. On observe dans les muscles paralysés une diminution, puis une abolition de la contractilité faradique, avec exagération souvent légère, de la contractilité galvanique et réaction de dégénérescence. La forme de la contraction est en même temps altérée ; au lieu d'être brusque et rapide, elle est lente, vermiculaire, et ce caractère paraît constituer aujourd'hui, le signe le plus important de la réaction de dégénérescence des nerfs et des muscles.

Par l'électrisation des *troncs* nerveux, on n'obtient de contraction que dans les muscles qui ont conservé leur excitabilité.

En d'autres termes, si dans la forme vulgaire classique de la paralysie saturnine, un certain nombre de muscles, tels par exemple que le long supinateur, l'anconé, le long abducteur du pouce, restent excitable par la faradisation localisée, on n'obtiendra en excitant le nerf radial au pli du coude que la contraction de ces mêmes muscles, long supinateur, anconé, long abducteur du pouce.

Dans la forme vulgaire antibrachiale, tous les muscles paralysés n'ont pas toujours perdu leur contractilité faradique. Chez un certain nombre d'entre eux, il n'existe qu'une diminution plus ou moins sensible. Si dans cette forme la zone de paralysie, si l'on peut s'exprimer ainsi, est toujours plus étendue que la zone des altérations électriques, il n'en est pas toujours de même, lorsqu'on considère les formes un peu anormales de la paralysie saturnine. Il est très fréquent d'observer, dans un même groupe musculaire « fonctionnel », un ou deux muscles paralysés, et tout le groupe altéré au point de vue de la réaction électrique. C'est là un fait signalé par Remak, et que nous avons pu observer très nettement chez le malade de l'observation III.

L'ordre dans lequel s'accomplit la disparition de la contractilité faradique des muscles, rappelle ainsi que Duchenne l'a montré, l'ordre d'apparition de la paralysie ; ce sont en général les muscles les premiers paralysés, qui présentent les altérations électriques les plus profondes. Ce sont les muscles dont la contradiction faradique n'est que peu diminuée, qui récupèrent les premiers leurs mouvements. Quant aux muscles ayant perdu complètement leur contractilité faradique, l'observation a montré qu'il faut quatre à cinq mois, pour qu'ils récupèrent leurs mouvements et leur contractilité électrique ; Duchenne de Boulogne, ainsi que MM. Vulpian et Raymond ont montré, que dans ces cas, la contractilité volontaire réapparaît toujours avant la contractilité électrique. La moindre ébauche de contractilité électrique, constitue donc pour un muscle un bon signe de curabilité.

Il est encore un autre signe, que l'on observe très fréquemment dans les formes graves de la paralysie, et sur lequel Vulpian a bien des fois appelé notre attention. Lorsqu'on électrise les muscles paralysés, les extenseurs de l'avant-bras par exemple, le courant ne se perd pas dans les muscles paralysés ; il passe dans les fléchisseurs ; les extenseurs servant ici de masse conductrice ; pour peu que le courant soit un peu fort, on obtient par l'électrisation de la face postérieure de l'avant-bras, une contraction des fléchisseurs des doigts et de la main.

ATROPHIE MUSCULAIRE. — *L'atrophie musculaire* est intimement liée à la paralysie, elle lui est presque contemporaine et ne frappe que les muscles paralysés, effaçant les reliefs musculaires, amenant de véritables méplats, comme à la face postérieure de l'avant-bras, par exemple, où la saillie des extenseurs est remplacée par une véritable gouttière, et où l'atrophie peut être quelquefois tellement prononcée, que la peau semble collée sur les ligaments interosseux et que les os de l'avant-bras font saillie sous les téguments. Peu prononcée, quelquefois nulle dans les cas légers et rapidement suivis de guérison, l'atrophie peut, dans quelques cas devenir le caractère principal de l'affection : l'impuissance motrice est alors proportionnelle à l'atrophie. Ce fait s'observe, en général, dans les paralysies graves en voie de guérison (obs. VIII et IX. Dans les cas où l'atro phie et des troubles électriques, quelquefois peu prononcés, sont les seuls reliquats d'une paralysie saturnine grave, et que l'atrophie est localisée aux petits muscles des deux mains, aux éminences thénar et hypothénar. aux interosseux (obs. VIII), le diagnostic sur l'aspect extérieur des mains, est impossible à faire avec le type Aran Duchenne de l'atrophie musculaire progressive, myélopathique ou myopathique. Ce diagnostic ne peut être fait que sur la notion de la profession du malade, la marche et l'évolution de l'atrophie.

D'autres fois encore, l'atrophie peut évoluer chez un saturnin pour ainsi dire, à l'état de pureté sans se compliquer de paralysie et revêtir comme M. Vulpian (1) l'a observé, la marche et l'évolution d'une véritable atrophie musculaire progressive.

L'atrophie saturnine peut quelquefois, mais rarement, s'accompagner de *contractions fibrillaires*. Ce fait a été constaté par Remak (2) et fut observé chez notre malade de l'obs. X. Enfin la contraction idio-musculaire est parfois exagérée.

Plus souvent, l'atrophie s'accompagne d'un véritable *tremblement*, qui peut n'être qu'un symptôme de début et, qu'il n'est pas rare de voir réapparaître, au moment de la guérison de la paralysie. Ce tremblement est menu, oscillatoire de haut en bas et légèrement de droite à gauche. Il existe à l'état de repos, s'accentue à l'occasion des mouvements volontaires, mais surtout après une journée de fatigue et de travail. Quelquefois il n'est accusé qu'à l'occasion des mouvements intentionnels; il suffit alors de faire faire quelques efforts musculaires au malade, pour

(1) VULPIAN. Clinique médicale de l'hôpital de la Charité, 1879, obs. CXLII, p. 727.

(2) REMAK. Art. *Bleilähmung in* Real-Encyclopaedie der Gesammten Heilkunde, t. II, p. 261.

voir immédiatement le tremblement augmenter, et persister pendant un certain temps à l'état de repos.

Les *troubles de la sensibilité* sont dits nuls ou inconstants dans la paralysie saturnine. Lorsqu'on veut bien les chercher, on trouve, en général, au niveau de la face dorsale de la main et du pouce, beaucoup plus rarement à la face postérieure de l'avant-bras, une zone d'anesthésie plus ou moins marquée, en général, mal délimitée. Ces troubles sensitifs pour peu prononcés qu'ils soient, sont en tout cas ici, aussi fréquents que les troubles sensitifs observés dans la paralysie radiale par compression.

Il est à remarquer en effet, que les troubles sensitifs sont, pour ainsi dire, réduits à leur minimum dans la paralysie radiale, quelle qu'en soit la cause, traumatique, saturnine, infectieuse ou autre. Nous avons pu observer très nettement ce fait, dans un cas de paralysie radiale d'origine traumatique, lorsque nous remplissions les fonctions d'interne provisoire, dans le service de M. le Dr Berger.

Il s'agissait d'un de ces cas si fréquents de paralysie radiale, consécutive à la consolidation vicieuse d'une fracture de l'humérus. La paralysie présentait tous les caractères des paralysies graves : paralysie complète de tous les muscles de l'avant-bras animés par le radial, y compris le long supinateur, perte complète de la contractilité faradique, avec cyanose et état lisse de la peau, tumeur dorsale du métacarpe, etc., etc. Chez ce malade, il n'existait pas de zone d'anesthésie antibrachiale et l'examen attentif de la sensibilité, ne montrait qu'une petite zone occupant la face dorsale de la base de l'index et du pouce.

Ce fait n'a, du reste, rien qui doive nous étonner, étant donné la distribution cutanée du radial, et nos connaissances aujourd'hui acquises sur la sensibilité recurrente. On sait aujourd'hui que la zone d'anesthésie d'un nerf, est toujours plus petite que sa zone de distribution cutanée. Lorsqu'on jette un coup d'œil sur la planche VI de l'atlas de Flower (1), lorsqu'on réfléchit, à l'étroite zone de distribution cutanée du radial à la face postérieure de l'avant-bras, comprise entre la zone du musculo-cutané et celle du brachial cutané interne, il n'y a rien d'étonnant à ce que, dans les paralysies radiales, quelles qu'en soient leurs causes, les troubles sensitifs objectifs, soient si rarement observés à la face dorsale de l'avant-bras. C'est donc à la partie

____

(1) W. H. FLOWER. Atlas schématique du système nerveux : origines, ramifications, etc., Traduit sur la 3e édit. anglaise par A. Duprat.

externe de la face postérieure de la main, en particulier au niveau du pouce et de l'index, qu'il faut les chercher. Ce qui prouve bien, que cette absence ou cette inconstance des troubles sensitifs tient, à la localisation *radiale* de la paralysie et non pas à sa nature étiologique, c'est que dans les localisations diverses de la paralysie saturnine, les troubles sensitifs (anesthésie), ne s'observent que dans les régions et au niveau des groupes musculaires, dans lesquels les paralysies traumatiques s'accompagnent de troubles sensitifs. Ainsi, ces troubles font presque constamment défaut, dans la paralysie supérieure, brachiale qui intéresse les muscles deltoïde, biceps, brachial antérieur et long supinateur, c'est-à-dire les muscles du groupe Erb, lésés dans la paralysie radiculaire par exemple, pour ne parler que des paralysies traumatiques. Ils sont au contraire constants, dans la paralysie saturnine du type inférieur, localisé aux muscles innervés par le sciatique poplité externe. Ici l'anesthésie de la face externe de la jambe est la règle, comme elle l'est du reste dans les paralysies traumatiques de ce même nerf.

Nous ne nous occupons ici, bien entendu, que de l'anesthésie qui occupe la région des muscles paralysés, et non pas de ces plaques d'anesthésie souvent passagère et à localisation variée, que l'on peut rencontrer chez les saturnins et qui relèvent d'une encéphalopathie légère, pas plus que des hémianesthésie sensitivo-sensorielles observées par MM. Vulpian et Raymond, Renaut et Brochin, etc. ; hemianesthésie qui présente les plus grandes analogies avec l'hémianesthésie hystérique, et que quelques auteurs tendent à considérer aujourd'hui, comme une manifestation hystérique ou psychique chez un saturnin.

Du reste, les troubles sensitifs ne se bornent pas seulement à l'anesthésie ; nous avons déjà signalé un peu plus haut, parmi les prodromes, des troubles sensitifs subjectifs variés : engourdissement, crampes, etc., qui peuvent très bien persister pendant toute la période d'état de la paralysie.

Il est encore une altération de la sensibilité, qui est pour ainsi dire constante dans la paralysie saturnine : c'est la diminution de la sensibilité électrique. Les saturnins supportent avec la plus grande facilité et sans douleur aucune, les plus forts courants au niveau des muscles paralysés, alors que des courants moyens appliqués sur les fléchisseurs, par exemple, sont quelquefois très douloureux et difficilement supportés.

Il en est de même, lorsqu'on électrise les troncs nerveux : M. Vulpian a souvent attiré notre attention sur la diminution considérable des fourmillements dans les doigts externes et le bord externe de la main, lorsqu'on faradise le nerf radial dans l'aisselle. La différence est nettement accusée par le malade, lorsqu'on électrise successivement, le radial et le médian ou le cubital. Il supporte de très forts courants à l'électrisation du radial, alors qu'il redoute toute électrisation du médian ou du cubital, même lorsqu'on diminue l'intensité des courants. Cette diminution des fourmillements n'est du reste pas propre à la paralysie saturnine; elle se rencontre dans la paralysie radiale par compression, par exemple, ainsi que MM. Vulpian et Dejerine (1) l'ont signalé.

La paralysie saturnine affirme encore son caractère périphérique, par les *troubles vaso-moteurs*, qu'il n'est pas rare d'observer dans sa symptomatologie. Sans chercher à élucider la nature si discutée de la tumeur dorsale du métacarpe, on sait qu'elle n'appartient pas en propre à la paralysie saturnine, et qu'on peut la rencontrer dans toute paralysie des extenseurs des doigts, que celle-ci relève d'une compression, d'un traumatisme du nerf radial, ou qu'elle soit d'origine alcoolique (Dreschfeld) (2), (OEttinger) (3).

Signalons parmi les troubles vaso-moteurs, la *cyanose* et le *refroidissement des mains*, si fréquemment observés dans la paralysie classique. Lorsque ces phénomènes coïncident avec la tumeur dorsale, la coloration rosée de celle-ci tranche alors nettement, sur la coloration violacée des doigts et de la main (obs. III).

Parmi les troubles trophiques, signalons le gonflement des têtes métacarpiennes indiqué par R. Remak (4), Rosenthal (5) nous le trouvons signalé dans une observation de la thèse de Samsœn (6), et, nous avons pu l'observer chez le malade de l'obs. X (Desgr.....). Ce gonflement n'est pas davantage, un signe propre à la paralysie saturnine, mais peut se rencontrer dans l'atrophie musculaire progressive, Remak, Rosen-

(1) VULPIAN et DEJERINE. *Recherches cliniques et expérimentales sur la paralysie radiale*. Comptes rendus de la Société de biologie, 1886, p. 187.

(2) DRESCHFELD. *On alcoholic paralysis*. London, 1884, p. 200.

(3) ŒTTINGER. *Etude sur les paralysies alcooliques*. Th. de Paris, 1885.

(4) R. REMAK. Oesterreichische Zeitschrift f. prakt. Heilkunde, 1862, p. 5 et 31.

(5) ROSENTHAL. *Traité clinique des maladies du système nerveux*, traduction française de Lubanski, 1878. p. 824.

(6) SAMSOEN. *Etude sur la paralysie saturnine*. Th. Paris, 1882. Obs. III, p. 25.

thal, dans les paralysies spinales (Remak (1), dans la syringomyélie (Schultze (2), Dejerine (3), etc.), dans les lésions traumatiques graves, les paralysies consécutives avec luxation de
l'épaule (Duchenne) (4), les paralysies radiculaires du plexus
brachial, dans certains cas d'hémiplégies anciennes avec contractures, etc.

Abordons maintenant l'étude des différentes localisations de
la paralysie saturnine.

FORMES LOCALISÉES.

1° **Type antibrachial.** — De toutes les formes, la plus fréquente, la plus commune, celle que l'on rencontre dans l'immense majorité des cas, c'est la *paralysie des extenseurs des
doigts et du poignet, le type antibrachial de Remak.*
On sait que Duchenne de Boulogne, a étudié avec grand soin
le mode d'envahissement des différents muscles. L'impuissance
musculaire débute dans la grande majorité des cas, par *l'extenseur commun des doigts*, et se traduit cliniquement, par une chute
de la phalange basale du médius et de l'annulaire (le malade fait
les cornes), et par l'impossibilité plus ou moins complète
d'étendre cette même phalange. L'extension de l'index et du
petit doigt est encore possible, grâce aux muscles extenseurs
propres de ces doigts. Dans les formes légères tout peut se
borner là, même pendant des années ; mais le plus souvent, la
paralysie s'étend à *l'extenseur propre du petit doigt et de l'index*,
les phalanges basales des quatre derniers doigts ne peuvent être
étendues ; puis vient le tour des *extenseurs du pouce*, en particulier du long extenseur. Ce mode d'envahissement est la règle, il
est en effet exceptionnel, de voir la paralysie débuter par les
extenseurs propres du petit doigt ou de l'index, et n'envahir
qu'en second lieu l'extenseur commun. Dans l'un et l'autre cas,
les extenseurs propres du pouce et en particulier le court extenseur, ne sont pris que beaucoup plus tardivement. Cette paraly-

(1) E. REMAK. *Art. Bleilahmung.* Loc. cit., p. 261.
(2) SCHULTZE. *Klinisches u. anatomisches uber die Syringomyélie.* Zeit. f.,
klin. Med., Bd XIII, p. 6.
(3) DEJERINE. *Sur un cas de syringomyélie.* Bull. et mém. de la Soc. méd.,
mars 1889, p. 101 et *Syringo-myélie*, leçon clinique faite à l'hospice de
Bicêtre. Semaine médicale, 1889, n° 24, pag. 191.
(4) DUCHENNE. *Electrisation localisée*, 3e édit., obs. XIII, p. 317.

sie n'intéresse que l'extension de la phalange basale. L'extension de la phalangine et de la phalangette (qui relève, comme l'a montré Duchenne, de l'action des interosseux), se fait avec la force normale, ainsi qu'il est facile de s'en assurer, lorsqu'on étend passivement la phalange basale sur le métacarpien. Il en est de même de l'abduction et de l'adduction des doigts, qui ne sont gênées, que dans la mesure que le comporte la flexion des phalanges dans l'articulation métacarpophalangienne. Après la paralysie de l'extenseur commun et des extenseurs propres des doigts et du pouce, vient la paralysie des *muscles radiaux*,

Si on élève l'avant-bras du malade, on constate alors l'attitude caractéristique et bien connue, de la paralysie saturnine classique, vulgaire. La main en demi-pronation est pendante et forme avec l'avant-bras un angle droit ; les doigts sont légèrement fléchis, le pouce légèrement porté en dedans vers la paume de la main. La main incline vers le bord cubital. L'extension de la main devient impossible.

Cette chute du poignet, caractéristique de la paralysie des radiaux est en général précédée, pendant un temps plus ou moins long, d'une attitude spéciale de la main lorsque le malade serre un objet. Le serrement de main est faible, et pendant que le malade exécute ce mouvement, il fléchit en général fortement le poignet ; cette attitude et cette faiblesse des fléchisseurs tiennent uniquement à la parésie des radiaux, car lorsqu'on maintient le poignet solidement relevé, les fléchisseurs des doigts se contractent avec énergie. La faiblesse des fléchisseurs n'est donc qu'apparente ; elle est due, ainsi que Duchenne l'a montré, à l'état de raccourcissement dans lequel se trouvent ces muscles, par la flexion du poignet consécutive à la paralysie des muscles radiaux.

Comme les fléchisseurs ont conservé leur action, le malade peut encore exécuter, dans de certaines limites, un certain nombre de mouvements. Lorsqu'il veut saisir un objet, un outil, un pinceau, il prend, en général, une attitude spéciale. Il pose la main droite à proximité du pinceau, étend passivement les doigts ou le poignet de la main gauche, puis saisit le pinceau. En général il peut badigeonner pendant un certain temps, c'est-à-dire exécuter des mouvements de va et-vient. Dans ces mouvements, qui s'accompagnent toujours de la flexion du poignet, la flexion du poignet est bien active, mais l'extension est purement passive, et s'obtient par la cessation d'action des fléchisseurs. Ces mouvements ne s'exécutent évidemment pas sans une certaine fatigue des fléchisseurs, aussi si le malade n'y porte une attention soutenue, le pinceau lui échappe des doigts.

La paralysie des radiaux, entraîne non seulement la perte de l'extension du poignet, mais limite dans une certaine mesure, les mouvements de latéralité, le premier radial étant un extenseur abducteur ; la main peut être portée en effet vers le bord cubital, de là elle peut facilement être ramenée vers la ligne médiane, mais elle ne peut la dépasser, ni se porter vers le bord radial. Avec la paralysie du *cubital postérieur*, l'adduction du poignet disparaît également. Quant au *long abducteur du pouce*, ce muscle n'est pris, en général, que dans les formes graves, et toujours longtemps après la paralysie des muscles précités.

En résumé, dans le *type antibrachial*, nous nous trouvons donc en présence d'une paralysie de tous les muscles de l'avant-bras innervés par le radial, à l'exception du *long supinateur*, de *l'anconé* et souvent du *long abducteur du pouce*.

2. Type supérieur ou brachial (Remak). — Dans ce type, la paralysie intéresse les muscles du *groupe Duchenne Erb* à savoir : le *deltoïde*, le *biceps*, le *brachial antérieur* et le *long supinateur* ; il s'y joint en général une paralysie des muscles sus et sous-épineux, plus rarement une paralysie du grand pectoral, dans ce cas le faisceau claviculaire est ordinairement respecté, le type brachial devient donc ainsi un véritable *type scapulo-huméral*.

Cette forme de paralysie succède, le plus habituellement, au type antibrachial dans les cas d'intoxication invétérée, et n'est souvent que le commencement d'une paralysie généralisée, à marche lente. Elle est d'habitude bilatérale, comme toute paralysie saturnine.

D'autres fois, elle est primitive et débute en particulier par une paralysie du deltoïde : tels sont les cas rapportés par Duchenne. Parmi les muscles du groupe Duchenne-Erb, le deltoïde peut être quelquefois seul altéré ; on observe alors en général, ainsi que Remak le fait remarquer, une diminution de la contractilité électrique des muscles biceps, brachial antérieur et long supinateur. D'autres fois le long supinateur est le seul muscle du groupe paralysé, comme dans les cas de MM. Gau-

cher (1), Piedra (2), et comme sa paralysie coïncide d'habitude
avec le type antibrachial, on se trouve en présence d'une véritable paralysie du nerf radial d'origine saturnine, très analogue
au point de vue des signes physiques, aux formes graves de la
paralysie radiale par compression.

Lorsque tout le groupe Duchenne Erb est paralysé, le malade
présente l'attitude suivante : le bras pend inerte le long du
tronc, l'humérus est dans la rotation en dedans, l'avant-bras
dans la demi-pronation. Le malade ne peut ni élever le bras
paralysie du deltoïde) ni fléchir l'avant-bras sur le bras (paralysie du biceps). L'extension de l'avant-bras est au contraire
facile, le triceps étant indemne dans la grande majorité des cas.
Lorsqu'on exerce une traction sur l'avant-bras fléchi, le malade
résiste à peine, le biceps ne se contracte guère, et la corde du
long supinateur ne se dessine que peu ou point sous la peau.

Les mouvements de supination sont abolis (paralysie du
court supinateur) ; il en est de même des mouvements de rotation du bras en dehors (paralysie du sus et du sous épineux). La
rotation en dedans s'exécute au contraire avec force, par suite de
la conservation du sous-scapulaire. Lorsque le grand pectoral
est paralysé, l'adduction du bras devient impossible.

Dans ce type, les troubles de la contractilité électrique, l'atrophie, sont en général beaucoup moins prononcés, comme intensité, que dans le type antibrachial. De fait, il est rare, qu'on
observe, une abolition complète de la contractilité faradique ou
galvanique des muscles. Dans les types incomplets ou dans les
paralysies au début, il n'est pas rare de voir la zone des troubles
électriques plus étendue que la zone de paralysie ; et des muscles
encore soumis à la volonté, présenter déjà une diminution dans
leur contractilité électrique ; la perte de la contractilité électrique,
précède bien ici la perte de la contractilité volontaire.

Par l'électrisation du point d'Erb (3) on n'obtient en général
qu'une contraction faible des muscles du groupe Duchenne
Erb : deltoïde, biceps, brachial antérieur et long supinateur.

(1) GAUCHER. *Deux cas de paralysie saturnine des muscles longs supina-*
teurs. France médicale, 1882, II, p. 244-245.

(2) PIEDRA. *De la paralysie saturnine.* Th. de Paris, 1875, Obs. III, p. 36,

(3) Le point d'Erb est situé dans le creux sus-claviculaire à 2 ou 3 centimètres au-dessus de la clavicule, immédiatement en dehors du sterno-cléido-
mastoïdien, au niveau du tubercule antérieur de l'apophyse transverse de la
6e vertèbre cervicale. Il correspond à l'union des troncs des 5e et 6e paires cervicales.

Lorsque le type brachial est primitif, la contraction du long supinateur fait défaut lorsqu'on électrise le radial, soit dans l'aisselle, soit au-dessus du pli du coude. — Par l'électrisation de ce nerf, on n'obtiendra que la contraction des extenseurs des doigts et du poignet.

La contraction de tous les muscles innervés par le radial sera, bien entendu, peu prononcée ou nulle, toutes les fois que le type brachial complique le type antibrachial.

Le type brachial ou scapulo-huméral s'observe avec beaucoup de netteté, lorsqu'il est primitif ou lorsqu'il complique le type antibrachial.

Dans les formes généralisées de la paralysie saturnine, il se perd en général dans la paralysie de tout le membre supérieur, et, bien que l'invasion de la paralysie se fasse généralement par groupe musculaire, et qu'elle affecte une prédilection particulière pour ces mêmes groupes, les différents types ne sont guère nettement reconnaissables : dans ces cas, on observe en effet, une paralysie du triceps, des muscles de la main, bref une paralysie généralisée.

Nous avons eu l'occasion d'observer trois cas de paralysie à type brachial (obs. III, VIII et IX). Dans deux cas, la paralysie légère et vite améliorée, accompagnait une paralysie et une atrophie très intenses de l'avant-bras et des petits muscles de la main.

Dans le troisième cas, la paralysie brachiale s'ajoutait au type classique. Elle s'accompagnait d'atrophie musculaire et de troubles de la contractilité électrique. Ici également, elle ne tarda pas à guérir, dès que le malade cessa toute manipulation avec le plomb et consentit à se soigner. La paralysie des extenseurs, fort ancienne du reste, mit beaucoup plus de temps à s'améliorer. Voici l'observation de ce malade :

OBSERVATION III (personnelle).

Paralysie et atrophie saturnines bilatérales à type scapulo-huméral. — Paralysie et atrophie du deltoïde, biceps, brachial antérieur, long supinateur court supinateur, sus et sous-épineux. — Intégrité du triceps, du sous-scapulaire, du grand pectoral et du trapèze. — Paralysie saturnine classique. — Paralysie et atrophie des muscles radiaux, long abducteur du pouce, extenseurs communs des doigts et propres de l'index, de l'auriculaire et du pouce. — Abolition de la contractilité faradique dans les muscles radiaux, extenseurs communs et propres des doigts. — Diminution dans les muscles long abducteur du pouce, deltoïde, biceps, brachial antérieur long supinateur, sous-épineux. — Diminution de la contractilité galvanique des muscles parésiés et paralysés. — Contraction lente, vermiculaire.

Réaction de dégénérescence. — Abolition de la conductibilité faradique du nerf radial, sauf pour le long supinateur et le long abducteur du pouce. Diminution de la conductibilité faradique du point d'Erb. — Intégrité des muscles de la région antérieure de l'avant-bras et des petits muscles de la main. — Intégrité de la sensibilité. — Diminution de la sensibilité électrique dans le domaine cutanée du radial, et lors de l'électrisation du tronc du radial dans l'aisselle. — Tumeur dorsale. — Cyanose et refroidissement des extrémités digitales.

Le nommé B..... (Léon), âgé de 27 ans, peintre en bâtiments, entre le 12 janvier 1884 à l'Hôtel-Dieu, salle Saint-Denis, n° 40, service de M. le professeur Vulpian.

Antécédents personnels. — Le malade ne peut donner de renseignements sur ses parents qu'il n'a pas connus. Pas de maladies dans l'enfance. Pas d'impaludisme, de rhumatisme, de syphilis. *Excès alcooliques* depuis l'âge de 16 ans, dès 18 ans il présenta des signes incontestables d'intoxications éthyliques, tremblement matutinal, rêves professionnels, pituites, etc. Pas d'hallucinations.

Travaille dans le plomb depuis l'âge de 12 ans et demi, il a toujours été peintre en bâtiment et n'a jamais travaillé à Clichy.

Jusqu'en septembre 1882, le malade fut indemne de tout accident d'intoxication saturnine. A cette époque, après des excès alcooliques répétés et intenses, après s'être occupé pendant un laps de temps assez long au grattage des vieilles peintures, le malade eut sa première colique, qui d'avril en octobre fut suivie de quatre nouvelles, dès que le malade se croyait-il guéri, reprenait son travail de peintre en bâtiments. A la suite de la sixième colique, en septembre 1883 le malade éprouva de la fièvre, de la courbature et un début de paralysie saturnine gauche, débutant par une paralysie de l'extenseur commun avec conservation des extenseurs propres de l'index et de l'auriculaire. En septembre le malade se présenta une ou deux fois à la policlinique du jeudi de M. le professeur Vulpian à l'Hôtel-Dieu. Il ne suivit que fort irrégulièrement alors le traitement électrique institué, et entra en octobre à la Charité pour sa septième colique. La paralysie s'accentue, s'étend des deux côtés et devient beaucoup plus prononcée à droite ; la paralysie à cette époque est à peu près complète, chute du poignet et des doigts, impossibilité des mouvements d'extension du poignet et des premières phalanges.

C'est à la suite de cette colique, que se manifestent les premiers symptômes de paralysie de l'épaule et du bras. Pendant les mois de novembre et décembre il suivit assez régulièrement à l'Hôtel-Dieu, la policlinique du jeudi et fit le 5 décembre 1883, l'objet d'une leçon clinique de M. le professeur Vulpian.

Le malade entre le 12 janvier 1884 à l'Hôtel-Dieu, salle Saint-Denis, n° 40 service de M. le professeur Vulpian.

Etat actuel, 15 janvier 1884. — Malade maigre, pâle, anémié, teint terreux, léger subictère des conjonctives, liseré saturnin caractéristique, pas de tatouage de la face interne des lèvres ou des joues. Les membres supérieurs pendent inertes le long du corps, l'humérus est dans la rotation en dedans, l'avant bras dans la demi-pronation. Le malade ne peut élever le bras, ni fléchir l'avant-bras sur le bras : il existe une paralysie du *deltoïde*, plus prononcée à droite, une paralysie du *biceps, brachial antérieur* et *long supinateur* des deux côtés, mais prédominante à droite. De ces muscles, le deltoïde et le biceps sont les plus paralysés, le long supinateur le moins ; si l'on exerce une traction sur l'avant-bras fléchi du malade, le malade résiste à peine, le biceps ne se contracte presque pas, mais on voit légèrement se tendre sous la peau, la corde du long supinateur. Le malade ne peut exécuter le moindre mouvement de rotation du bras en dehors, la rotation en dedans s'exécute au contraire avec force ; il existe donc une paralysie des *muscles sus et sous-épineux* (rotateurs en dehors) avec conservation du sous-scapulaire (rotateur en dedans). Le malade ne résiste que très faiblement aux mouvements de supination, qu'il exécute avec grande difficulté, que l'avant-bras soit étendu ou fléchi, par suite de la paralysie non seulement du biceps, le fléchisseur supinateur de Duchenne mais aussi du *court supinateur*. L'*intégrité* du *triceps* du *grand pectoral*, du *trapèze* est parfaite.

Si l'on élève l'avant-bras du malade, on constate l'attitude carac-téristique de la paralysie saturnine classique, vulgaire : chute du poignet et des doigts, les deux mains tombent en formant un angle droit, les doigts sont légèrement fléchis, le pouce légèrement porté en dedans vers la paume de la main. Les deux mains inclinées légèrement vers le bord cubital. L'extension des mains est impossible.

Lorsqu'on cherche à faire étendre les doigts, on ne modifie en rien la position de la phalange basale, tandis que les deux dernières phalanges des quatre derniers doigts peuvent exécuter des mouvements d'extension.

L'extension des deux dernières phalanges devient très nette lorsqu'on étend passivement la phalange basale. Les mouvements d'abduction et d'adduction des doigts, la main étant posée à plat, s'exécutent aussi facilement que les mouvements d'extension des deux dernières phalanges. Il y a donc intégrité complète des interosseux.

Les mains peuvent être portées vivement vers le bord cubital, de là elles peuvent facilement être ramenées vers la ligne médiane mais elles ne peuvent la dépasser et se porter vers le bord radial. L'impotence fonctionnelle des *radiaux, extenseurs communs des doigts, propres de l'index et des petits doigts, long abducteur du pouce, long et court extenseurs est complète.*

Le pouce ne peut exécuter aucun mouvement d'abduction ni d'extension. La paralysie des extenseurs, quoique ayant débuté à gauche, a toujours été plus prononcée à droite.

Il existe à la région postérieure de l'avant-bras, une dépression très nette correspondant à la position des muscles radiaux, commençant au niveau de l'épicondyle, immédiatement en arrière et au-dessous du long supinateur, et s'étendant à toute la face postérieure de l'avant-bras se transformant en une véritable gouttière à la partie inférieure, de telle sorte que l'on sent très nettement à ce niveau la face postérieure des os de l'avant-bras et le ligament interosseux.

Intégrité complète des fléchisseurs et de tous les muscles de la région antérieure de l'avant-bras. Intégrité des muscles de l'éminence thénar et hypothénar.

Tumeur dorsale du métacarpe s'accompagnant de rougeur, de douleur et d'élévation de température. Les extrémités digitales se refroidissent et se cyanosent dès qu'elles sont exposées à l'air ; il n'est pas besoin pour voir apparaître les troubles circulatoires, que le malade s'expose au froid : la température de la salle suffit à elle seule, pour les faire apparaître. La coloration rosée de la tumeur dorsale tranche alors nettement sur la coloration violacée des doigts et de la main. Le malade se plaint constamment du froid des mains, qu'il tient toujours recouvertes de mitaines et de gants.

Pas de troubles de la sensibilité. Pas de troubles des organes des sens.

Albuminurie légère.

Examen électrique, (voir le tableau). — Absence complète de la contraction faradique dans les muscles radiaux, extenseurs communs et propres des doigts, diminution dans les muscles long abducteur du pouce, biceps, long supinateur, deltoïde, sous-épineux. Conservation de la contractibilité des fléchisseurs. Lorsqu'on électrise les extenseurs, les courants ne se perdent pas dans les muscles dont la contraction est abolie ; ils traversent les extenseurs sans se transformer, et passent dans les fléchisseurs. Les extenseurs servent ici de masse conductrice, et pour peu que le courant soit un peu fort, on obtient par l'électrisation de la face postérieure de l'avant-bras, une contraction des fléchisseurs des doigts et de la main.

Avec les courants galvaniques on obtient pendant l'électrisation des muscles parésiés et paralysés, une contraction lente, vermiculaire, avec perversion de la formule normale de contraction et réaction de dégénérescence (An SZ > Ka SZ).

A l'électrisation du nerf radial, soit dans la gouttière au pli du coude, soit dans l'aisselle, on constate une abolition presque complète de la contractilité faradique. Les muscles long supinateur et long abducteur du pouce se contractent seuls par l'excitation du nerf.

	COURANTS FARADIQUES.				MÉTHODE POLAIRE.	
EXAMEN ÉLECTRIQUE. Minimum d excitation.	15 janvier.		12 février.		5 juillet.	
	Droit ant. d'écart. des bobines.	Gauche	Droit	Gauche	Droit	Gauche
Trapèze	11	11	11	10 1/2	11	11
Deltoïde	7	8	9	9	10 1/2	10
Sous-épineux	6	7	8	7	9	9 1/2
Grand pectoral	10	10 1/2	10	10	10	10
Biceps	5	6	9 1/2	10 1/2 (1)	13 1/2	14
Triceps	10 1/2	10 1/2	10 1/2	11	10 1/2	10 1/2
Long supinateur	7 1/8	8	9	8 1/2	10 1/2	10
Radiaux	0	0	0	0	0	0
Cubital postérieur	5	3	6 1/2	5	7	6 1/2
Extenseur commun des doigts	0	0	0	0	0	0
Extenseur propre du petit doigt	0	0	0	0	0	0
Long abducteur du pouce	5	4	8	7	3	8
Court extenseur du pouce	2	1	6	5	7	6 1/2
Long extenseur du pouce	2	1	6	5	6 1/2	6
Extenseur propre de l'index	0	0	0	0	3	2 1/2
Fléchisseurs communs des doigts	11	11	18 1/2	11 1/2	11	10 1/2
Fléchisseur propre du pouce	10 1/2	11	10 1/2	11	11	10 1/2
Rond pronateur	10 1/2	10	10	10	10 1/2	10
Grand palmaire	10	10	10	10	10 1/2	11
Eminence thénar	9	9	9	9	9	9
Eminence hypothénar	8 1/2	9	9	9	9	9
1er et 2e interosseux dorsaux	8 1/2	9	9	9	9	9
3e et 4e interosseux dorsaux	9	8 1/2	9 1/2	9	9	8 1/2

M. Vulpian appelle notre attention sur ce fait, que par l'électrisation du radial dans l'aisselle, le malade accuse une diminution considérable des fourmillements dans les doigts externes et le bord externe de la main. La différence est très nettement accusée par le malade, lorsqu'on électrise successivement le radial et le médian ou le cubital ; de fait, le malade supporte de très forts courants à l'électrisation du radial, tandis qu'il redoute toute électrisation du médian ou du cubital, même lorsqu'on diminue l'intensité du courant.

Le malade est soumis à l'iodure de potassium, aux bains sulfureux et à l'électrisation méthodique et régulière.

1er février 1884. On constate une amélioration de .la paralysie supérieure : ainsi le deltoïde est moins paralysé, il en est de même du long supinateur qui a récupéré une certaine force ; aussi en exerçant une traction sur l'avant-bras fléchi du malade, on voit se dessiner nettement une corde assez notable du long supinateur. L'affaiblissement et l'atrophie du biceps sont toujours aussi prononcés. Le méplat sous-épineux est peut-être moins accusé.

La paralysie classique des extenseurs n'a subi aucune modification.

12 février. L'excitation du *radial* dans la gouttière ou dans l'aisselle ne donne, même avec de très forts courants, que la contraction du long supinateur, du long abducteur et des extenseurs du pouce, Les muscles du groupe d'Erb se contractent par l'excitation du point sus-claviculaire à 7 cent. d'écartement. La sensibilité électrique est fortement diminuée à la région postérieure des avantbras.

En avril, le deltoïde, le long supinateur, le sous-épineux ont récupéré leur volume et leur force. Le biceps seul, quoique beaucoup moins atrophié, résiste encore mal ; la flexion de l'avant-bras se fait sans force. Amélioration de la paralysie des extenseurs ; le malade peut maintenir son poignet gauche sur la même ligne que l'avant-bras, mais l'extension active est toujours impossible. Les premières traces de contraction volontaire des extenseurs et radiaux ne s'observent que dans la troisième semaine d'avril ; les mouvements s'exécutent très faiblement et sans force.

Le 18 mai, le malade peut maintenir son poignet droit étendu ; le 22, quelques légers mouvements d'extension.

Le malade sort le 24 mai et rentre à l'hôpital le 6 juin. L'élévation du poignet à l'horizontale est facilement obtenue à gauche, moins facilement à droite. L'extension des phalanges basales est toujours impossible ; la contractilité électrique des radiaux et extenseurs toujours abolie. L'atrophie de la région postérieure, moins prononcée, persiste toujours. L'atrophie du biceps a beaucoup diminué, le malade peut résister avec quelque force. Le long supinateur, le deltoïde, sont normaux. Légère trace de la tumeur dorsale qui n'est plus rouge, ni chaude. Pas de troubles de la sensibilité.

Vers la fin de juin, le biceps a recouvert toute sa force et son volume; sa contractilité électrique est normale, il se contracte à 13 ou 14 centimètres d'écartement des bobines du chariot. Il ne reste plus aucune trace de la paralysie scapulo-humérale.

La paralysie classique des extenseurs s'améliore graduellement, la contractilité volontaire revenant avant la contractilité électrique, de telle sorte que l'on se trouve en présence de muscles ne se contractant nullement par l'électricité et que le malade peut néanmoins contracter volontairement.

Le malade sort en octobre considérablement amélioré de sa paralysie des extenseurs et se remet au travail. Dans le courant de 1885, le malade rentre à deux reprises dans le service pour une aggravation de sa paralysie des extenseurs, survenant dès que le malade s'occupe, soit de ponçage, soit du grattage des vieilles peintures. Il existe aujourd'hui une atrophie du premier espace interosseux des deux côtés et une difficulté pour les mouvements d'adduction du pouce. Tous les autres muscles de l'éminence thénar, hypothénar et interosseux fonctionnent normalement.

Les muscles du groupe d'Erb sont indemnes. Il n'existe actuellement qu'une *paralysie et atrophie saturnine classique des extenseurs, avec atrophie de l'adducteur du pouce et du premier interosseux dorsal.*

3. **Type Aran-Duchenne** — Ce type intéresse les petits muscles de la main, les éminences thénar et hypothénar, les interosseux. Par sa localisation, par l'aspect extérieur des mains, cette variété de paralysie ressemble singulièrement, à l'atrophie musculaire progressive revêtant le type décrit par Aran et Duchenne. Elle s'en distingue cependant, et par ses réactions électriques, et par ce fait que l'atrophie s'accompagne généralement, du moins au début, d'un degré plus ou moins accusé de paralysie musculaire. L'atrophie est toujours très-accusée et presque contemporaine de la paralysie. Le type Aran-Duchenne peut être primitif et être la première manifestation d'une intoxication saturnine; dans ce cas, ce n'est qu'après une intoxi-

cation lente et prolongée, que les extenseurs de l'avant-bras se prennent.

D'autres fois il complique le type classique ; la paralysie des petits muscles de la main est souvent partielle dans ces cas, et intéresse plus particulièrement le court abducteur du pouce et le premier interosseux dorsal.

L'atrophie du court abducteur du pouce, s'accompagnant de troubles de la contractilité avait déjà été signalée par Duchenne (1), qui l'avait rencontrée six fois et à droite, chez des peintres atteints de paralysie saturnine. On sait qu'il attribuait, au début, cette atrophie à la compression exercée par le manche du pinceau et non à l'influence toxique du plomb ; il est depuis revenu sur cette interprétation. Depuis Duchenne, on trouve cette atrophie citée dans diverses observations de paralysie saturnine, dépassant le domaine du radial, ou dans la paralysie saturnine généralisée. Il s'agit dans ces cas, généralement d'intoxications lentes et invétérées, telles sont les observations de MM. Gombault (2), Lancereaux (3), de MM. Vulpian et Raymond (4), d'Appolinario (5).

Primitif, le type Aran-Duchenne s'observe en particulier, ainsi que Moebius l'a montré, chez les tailleurs de limes (6) ; la localisation tient peut-être, comme le fait remarquer cet auteur, à un surmenage, une fatigue spéciale des muscles de l'éminence thénar On sait en quoi consiste le travail du tailleur de lime : l'ouvrier assis, tenant son marteau de la main droite, frappe par l'intermédiaire d'un ciseau qu'il tient entre le pouce et les doigts de la main gauche, sur la lime qui repose sur l'enclume. Le ciseau consiste en une pièce de fer aplatie, taillée en biseau à l'une de ses extrémités, épaissie à l'autre. Il est tenu presque exclusivement, par les extrémités des doigts fléchis dans leurs articulations métacarpo-phalangiennes, étendus dans leurs articulations interphalangiennes. Quelques ouvriers le tiennent entre la première phalange du pouce et le métacarpien de l'in-

---

(1) Duchenne de Boulogne. Electrisation localisée, 3e édit., 1872, p. 675.

(2) Gombault. *Contribution à l'histoire anatomique de l'atrophie musculaire saturnine*. Arch. de Phys. norm. et pathol., 1873, p. 592.

(3) Lancereaux, *loco citato*.

(4) Vulpian et Raymond. In Renaut, observation XV, p. 161, XIV, p. 159.

(5) Appolinario. *Observation d'atrophie musculaire généralisée d'origine saturnine*. Montpellier médical, 1877, t. 39, p. 237 et 329.

(6) Moebius. *Ueber einige ungewöhnliche Fälle von Bleilähmung*.Centralbl. f. Nervenh., 1886, n· 1, p. 6.

dex, ce qui est réputé particulièrement fatiguant. Le marteau consiste en une lourde masse de fer à manche court. Dès qu'une face de la lime est taillée, l'ouvrier la tourne et pose la face taillée sur l'enclume, dont elle est séparée par un bloc ou une plaque de plomb.

Chez les malades de Moebius dont voici l'observation, la paralysie a débuté par les muscles de l'éminence thénar gauche.

OBSERVATION IV.
(Observation de Moebius, résumée.)

Paralysie et atrophie saturnine gauche à type Aran-Duchenne. — Intégrité des extenseurs de la main et des doigts. — Perte de la contractilité électrique. — Réaction de dégénération. — Liseré saturnin. — Pas de coliques. — Amélioration.

Qu.., âgé de 26 ans, fabricant de limes depuis l'âge de 14 ans. Il a été soldat de 20 à 23 ans, mais a repris son métier de tailleur de limes depuis deux ans. Jamais de coliques, ni de constipation. Depuis sept à huit semaines il ne peut plus saisir le ciseau avec la main gauche ; depuis quatre semaines, faiblesse dans la main droite, depuis dix jours impossibilité complète de travailler. Ni douleurs, ni paresthésies.

Etat actuel. — Anémie intense, liseré saturnin très marqué ; pas d'albumine dans les urines. Légère faiblesse de la main droite sans paralysie véritable.

Parésie du pouce gauche avec intégrité des autres muscles de l'extrémité supérieure gauche. L'opposition du pouce est très défectueuse, l'adduction est très faible. Parésie du *court fléchisseur et de l'adducteur, atrophie de la moitié interne de l'éminence thénar.* Par l'excitation du cubital, on n'obtient pas de mouvement d'adduction du pouce. A l'excitation du médian, on n'obtient à gauche qu'un mouvement d'opposition et de flexion du pouce léger. *Réaction de dégénération* dans le court fléchisseur et l'adducteur. *Intégrité des extenseurs des doigts et du poignet.* Pas de troubles sensitifs. Amélioration de la paralysie et de l'atrophie après cinq mois de traitement électrique.

(1) MOEBIUS. Ueber einige ungewöhnliche Fälle von Bleilähmung. Centralbl. f. Nervenheilk, 1886, p. 6, obs. I.

OBSERVATION V.

(Observation résumée de Moebius (1).)

Coliques saturnines. — Liseré. — Anémie. — Parésie saturnine à type scapulo-
huméral et à type Aran-Duchenne gauche. — Atrophie des petits muscles
de la main. — Diminution de la contractilité électrique.

F.., âgé de 25 ans, tailleur de limes depuis l'âge de 15 ans. Soldat à 20 ans, a repris son métier de tailleur de limes depuis un
an. Depuis six mois, trois attaques de coliques et de constipation.
Depuis huit semaines, faiblesse du pouce gauche, depuis quatre
semaines, atrophie très nette de l'éminence thénar. Pendant la
semaine dernière il n'a pu tenir le ciseau qu'en maintenant le
pouce contre les autres doigts par l'intermédiaire d'une courroie.

Etat actuel. — Anémie, liseré peu marqué. Pas d'albumine,
*faiblesse du deltoïde, des fléchisseurs de l'avant-bras sur le bras et
des petits muscles de la main. A gauche : paralysie et atrophie de
l'adducteur du pouce et du premier interosseux, parésie de l'opposant.* A l'excitation du cubital au-dessus du poignet, on n'obtient
aucune contraction du premier interosseux ou de l'adducteur du
pouce. A l'excitation du médian gauche, contraction lente du court
abducteur du pouce et de l'opposant. Intégrité de la contractilité
électrique du thénar droit. Pas de troubles de la sensibilité. Amélioration rapide de la faiblesse du bras droit, disparition du liseré.
Amélioration très lente de la parésie du thénar gauche.

D'après Bernhardt (2), la paralysie des tailleurs de limes ne
débute pas forcément par l'éminence thénar gauche, et les termes
de la proposition de Moebius, que « la paralysie des tailleurs de
limes siège surtout ou exclusivement au niveau de l'éminence
thénar gauche », lui paraissent exagérés : Il est évident que la
paralysie du type Aran-Duchenne peut s'observer chez des saturnins de professions diverses ; mais le surmenage des muscles de
l'éminence thénar gauche des tailleurs de limes, ne peut toutefois être nié, et doit évidemment être pris en considération
pour expliquer la localisation de la paralysie.

On peut rapprocher de ces cas de Moebius, les cas déjà plus
anciens de Remak. La paralysie a débuté par les petits muscles de la main, chez un de ses malades ferblantier n'ayant

---

(1) MOEBIUS. *Loco citato*, obs. II, p. 8.
(2) BERNHARDT. Beitrag zur Pathologie der Bleilahmungen, Gesellschaft f.
Psych. u Nervenkrank. Neurol. Centralbl., 1887, p. 21.

jamais présenté de signe d'intoxication saturnine, et chez lequel il n'existait qu'un liseré gingival douteux, — pendant deux ans le diagnostic de paralysie saturnine resta douteux. Une paralysie des extenseurs des doigts et du poignet, qui accompagna une rechute de la paralysie des petits muscles de la main, confirma le diagnostic.

Ce cas est pour ainsi dire, le pendant de celui d'un malade que nous publions plus loin, (Obs.) chez lequel l'atrophie musculaire débuta par l'attitude classique de la paralysie saturnine, (extenseurs communs et propres des doigts) et n'atteignit que plusieurs années plus tard les petits muscles de la main.

Le second malade de Remak est tailleur de limes comme les malades de Moebius.

OBSERVATION VI

(Résumée). Remak (1).

Paralysie saturnine droite ayant débuté par les interosseux et les lombricaux avec participation des muscles de l'éminence thénar, des extenseurs des doigts et des radiaux, chez un ferblantier de 37 ans qui emploie depuis 18 ans, pour soudure, un alliage de plomb et de zinc. Jamais de colique, d'arthralgie ni de symptômes d'intoxication saturnine. Liseré gingival douteux. Le malade droitier, est anémique, mal nourri ; il entre à l'hôpital le 25 décembre 1875. *Atrophie légère de l'éminence thénar droite et du premier espace interosseux, faiblesse dans la flexion des trois premiers doigts et dans l'opposition du pouce* datant de cinq mois. Tendance à la flexion palmaire de la main pendant la flexion des doigts. *Intégrité des doigts. Diminution de la contractilité faradique dans les muscles parésiés. Sensibilité normale.* Amélioration après quelques séances d'électrisation. Nouvelle atteinte en février 1876. *Atrophie de la région postérieure de l'avant-bras. Intégrité des supinateurs, des extenseurs des doigts. Paralysie des interosseux, du thénar, parésie des radiaux, troubles de la contractilité électrique des muscles et des nerfs, médian et radial.* Amélioration après traitement électrique.

Nouvelle rechute le 4 décembre 1877. Le diagnostic de paralysie saturnine, douteuse il y a deux ans, est aujourd'hui incontestable. *Paralysie des extenseurs communs et propres des doigts, des radiaux, des interosseux et des lombricaux. Diminution de la*

____

(1) REMAK. *Loco citato*, 1879, p. 566, obs. VII.

contractilité faradique. Réaction de dégénération. Intégrité du long supinateur et du long abducteur du pouce. Amélioration lente.

OBSERVATION VII.

(Résumée). Remak (1).

Paralysie saturnine ancienne. — A droite, paralysie des extenseurs des doigts et des radiaux, du court abducteur du pouce et du premier interosseux. — A gauche, paralysie limitée à tous les muscles de l'éminence thénar et au premier interrosseux, consécutive à une fatigue particulière de ces muscles.

Le malade, droitier, âgé de 46 ans, est tailleur de limes. Son travail consiste depuis vingt ans, à frapper, de la main droite, avec le marteau, sur un ciseau tenu entre le pouce et les autres doigts de la main gauche, la lime à tailler reposant sur une lame de plomb, laquelle s'use peu à peu. Il y a dix ans, coliques de plomb et constipation opiniâtre pendant huit jours. Il attribue à la fatigue du marteau le fait de ne pouvoir étendre depuis douze ans, les doigts de la main droite. Pour saisir son marteau il est obligé d'étendre d'abord passivement ses doigts sur une surface plane. Il a manié le marteau avec force jusqu'à il y a quelques semaines, époque à laquelle apparut la chute du poignet. La faiblesse ainsi que l'atrophie du pouce gauche existe depuis des années.

Anémie prononcée, liseré saturnin. *Atrophie de la face postérieure de l'avant-bras droit* dont la circonférence mesure 2 cent. de moins qu'à gauche. A droite, *paralysie et atrophie des extenseurs communs et propres des doigts, des radiaux et des muscles longs du pouce* (long abducteur, long et court extenseur) *du court abducteur du pouce et du premier interosseux dorsal. Intégrité relative du long supinateur. Perte de la contractilité faradique et galvanique des muscles atrophiés avec réaction de dégénération.* A gauche : *Atrophie et paralysie beaucoup plus considérable des muscles de l'éminence thénar.* La peau semble collée sur les os. *L'atrophie du court abducteur du pouce et de l'opposant est extrême,* l'adducteur du pouce est faible. *Pas de paralysie véritable des extenseurs, mais faiblesse légère. Perte complète de l'excitabilité électrique du nerf médian gauche au niveau du poignet. Réaction de dégénération et perte de la contractilité électrique de l'éminence thénar.*

Amélioration considérable après un traitement électrique.

(1) REMAK. *Loco citato,* p. 568, obs. VIII

Dans les quatre cas de type Aran-Duchenne que nous avons eu l'occasion d'observer, il s'agissait d'un autre mode d'intoxication. Nous avions affaire à des ouvriers faisant des enduits à la céruse, enduits qu'ils tenaient pour la plupart dans la paume de la main gauche. On pourrait donc invoquer dans nos cas, outre un certain degré de surmenage des muscles de l'éminence thénar, l'action locale du plomb au niveau de cette même région.

Dans les formes partielles, tout se borne à une paralysie atrophique des muscles de l'éminence thénar et du premier espace interosseux. Dans les formes complètes, la paralysie envahit l'éminence thénar et des interosseux. Ces atrophies produisent des déformations caractéristiques de la main, et identiques à celle décrite par Duchenne de Boulogne dans l'atrophie musculaire progressive.

La main est aplatie, les saillies musculaires sont effacées et remplacées par de véritables méplats, couverts au niveau du thénar par une peau ridée transversalement. Le dos de la main s'affaisse et devient concave ; il y a rétrécissement du diamètre transversal, saillie des métacarpiens et des tendons fléchisseurs dans la paume de la main. Le premier métacarpien se trouve rapproché du second, et sur le même plan que celui-ci ; ce qui donne à la main une apparence simienne caractéristique. Les espaces interosseux surtout à la face dorsale de la main sont fortement creusés. Le premier espace extrêmement atrophié, l'adducteur du pouce a disparu et il semble n'exister à ce niveau qu'une plicature cutanée. Les doigts sont fléchis dans la paume, les premières phalanges légèrement étendues, les autres dans la flexion quelquefois forcée. Tout l'ensemble de la main présente, en un mot, l'aspect décrit et figuré par Duchenne, dans la *main en griffe* par atrophie des interosseux.

Chez ces malades, et pendant toute la période d'état de la paralysie, la perte de la motilité est toujours plus accusée que l'atrophie ; il s'agit bien ici d'une paralysie atrophique dans le sens que l'entendait Duchenne. Le malade a perdu l'usage de tous les mouvements de la main. Le pouce ne peut exécuter qu'un seul mouvement : la flexion de la phalange unguéale qui se fait par la contraction du long fléchisseur. Pendant l'exécution de ce mouvement, on voit nettement le tendon du long fléchisseur soulevé au niveau de l'éminence thénar et bridé par la peau.

La flexion de la première phalange sur le métacarpien, l'adduction, l'opposition, l'extension du pouce ne peuvent être exécutées, quelquefois une légère abduction est possible grâce à la conservation du long abducteur du pouce (Obs. VIII). Mais dans bien des cas ce mouvement même fait défaut, le long abducteur se paralysant le plus ordinairement, suivant la remarque de Remak, en même temps que les muscles de l'éminence thénar, en particulier que le court abducteur du pouce ; ce n'est pas là une règle absolue, et nous avons pu constater plus d'une exception. Il existe en général une abolition de tous les mouvements de l'éminence hypothénar. Les mouvements d'abduction et d'adduction des doigts, d'extension des dernières phalanges, sont également défectueux ou abolis, ainsi qu'il est aisé de s'en convaincre en étendant les phalanges basales du malade, et en fournissant aux interosseux leur point d'appui physiologique.

Paralysie atrophique des interosseux, des muscles de l'éminence thénar et hypothénar, voici donc ce qui caractérise le type Aran-Duchenne. A ces signes il faut ajouter les troubles électriques : diminution et abolition de la contractilité faradique, réaction de dégénération, contraction lente, vermiculaire ; troubles électriques que l'on rencontre du reste, dans toute paralysie saturnine qu'elle que soit sa localisation.

La paralysie accompagne l'atrophie pendant toute la période d'état de l'affection ; lorsque celle-ci est en voie de guérison, l'amélioration de la paralysie est bien plus rapide que celle de l'atrophie, aussi à une certaine période de l'affection, période qui peut durer des mois, quelquefois des années, on voit les malades de paralytiques atrophiques qu'ils étaient, devenir de simples atrophiques. La paralysie disparaît complètement ; le malade peut exécuter tous les mouvements, quelques-uns sont exécutés mal, difficilement, incomplètement il est vrai, car ils se font au prorata de l'atrophie. En même temps les troubles électriques s'améliorent ; on observe un retour quelquefois complet, de la contractilité faradique et galvanique des nerfs et des muscles, la réaction de dégénération disparaît, la contraction cesse d'être lente, vermiculaire. A cette période, les mains de ces saturnins ressemblent à s'y méprendre, aux mains des malades atteints d'atrophie musculaire à type Aran-Duchenne, et de fait le diagnostic est à cette période beaucoup plus difficile, qu'il ne l'est au début. Il est important de l'établir toutefois, à cause de son importance pronostique, car dans le premier cas, on se trouve en présence d'une atrophie en voie de guérison, dans le second d'une atrophie musculaire à marche fatalement progressive.

Nous avons pu recueillir pendant nos années d'externat dans

le service de M. le Prof. Vulpian, les quatre observations suivantes de type Aran-Duchenne dont une avec autopsie.

OBSERVATION VIII (personnelle).

Paralysie et atrophie musculaire saturnine bilatérale à type Aran Duchenne. — Deux ans plus tard, paralysie saturnine des membres inférieurs. — Coliques saturnines. — Encéphalopathie, arthralgie. — Griffe des interosseux. — Paralysie et atrophie des muscles de l'éminence thénar et hypothénar, interosseux, long et court extenseurs du pouce, radiaux, cubital postérieur, extenseurs communs des doigts et propres de l'index et du petit doigt. — Parésie du biceps, brachial antérieur, et long supinateur. Intégrité des muscles de l'épaule, de la région antérieure de l'avant-bras et du long abducteur du pouce droit. — A gauche, paralysie et atrophie des muscles de l'éminence thénar et hypothénar, long et court extenseurs, long abducteur du pouce, extenseur commun des doigts et propre du petit doigt, premier radial. — Parésie des interosseux, de l'extenseur propre de l'index, du second radial, du cubital postérieur, du long supinateur, du biceps et du brachial antérieur. — Intégrité des muscles de l'épaule et de la région antérieure de l'avant-bras. — Contractions fibrillaires. — Diminution et abolition de la contractilité faradique et galvanique des muscles et des nerfs. — Réaction de dégénération. — Amélioration considerable de la paralysie et de l'atrophie. — Guérison complète de la paralysie du biceps, brachial antérieur, long supinateur et de la paralysie saturnine classique des extenseurs. — Amélioration considérable, puis guérison complète de la paralysie des petits muscles de la main, à l'exception de l'opposant et du court fléchisseur du pouce droit. — Etat stationnaire de l'atrophie saturnine type Aran Duchenne. — Retour à la normale de l'excitabilité faradique et galvanique des nerf et des muscles. — Disparition de la réaction de dégénération sauf dans les petits muscles de la main. — Deux ans plus tard, paralysie saturnine des membres inférieurs. —Parésie symétrique des extenseurs communs des orteils et propres des gros orteils, des péroniers latéraux. — Parésie légère du triceps crural droit. — Intégrité du jambier antérieur des deux côtés et des muscles de la région postérieure de la jambe. — Intégrité des muscles de la cuisse à l'exception du triceps fémoral droit. — Diminution de la contractilité faradique et galvanique des muscles et des nerfs. Réaction de dégénération. — Analgésie et sensation d'engourdissement de la région antéro-externe de la jambe. — Diminution du réflexe patellaire droit.

Le nommé F.., Eugène, âgé de 40 ans, peintre en bâtiments, entre le 7 octobre 1884, à l'Hôtel-Dieu, salle Saint-Denis, lit n° 43, service de M. le professeur Vulpian, suppléé par M. le Dr Dejerine.

Antécédents héréditaires. — Père mort à 67 ans, d'une affection cardiaque, avec œdème des jambes, anasarque, palpitations, etc. Mère morte à 30 ans, suite de couches. Le malade est le seul survivant de 4 enfants, dont 3 sont morts en bas âge.

Antécédents personnels. — Manifestations scrofuleuses pendant l'enfance (maux d'yeux, gourme, etc.). On ne note dans ses antécédents, ni alcoolisme avéré, ni impaludisme, ni syphilis.

Il travaille dans le plomb dès l'âge de 14 ans. Sa première colique remonte à 1876, sa deuxième à 1878. A la suite de cette dernière colique survint sa première attaque de paralysie saturnine classique : paralysie des radiaux et des extenseurs, dont il fut guéri après six mois de traitement institué à la Charité. (Electrisation, iodure de potassium, bains sulfureux). Pas d'encéphalopathie.

En 1883, le malade fait des enduits de blanc de céruse ; quoique étendus avec une spatule, les enduits furent néanmoins en contact immédiat avec la paume de la main toutes les fois que le malade enleva avec les doigts le surplus de l'enduit de la spatule, cette manœuvre se répéta de 50 à 30 fois par jour. Le malade n'a jamais pris de grandes précautions pour la propreté des mains, soit avant, soit pendant les repas. C'est vers la fin de mars 1883, à la suite de ce travail d'enduit que débuta la paralysie et l'atrophie actuelle. L'atrophie des mains survint en même temps qu'une paralysie des extenseurs et des radiaux. Elle augmenta progressivement pendant un an ; depuis huit mois elle est stationnaire. Elle a atteint surtout les muscles de la main et de la région postérieure de l'avant-bras, un peu ceux du bras ; l'épaule a toujours été indemne. Dès le début elle a été bilatérale mais prédominante à droite. L'attitude des mains n'a pas varié ; elle a toujours été telle qu'elle se présente le jour de l'entrée du malade à l'hôpital. Les membres inférieurs n'ont jamais présenté rien d'anormal.

Etat actuel. — 8 octobre 1884. Malade anémique, présentant le teint blafard, plombique des saturnins, non cachectique à système musculaire peu développé ; liseré gingival très marqué, quelques plaques de tatouage bleu à la face interne des joues ; gingivite.

Le malade, à première vue, se présente avec l'aspect classique des mains du type Aran-Duchenne de l'atrophie musculaire progressive. La paume de la *main gauche* est plane, sans aucun relief musculaire, les éminences thénar et hypothénar sont fortement atrophiées. Cette atrophie est surtout prononcée au niveau de la partie supéro-externe de l'éminence thénar, où il existe un véritable méplat par suite de l'atrophie du court abducteur du pouce et où la peau présente des rides longitudinales. Le premier métacarpien, à l'état de repos, se trouve rapproché du second et sur le même plan que celui-ci, ce qui donne à la main l'apparence simienne caractéristique de l'atrophie musculaire progressive Aran-Duchenne. Le premier espace interosseux est fortement atrophié, il n'existe ici qu'une plicature cutanée et c'est à peine que l'on sent quelques fibres musculaires sous-jacentes. Les autres espaces intreosseux sont fortement creusés. Les deux dernières phalanges des doigts, ainsi que la dernière phalange du pouce sont fléchies dans la paume, les premières phalanges sont légèrement étendues ; tout l'ensemble de la main présente l'aspect décrit et figuré par Duchenne sous le nom de griffe des interosseux.

La même apparence simienne, la même atrophie, le même effacement de la paume existe à droite où l'attitude de la « main en griffe » est encore plus accusée, par suite de la flexion plus prononcée des deux dernières phalanges des doigts ; ici la phalange unguéale du pouce est fléchie presque à angle droit.

Si on soulève l'avant-bras du malade, la même apparence de la main persiste, mais il s'y joint la chute du poignet, la main est pendante, en demi pronation, et à angle droit sur l'avant-bras. On constate en même temps une légère tumeur dorsale du métacarpe, sans rougeur, sans chaleur, une atrophie extrêmement prononcée de la région postérieure de l'avant-bras où il existe une véritable gouttière, la peau étant pour ainsi dire collée sur les os et sur le ligament interosseux. L'atrophie de la face postérieure de l'avant-bras est surtout prononcée à la partie inférieure du membre. Le bras est peu musclé, il existe une atrophie légère du biceps et un méplat assez considérable au niveau de la région des longs supinateurs.

Malgré cette attitude si caractéristique, malgré l'atrophie si nettement limitée, l'erreur d'avec l'atrophie musculaire progressive type Aran Duchenne est facilement évitée, dès que l'on demande au malade d'exécuter des mouvements ; on voit alors nettement que l'on n'a pas ici affaire à un atrophique simple mais bien à un paralytique atrophique de Duchenne. La perte de la motilité n'est nullement en rapport et nullement proportionnelle à l'atrophie : elle est toujours plus prononcée. Tout *atrophique* qu'il soit, ce malade est avant tout un *paralytique* ainsi que l'examen détaillé du fonctionnement musculaire le démontre aisément.

Mouvements volontaires. — Membre supérieur droit. — Les seuls mouvements exécutés par le *pouce* sont des mouvements d'abduction et de flexion de la troisième phalange. Pendant ce dernier mouvement, on voit nettement le tendon du long fléchisseur du pouce, soulevé au niveau de l'éminence thénar, bridé par la peau. La flexion de la première phalange sur le métacarpien, l'adduction, l'opposition, l'extension du pouce ne peuvent être exécutées. A part la flexion de la dernière phalange, il ne se fait qu'un mouvement d'abduction du métacarpien grâce à la contraction du long abducteur du pouce dont le tendon fait saillie sous la peau. Il existe donc ici une *paralysie* de tous les petits muscles du pouce (*court abducteur, court fléchisseur, opposant* et *adducteur*), *des long et court extenseurs* avec conservation du long abducteur et du long fléchisseur.

Abolition complète des mouvements de l'éminence hypothénar et des mouvements d'adduction et d'abduction des doigts. L'extension des deux dernières phalanges (lorsqu'on leur fournit leur point d'appui physiologique en étendant la phalange basale) ne se fait un peu complètement que pour le médius, incomplètement pour l'index et pas du tout pour les deux derniers doigts. La flexion des doigts se fait facilement et même avec une certaine force surtout si on maintient une extension passive du poignet. Il existe donc ici, outre la *paralysie des muscles de l'eminence hypothénar*, *une paralysie presque complète des interosseux*, avec conservation des fléchisseurs.

Si de la main nous passons au reste du membre supérieur droit, nous trouvons une *paralysie des radiaux, cubital postérieur, extenseurs communs et propres des doigts*. L'extension dorsale, l'abduction et l'adduction du poignet, l'extension des phalanges basales des doigts ne peuvent être obtenues. La flexion palmaire du poignet, au contraire, se fait bien et avec force. Lorsque le malade exécute ce mouvement, il se produit à la face postérieure de l'avant-bras, une gouttière profonde : l'atrophie de la région postérieure devient aussi évidente par la saillie des deux os de l'avant-bras. Dès que l'on fatigue un peu les muscles, et surtout lorsqu'on fait contracter les fléchisseurs des doigts, le grand palmaire, le rond pronateur (dont la contraction est normale), il se développe dans la région des radiaux et des muscles longs du pouce, des *contractions fibrillaires* qui sont non seulement provoquées par ces mouvements, mais surviennent souvent spontanément et sont quelquefois assez intenses pour imprimer au pouce des *tremblements*.

L'épaule est indemne, le deltoïde, les muscles sus et sous-épineux, grand et petit ronds, grand dorsal, grand dentelé, grand pectoral, le biceps, sont normaux comme volume et comme force. La contraction du *biceps* et du *brachial antérieur* laisse à désirer ; il en est de même de celle du *long supinateur* ; le malade ne résiste que peu à la traction exercée sur l'avant-bras fléchi ; dans ce mouvement, la corde du long supinateur se produit, il est vrai, mais la contraction est peu marquée, faible et ne persiste pas longtemps. Il existe donc ici une parésie du *biceps, brachial antérieur* et *long supinateur*. Le court supinateur paraît conservé.

Membre supérieur gauche. — Quoique l'atrophie des éminences thénar et hypothénar soit aussi prononcée qu'à droite, le membre supérieur gauche est en somme moins atteint que le droit. Toutefois le pouce est plus paralysé : il n'existe aucun mouvement d'adduction, d'abduction, d'opposition, de flexion ou d'extension de la première phalange sur le métacarpien. Le seul mouvement possible est la flexion de la phalangette pendant laquelle on voit la corde du long fléchisseur se dessiner nettement dans l'éminence. Il existe donc une *paralysie* complète de l'*adducteur*, du *court abducteur*, du *court fléchisseur*, de l'*opposant du long et court extenseur* et du *long abducteur du pouce*. (Ce dernier muscle était conservé à droite.) La paralysie du long abducteur et du court extenseur du pouce rend compte de l'attitude particulière du pouce gauche du malade : le premier métacarpien est en adduction et dans une direction presque parallèle avec le radius, il semble que le pouce tombe dans la paume de la main et qu'il est pris entre les doigts et la paume lorsque le malade veut fermer la main.

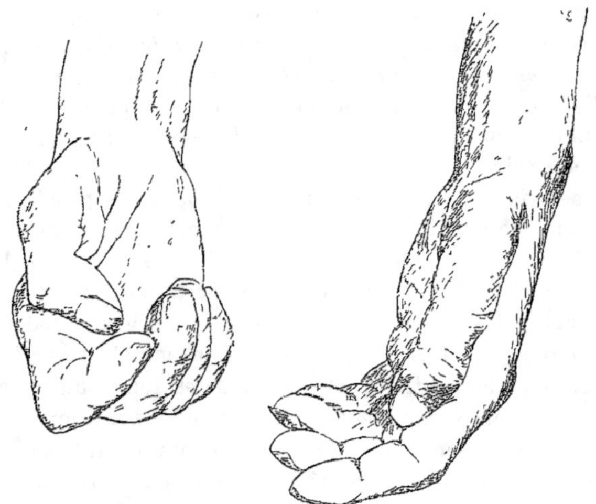

Paralysie de tous les muscles de l'*éminence hypothénar*.

Les *interosseux* sont beaucoup moins paralysés qu'à droite. En soutenant les premières phalanges on obtient avec une certaine difficulté, il est vrai, l'extension des deux dernières phalanges ; en posant la main à plat le malade exécute également de légers mouvements d'adduction et d'abduction des doigts : il n'existe donc que de la *parésie*, assez prononcée, des *interosseux*. Les *extenseurs commun des doigts* et *propre du petit doigt* sont complètement paralysés. *L'extenseur propre de l'index* n'est que faiblement touché ; de telle sorte que l'extension de l'index et en particulier de la phalange basale est possible mais non complète. Les *radiaux* ne sont que parésiés, encore le premier radial est-il beaucoup plus touché que le deuxième radial ou le cubital postérieur ; aussi l'élévation du poignet se fait elle jusqu'à la ligne horizontale, mais la main est inclinée vers le bord cubital. Le malade peut exécuter l'adduction cubitale et de là ramener la main vers la ligne médiane. Mais tout mouvement d'abduction radiale du poignet est impossible. Duchenne, comme l'on sait, a montré que les muscles radiaux et cubital postérieur sont extenseurs du poignet, mais le deuxième radial seul est extenseur direct, le cubital postérieur étant extenseur adducteur, le premier radial extenseur abducteur : or ici le cubital postérieur est peu touché, le deuxième radial un peu plus atteint, tandis que le premier radial est presque complètement paralysé, comme le démontre l'extension de la main avec adduction et l'impossibilité de tout mouvement d'abduction du poignet. Les *fléchisseurs des doigts* et *du poignet* sont parfaitement indemnes ; pendant la contraction de ces muscles il se produit à la face postérieure la même gouttière profonde indiquant l'atrophie considérable de la région postérieure que nous avons vue se produire à droite lors de l'exécution de ce même mouvement.

Comme à droite le long supinateur, le biceps, le brachial antérieur, sont atteints quoique à un faible degré. Ces muscles, en particulier le long supinateur, résistent mal à la traction exercée sur l'avant-bras fléchi. Les mouvements de pronation sont plus faibles que les mouvements de supination. Le triceps, le deltoïde les muscles de l'épaule et du tronc ne présentent aucune espèce d'altération. Il n'existe aucun trouble appréciable de la sensibilité. Pas de contraction idio-musculaire, pas de réflexe tendineux à la percussion des tendons des muscles du membre supérieur. Rien aux membres inférieurs, ni au tronc. Réflexe patellaire normal.

MENSURATIONS

	8 octobre 1884		25 avril 1885		15 avril 1886	
	Droit	Gauche	Droit	Gauche	Droit	Gauche
Avant-bras à 6 cent. au-dessus de l'épicondyle..........	19 1|2 c.	19 c.	19 1|2 c.	19 c.	22 c.	21 1|2 c.
Avant-bras à 10 cent. au-dessous de l'épicondyle..........	17 c.	17 1|2 c.	17 c.	17 1|2 c.	20 c.	20 c.
Avant-bras à 15 cent. au-dessous de l'épicondyle..........	14 1|2 c.	15 c.	14 1|2 c.	15 c.	16 c.	16 c.
Avant-bras à 20 cent. au-dessous de l'épicondyle..........	13 1|2 c.	13 1|2 c.	13 1|2 c.	13 1|2 c.	13 1|2 c.	14 1|2 c.
Bras à 12 cent. au-dessus de l'épicondyle..........	21 1|2 c.	21 c.	21 1|2 c.	21 c.	24 c.	23 c.

EXAMEN ÉLECTRIQUE

I. *Etat de la contractilité faradique.* — Appareil à charriot de Dubois Raymond, modifiée par Gaëffe. Méthode polaire.

a) *Contractilité musculaire.* — Le minimum d'excitation des muscles sains (trapèze) correspond le jour de l'examen à 10 centimètres d'écartement des deux bobines.

	14 octobre 1884		10 février 1885		19 avril 1886	
	Droit	Gauche	Droit	Gauche	Droit	Gauche
Trapèze.	10	10	10 1/2	10	10	10
Deltoïde	9 1/2	10 1/2	9 1/2	10 1/2	10 1/2	10 1/2
Grand pectoral......	9 1/2	10 1/2	9 1/2	10 1/2	10 1/2	10 1/2
Biceps........... ...	8	8 1/2	11	12	15	14
Triceps	10 1/2	10 1/2	9 1/2	10 1/2	10 1/2	10 1/2
Long supinateur	8 1/2	8	9 1/2	8 1/2	10 1/2	10
Radiaux	0	6	6*	6 1/2*	10	10 1/2
Extenseur commun des doigts........	0	6	6	6	8	8 1/2
Extenseur propre du petit doigt........	0	0	6	6	8	8 1/2
Cubital postérieur...	0	6	8	8	10	10
Long abducteur du pouce...........	9 1/2	0	10 1/2	9	10 1/2	11
Court extenseur du pouce.......	6	0	10 1/2	9	10 1/2	10 1/2
Long extenseur du pouce............	6	0	10 1/2	9 1/2	10 1/2	10 1/2
Extenseur propre de l'index..........	0	0	6	6	10	9 1/2
Rond pronateur	9 1/2	9 1/2	10 1/2	10 1/2	10 1/2	11
Grand palmaire	9 1/2	9	10 1/2	10 1/2	10 1/2	11
Cubital antérieur....	9 1/2	10	9 1/2	10 1/2	10 1/2	10
Fléchisseurs communs des doigts	9 1/2	10	10 1/2	11 1/2	11	11 1/2
Fléchisseur propre du pouce............	8	9	9 1/2	9 1/2	10	10 1/2
Carré pronateur	8	8	8 1/2	9	10	10 1/2
Eminence hypothénar	7 1/2	7 1/2	9 1/2	8 1/2	10	9 1/2
Court abducteur du pouce.....	0	0	5	6	6	6 1/2
Court fléchisseur du pouce............	0	5	5 1/2	6 1/2	7	8
Abducteur du pouce.	0	0	5	5 1/2	6 1/2	7
Opposant du pouce...	0	0	5	5 1/2	7	8 1/2
Premier interosseux dorsal...........	0	0	8 1/2	8 1/2	9	8 1/2
Deuxième dº	0	5	9	10 1/2	9	10 1/2
Troisième dº	5	8	9	9	9	9
Quatrième dº	5	8	8	8 1/2	9	9

b. *Excitabilité des nerfs* (16 octobre 1884).

Le *radial* au *pli du coude* est excitable à 7 centimètres d'écartement des bobines à *droite* et à 5 centimètres à *gauche*. A *droite* le *long supinateur* et le *long abducteur du pouce* se contractent seuls ; à *gauche*, on n'obtient qu'une contraction du *long supinateur*. En augmentant l'intensité du courant, on n'obtient la contraction d'aucun autre muscle animé par le radial.

Dans *l'aisselle* on obtient la contraction du *triceps brachial*, du *long supinateur* et du *long abducteur du pouce à droite* ; du triceps et du long supinateur à gauche.

Daus le *creux sus-claviculaire*, contraction du *triceps et du long abducteur du pouce à droite*, du *triceps à gauche*.

Le *point d'Erb* donne des deux côtés à 6 centimètres d'écartement, la contraction des deltoïde, biceps, brachial *antérieur*, *long supinateur, sus et sous-épineux* et *grand pectoral*. A 9 centimètres d'écartement, tous les muscles du groupe d'Erb se contractent, *moins* le *long supinateur*.

Le MÉDIAN, au *pli du coude* est excitable à 9 1/2 centimètres d'écartement à *droite* et à *gauche* et produit la contraction des *rond pronateur, grand et petit palmaire, fléchisseurs propres du pouce, et communs de l'index et du médius*, mais on n'observe pas trace de contraction des n.uscles de *l'éminence thénar* lesquels ne se contractent pas davantage par l'excitation du médian dans l'aisselle.

Le CUBITAL, ne donne à 8 1/2 centimètres d'écartement à droite et à 9 centimètres à gauche) dans la *gouttière rétrotrochléenne*, dans *l'aisselle* et dans le *creux sus-claviculaire* qu'une contraction du *cubital antérieur* et des deux *fléchisseurs internes dés doigts*. A 5 centimètres d'écartement on obtient une légère contraction des muscles de l'éminence hypothénar.

Sensibilité électrique. Par l'excitation du radial dans l'aisselle, le malade sent à peine quelques fourmillements dans la partie externe de la main et dans les doigts externes il supporte fort bien de très forts courants. Par l'excitation du *médian* et du *cubital* dans l'aisselle, il semble aussi exister une diminution de la sensation électrique dans la face palmaire des doigts, diminution qui toutefois est loin d'égaler celle du radial.

Malgré l'intégrité de la sensibilité au contact, à la température, à la douleur, il existe néanmoins ici une véritable pertubation de la sensibilité cutanée. C'est là du reste un fait sur lequel notre éminent maître, M. le professeur Vulpian, a depuis longtemps appelé l'attention.

2. *Etat de la contractilité galvanique.* — Appareil de 48 éléments (bioxyde de manganèse et chlorure de zinc) avec collecteur Gaëffe. Méthode d'Erb.

Dejerine.

Contractilité musculaire

28 OCTOBRE 1884

	Droit	Gauche
Grand pectoral	KaSZ (12 El) > AnSZ (14 El)	KaSZ (14 El) > AnSZ 22 El
Deltoïde	KnSZ (10 El) = AnSZ (10 El)	KaSZ (16 El) > AnSZ (18 E)
Biceps	AnSZ (12 El) > KnSZ (14 El)	KaSZ (6 El) > AnSZ (8 El)
Triceps	KnSZ (10 El) > AnSZ (12 El)	KaSZ (10 El) > AnSZ (12 El)
Long supinateur	AnLZ (10 El) > KaSZ (20 El)	KaSZ (10 E) > AnSZ (16 El)
Premier radial	AnSZ (12 El) > KaSZ (38 El)	AnSZ (10 El) > KaSZ (12 El)
Deuxième radial	AnSZ (12 El) > KaSZ (38 El)	KaSZ (10 El) > AnSZ (20 El)
Cubital postérieur	AnSZ (10 El) > KaSZ (40 El)	KaSZ (14 E) > AnSZ (16 El)
Extenseur commun des doigts	AnSZ (20 El) > KaSZ (38 El)	AnSZ (12 El) > KaSZ (22 E)
Extenseur propre du petit doigt	AnSZ (12 El) > KaSZ (38 El)	AnSZ (12 El) > KaSZ (22 El)
Long abducteur du pouce	KaSZ (10 E) > AnSZ (20 El)	AnSZ (20 El) > KaSZ (24 El)
Court extenseur du pouce	AnSZ (6 El) > KaSZ (18 El)	AnSZ (20 El) > KaSZ (24 El)
Long extenseur du pouce	AnSZ (6 El) > KaSZ (18 El)	AnSZ (20 El) > KaSZ (24 El)
Extenseur propre de l'index	KaSZ (10 El) > AnSZ (16 El)	KaSZ (16 El) > AnSZ (22 El)
Rond pronateur	KnSZ (12 El) > AnSZ (18 El)	KaSZ (10 El) > AnSZ (12 El)
Grand palmaire	KaSZ (16 El) > AnSZ (20 El)	KaSZ (10 El) > AnSZ (12 El)
Cubital antérieur	KaSZ (12 El) > AnSZ (14 El)	KrSZ (14 El) > AnSZ (14 El)
Fléchisseurs communs des doigts	KnSZ (8 El) > AnSZ (12 El)	KaSZ (6 El) > AnSZ (12 El)
Fléchisseurs propre du pouce	KaSZ (12 El) > AnSZ (18 El)	KaSZ (16 El) > AnSZ (18 El)

Eminence thénar

	Droit	Gauche
Court abducteur du pouce	AnSZ (30 El) > KaSZ (34 El)	Aucune contractilité même avec les plus forts courants.
Court fléchisseur du pouce	AnSZ (36 El) > KaSZ (42 El)	A·SZ (40 El) > KaSZ (48 El)
Adducteur du pouce	AnSZ (42 El) > KnSZ (46 El)	AnSZ (46 El > KaSZ — 0
Eminence hypothénar	AnSZ (36 El) > RaSZ (42 El)	AnSZ (24 El) > KaSZ (38 El)
Premier interosseux dorsal	AnSZ (46 El) > KaSZ — 0	Contractilité perdue.
Deuxième interosseux dorsal	AnSZ (14 El) > KaSZ (26 El)	AnSZ (14 El) > KaSZ (20 El)
Troisième interosseux dorsal	AnSZ (12 El) > KnSZ (26 El)	AnSZ (12 El) > n·SZ (18 El)
Quatrième interosseux dorsal	AnSZ (12 El) > KaSZ (24 El)	AnSZ (12 El) > KaSZ (20 El)

En résumé l'examen électrique fait en octobre 1884 nous donne les résultats suivants :

Abolition complète de la contractibilité faradique des muscles *radiaux. Extenseurs communs des doigts et propres du petit doigt et de l'index, cubital postérieur, éminence thénar, premier et deuxième interosseux dorsaux droits*, des muscles *extenseurs commun des doigts et propres du petit doigt et du pouce, long et court abducteurs du pouce, opposant du pouce et premier interosseux gauche.*

Diminution considérable de la contractilité faradique des muscles *long et court extenseurs du pouce, troisième et quatrième interosseux, éminence hypothénar droits* des muscles *radiaux cubital postérieur, extenseur propre de l'index, éminence hypothénar, court fléchisseur du pouce et deuxième, troisième, quatrième interosseux dorsaux gauches.* Diminution ou abolition de la contractilité galvanique avec réaction de dégénération et contraction lente, paresseuse dans la plupart des muscles parésiés et paralysés Réaction de dégénération (An SZ > Ka SZ) dans le long supinateur, le biceps, dont la contractilité faradique et volontaire était diminuée et tendance à la réaction de dégénération Ka SZ = An SZ dans le deltoïde dont la contractilité faradique et volontaire semblait normale.

Enfin diminution et ablation de l'excitabilité faradique et galvanique des nerfs radial, cubital, médian, dont l'excitation ne produisait la contraction que des muscles directement excitables.

Le malade est soumis aux bains sulfureux, à l'iodure de potassium et à un traitement électrique méthodique et régulier pendant des mois. La paralysie reste longtemps stationnaire, elle ne s'aggrava pas, il est vrai, mais une amélioration un peu sensible ne fut constatée que deux mois après l'entrée du malade à l'hôpital, vers le mois de décembre 1884. A partir de cette époque l'amélioration fut lente, mais progressive, et le malade recupéra peu à peu presque tous ses mouvements et une grande partie de sa force musculaire. L'amélioration débuta par les muscles les moins pris : le biceps, le brachial antérieur, le long supinateur : en décembre 1884 leur force est normale, la corde du long supinateur se prononce nettement dès qu'on exerce une traction sur l'avant-bras fléchi.

Puis on observa le retour dans les muscles radiaux, le malade commence à exécuter quelques légers mouvements d'élévation du poignet. Le 10 janvier 1885 la main peut être élevée jusqu'à l'horizontale et peut exécuter quelques légers mouvements d'extension de la phalange basale des doigts; mais tous ces mouvements se font faiblement, lentement, le malade ne pouvant opposer aucune résistance. Il est à remarquer que dans ce retour des mouvements et dans l'amélioration progressive observée à partir du mois de décembre 1884, le retour de la motilité volontaire précéda toujours de 15 jours à 3 semaines le retour de la contractilité électrique, de telle sorte que l'on assistait pendant un temps plus ou moins long à ce phénomène curieux et intéressant, signalé depuis longtemps par Duchenne (de Boulogne) et notre maître M. le professeur Vulpian d'un muscle se contractant sous l'influence de la volonté et cependant complètement inexcitable pour les agents électriques.

Bientôt on vit apparaître quelques légers mouvements dans les muscles de l'éminence thénar el hypothénar, et les mouvements des interosseux s'améliorer, mais ces progrès sont bien minimes.

L'examen électrique fait le 10 février 1885 (voy. le tableau p. 95) indique très nettement l'amélioration. Aucun muscle, en effet, n'est inexcitable, tous répondent, avec un courant plus ou moins fort, il est vrai, à l'excitation électrique. Avec cette amélioration graduelle, lente, mais progressive de la paralysie, l'état général du malade s'est également modifié.

Toutefois le 2 avril 1884 on constate de l'albumine dans les urines, le malade se plaint de vertiges, de céphalalgies, d'éblouissements, 5 jours plus tard, après un vertige, il perd connaissance et tombe. La perte de connaissance dure quelques minutes, puis le malade revient à lui sans présenter de paralysie, de contracture, ou de phénomènes spasmodiques. Cs sont là de légers accidents d'encéphalopathie saturnine qui se sont dissipés bientôt. Le malade sort de l'Hôtel-Dieu le 15 avril 1885.

Il rentre quelques jours plus tard, présentant des ecchymoses nombreuses sur la face et sur le corps, consécutives à une chute qu'il fit le long d'un trottoir, chute précédée de vertiges, d'éblouissements. Le malade est soumis au régime lacté ; on constate toujours de l'albuminurie très variable du reste d'un jour à l'autre. Ces accidents se dissipent de nouveau et le malade quitte l'hôpital vers la fin d'avril présentant une amélioration très sensible de la paralysie, des membres supérieurs.

Malgré l'amélioration incontestable de la paralysie le malade contracte actuellement des muscles qui lors de son entrée ne présentaient pas trace de contraction — la nutrition des muscles ne s'est pour ainsi dire point modifiée. L'atrophie est toujours la même. Le membre supérieur présente toujours cet amaigrissement considérable avec atrophie de certains groupes musculaires.

A la main l'atrophie des éminences thénar, hypothénar, des interosseux, l'aspect simien et la main en griffe ne se sont nullement modifiés. L'atrophie de la région postérieure de l'avant-bras est toujours la même, on sent, comme au premier jour, la gouttière formée par l'atrophie des radiaux et des extenseurs, la peau semble immédiatement appliquée sur l'espace interosseux. La mensuration de l'avant-bras et du bras donnent exactement les mêmes chiffres qu'en octobre 1884. Si donc la paralysie s'est notablement améliorée, l'atrophie n'a présenté aucune modification appréciable.

Un an plus tard, vers la fin de mars 1886 le malade vient nous trouver et se plaint de douleurs dans les jambes, de faiblesse dans la marche et d'impossibilité de marcher sans canne. Il entre le 2 avril à l'hôpital de la Pitié, salle Rostan, lit nº 15 bis, service de M. le professeur Cornil, suppléé par M. le Dʳ Dejerine, où nous avons pu l'examiner.

Depuis sa sortie de l'Hôtel-Dieu, et quoiqu'il ait repris son travail de peintre en bâtiment, le malade n'a présenté aucune colique, aucun symptôme d'encéphalopathie saturnine, aucune aggravation de la paralysie des membres supérieurs. Il s'est abstenu de tout travail d'enduit à la céruse, et a pris quelques précautions hygiéniques.

Depuis un mois il se plaint de *douleurs* dans les articulations des membres inférieurs, en particulier dans celle du cou de pied et du genou, et de *faiblesse musculaire*.

Après une course un peu longue, les jambes fléchissent sous lui et il marche sur le bord externe du pied, surtout à droite ; il éprouve de plus une grande difficulté pour monter et surtout pour descendre les escaliers. La faiblesse de la marche devient telle que le malade ne marche peu qu'avec l'aide d'une canne, dès qu'il s'agit de faire une course, même plus longue.

Etat actuel, avril 1885.

Membres supérieurs. Il existe une amélioration considérable de l'atrophie et surtout de la paralysie musculaire. La main présente nonobstant l'aspect simien et la griffe des interosseux si caractéristique du type Aran Duchenne de l'atrophie musculaire progressive.

L'aspect extérieur des mains ne s'est en effet que peu modifié. Ainsi les éminences thénar sont toujours très atrophiées, un peu moins à gauche peut-être ; il en est de même des espaces interosseux atrophiés surtout vers leurs extrémités phalangiennes. L'éminence hypothénar ébauche une légère saillie : somme toute, la paume de la main est moins plane, moins simienne peut-être, quoique l'atrophie soit toujours très prononcée. La gouttière des radiaux présente toujours un degré prononcé d'atrophie au tiers inférieur de l'avant-bras. Malgré cette atrophie les masses musculaires du bras et des avant-bras ont considérablement augmenté de volume. Les saillies musculaires de la région postérieure et externe de l'avant-bras, se dessinent sous la peau ainsi que celle du biceps.

Les mensurations donnent les résultats suivants :

			Droit	Gauche
Avant-bras à 6 cent. au-dessous de l'épicondyle.....			22 c.	21 1ı2 c.
— 10 cent.	—	—	20 c	20 c.
— 15 cent.	—	—	16 c.	16 c.
— 20 cent.	—	—	13 1ı2 c.	14 1ı2 c.
Bras à 12 cent. au dessus	—		21 c.	23 c.

En comparant ces mensurations avec celles faites en octobre 1884 et avril 1885 (voyez p. 94) on note une augmentation de volume de 2 1/2 à 3 cent. de circonférence.

Malgré cet aspect extérieur qui depuis dix-huit mois a à peine changé, le *malade exécute presque tous les mouvements*. Quelques-uns sont exécutés mal, difficilement, incomplètement, il est vrai, mais il imprime néanmoins une certaine locomotion aux doigts. Les muscles de l'épaule, du bras, le long supinateur, ont récupéré leur force ainsi que leur volume. Les radiaux sont considérablement améliorés : l'extension dorsale de la main se fait avec la force et l'étendue normale à droite la main atteignant dans ce mouvement l'angle droit. L'extension du poignet est un peu moins complète à gauche. L'extension des phalanges basales s'obtient jusqu'à un certain degré et mieux à gauche qu'à droite. L'extension des deux dernières phalanges et la flexion des premiers mouvements des interosseux s'exécutent des deux côtés quoique difficilement. Les mouvements d'abduction et d'adduction des doigts (interosseux) sont incomplets à droite, très nets pour le médius gauche, moins nets pour les autres doigts de la main gauche. Retour incomplet des mouvements d'adduction, d'abduction et d'extension de pouce dont la phalange est toujours fléchie. Les seuls mouvements qui manquent à droite sont les mouvements d'opposition du pouce et de flexion de sa première phalange.

A gauche, on note une légère opposition une légère adduction et flexion de la première phalange du pouce et un retour presque complet du long abducteur et des extenseurs du pouce. Aujourd'hui les mouvements d'opposition et de flexion de la première phalange du pouce font seuls défaut, tous les autres mouvements s'éxécutent plus ou moins bien, aussi le malade avec son atrophie des éminences thénar et hypothénar, sa main simienne, sa griffe des interosseux, ressemble-t-il aujourd'hui plus que jamais à un atrophique musculaire progressif type Aran Duchenne. N'étaient les antécédents saturnins du malade, le liseré et surtout la *marche* et *l'évolution* de cette paralysie atrophique, le diagnostic entre l'atrophie musculaire progressive et la paralysie saturnine serait impossible à faire sur l'aspect extérieur seul des mains. Les mains présentent en effet l'attitude typique, considérée comme classique et caractéristique de l'atrophie musculaire progressive type Aran Duchenne. Le diagnostic en effet pour qui n'a pas suivi ce malade est aujourd'hui beaucoup plus difficile qu'il ne l'était en octobre 1886 où à l'atrophie s'adjoignait une paralysie très prononcée non seulement des petits muscles de la main, mais encore une paralysie saturnine classique des extenseurs.

Le retour de la contractilité électrique des muscles accompagne l'amélioration de la paralysie. Tous les muscles répondent aux courants faradiques, la plupart présentent un minimum d'excitation normale, seule la contratilité faradique est légèrement abaissée dans les extenseurs communs des doigts et les muscles de l'éminence thénar (voy. le tableau p. 95). La contractilité galvanique des muscles s'est également relevée ; des muscles inexcitables aux courants galvaniques, ou excitables seulement avec les plus forts courants répondent aujourd'hui à des courants de moyenne intensité, d'autres répondent aux courants de contraction normale, d'autres encore, chez lesquels la réaction de dégénération était très manifeste, n'en présentent actuellement pas de trace. La réaction de dégénération, comme le montre le tableau suivant, ne se retrouve en effet que dans les muscles de la main, dans l'éminence thénar, hypothénar et dans les premiers et deuxième interosseux dorsaux reconnaît les derniers vestiges de l'altération si grande de la contractilité galvanique observée en octobre 1884.

Contractilité musculaire.

AVRIL 1886

	Droit	Gauche
Grand pectoral	KaSZ (12 El) > AuSZ (14 El)	KaSZ (12 El) > AuSZ (14 El)
Deltoïde	KaSZ (10 El) > AuSZ (12 El)	KaSZ (10 El) > AuSZ (14 El)
Biceps	KaSZ (6 El) > AuSZ (8 El)	KaSZ (6 El) > AuSZ (8 El)
Triceps	KaSZ (10 El) > AuSZ (12 El)	KaSZ (10 El) > AuSZ (12 El)
Long supinateur	KaSZ (10 El) > AuSZ (10 El)	KaSZ (12 El) > AuSZ (18 El)
Premier radial	KaSZ (12 El) > AuSZ (14 El)	KaSZ (12 El) > AuSZ (18 El)
Deuxième radial	KaSZ (12 El) > AuSZ (14 El)	KaSZ (12 El) > AuSZ (18 El)
Cubital posterieur	KaSZ (10 El) > AuSZ (20 El)	KaSZ (14 El) > AuSZ (18 El)
Extenseur commun des doigts	KaSZ (14 El) > AuSZ (18 El)	KaSZ (16 El) > AuSZ (20 El)
Extenseur propre du petit doigt	KaSZ (16 El) > AuSZ (20 El)	KaSZ (18 El) > AuSZ (20 El)
Long abducteur du pouce	KaSZ (16 El) > AuSZ (20 El)	KaSZ (16 El) > AuSZ (22 El)
Court extenseur du pouce	KaSZ (18 El) > AuSZ (20 El)	KaSZ (18 El) > AuSZ (20 El)
Long extenseur du pouce	KaSZ (18 El) > AuSZ (20 El)	KaSZ (20 El) > AuSZ (24 El)
Extenseur propre de l'index	KaSZ (16 El) > AuSZ (20 El)	KaSZ (18 El) > AuEZ (20 El)
Rond pronateur	KaSZ (6 El) > AuSZ (20 El)	KaSZ (10 El) > AuSZ (12 El)
Grand palmaire	KaSZ (6 El) > AuSZ (10 El)	KaSZ (8 El) > AuSZ (12 El)
Cubital antérieur	KaSZ (10 El) > AuSZ (12 El)	KaSZ (10 El) > AuSZ (14 El)
Fléchisseurs communs des doigts	KaSZ (6 El) > AuSZ (8 El)	KaSZ (6 El) > AuSZ (12 El)
Fléchisseur propre du pouce	KaSZ (12 El) > AuSZ (18 El)	KaSZ (12 El) > AuSZ (18 El)

Eminence thénar

	Droit	Gauche
Court abducteur du pouce	AuSZ (24 El) > KaSZ (32 El)	AuSZ (30 El) > KaSZ (36 El)
Court fléchisseur du pouce	AuSZ (20 El) > KaSZ (26 El)	AuSZ (26 El) > KaSZ (36 El)
Abducteur du pouce	AuSZ (22 El) > KaSZ (26 El)	AuSZ (24 El) > KaSZ (36 El)
Eminence hypothénar	AuSZ (20 El) > KaSZ (24 El)	AuSZ (18 El) > KaSZ (24 El)
Premier interosseux dorsal	AuSZ (10 El) > KaSZ (24 El)	AuSZ (14 El) > KaSZ (26 El)
Deuxième interosseux dorsal	AuSZ (12 El) > KaSZ (24 El)	AuSZ (14 El) > KaSZ (20 El)
Troisième interosseux	KaSZ (20 El) > AuSZ (24 El)	KaSZ (18 El) > AuSZ (24 El)
Quatrième interosseux dorsal	KaSZ (18 El) > AuSZ (20 El)	KaSZ (16 El) > AuSZ (22 El)

Membres inférieurs. — Les troubles du côté des membres inférieurs, remontent, comme nous l'avons dit, à huit mois. Au repos, au lit, les pieds se présentent en pied bot *équin varus*, le bord interne est élevé, la face dorsale regarde en dehors, les pieds sont en adduction légère. Il ne semble pas y avoir d'atrophie bien appréciable des groupes musculaires de la jambe ou de la cuisse. Pas d'adipose sous-cutanée.

MENSURATIONS

	Droit	Gauche
Jambe à 10 c. au-dessous de la tubérosité antérieure du tibia.	33 c.	31 c.
Cuisse à 25 c. au-dessus du bord supérieur de la rotule.	42 c.	42 c.
Cuisse à 15 c. au-dessus du bord supérieur de la rotule	35 c.	36 c.

Dans son lit, le malade exécute presque tous les mouvements, sans présenter aucune trace d'incoordination ; il étend et fléchit les orteils, étend et fléchit le pied, étend et fléchit la jambe sur la cuisse, et la cuisse sur le bassin. Les mouvements semblent de prime abord s'exécuter normalement, mais on s'aperçoit bientôt que certains groupes musculaires ne se contractent que faiblement, lorsqu'on cherche à s'assurer de la force avec laquelle se font les mouvements. Ainsi le malade fléchit vigoureusement ses orteils, mais n'étend la première phalange que difficilement et sans aucune force. L'extension du pied se fait très bien et on voit nettement pendant ce mouvement la contraction des muscles gastrognémiens. Mais la flexion dorsale du pied dans l'articulation tibio-tarsienne est loin de se faire aussi bien. Lorsqu'on dit au malade de fléchir le pied, voici ce qui se passe : Le pied se fléchit mais se porte en adduction, son bord interne se relève, sa face dorsale regarde en dehors, en même temps on voit le tendon du jambier antérieur faire fortement saillie sous la peau. Il existe ici en effet une prédominance incontestable de l'action du *jambier antérieur* sur celle des autres fléchisseurs du pied (*Extenseur commun des orteils et extenseur propre du gros orteil*).

La flexion directe du pied, qui est obtenue, comme Duchenne l'a montré par l'action simultanée du jambier antérieur (fléchisseur adducteur) et de l'extenseur commun des orteils (fléchisseur abducteur) ne peut être exécutée par le malade, ou ne l'est que fort difficilement, nécessitant de grands efforts et beaucoup d'attention. La flexion du pied avec abduction est impossible par la même raison ; il en est de même de l'abduction directe du pied (action du court péronier latéral), le malade relève mal le bord externe du

pied, il n'abaisse que faiblement le bord interne, il n'oppose. pour
ainsi dire, aucune résistance à une pression exercée de bas en haut,
au niveau de la face plantaire de la tête du premier métacarpien.
Tous ces signes indiquent une impotence des muscles *péroniers
latéraux*. Les muscles jumeaux et soléaires, les muscles de la
plante du pied, les fléchisseurs des orteils fonctionnent normalement et avec force. Les muscles de la cuisse, fléchisseurs adducteurs, abducteurs se contractent avec force, le *triceps crural droit*
seul résiste moins bien que les fléchisseurs ; on arrive, en effet
facilement à plier la jambe étendue du malade.

En résumé, il existe ici une parésie bilatérale des muscles *extenseurs communs des orteils et propre du gros orteil, long et court
péroniers latéraux, parésie légère du triceps crural droit avec
intégrité des muscles jambiers antérieurs, des muscles de la région
postérieure de la jambe et des muscles de la cuisse.*

Dans la station immobile, le malade élargit notablement sa base
de sustension ; il se tient à peine sur la jambe droite, il est plus
solide sur la gauche. Il ne peut se lever sur la pointe des pieds.
Le malade ne peut marcher longtemps sans se fatiguer, il se soutient ordinairement avec une canne. Néanmoins il peut traverser
la salle sans canne et sans aide ; il affecte alors une démarche un
peu spéciale. Les premiers pas ne semblent présenter aucune altération appréciable, puis le malade écarte peu à peu les talons,
élargissant sa base de sustentation, sans talonner ; toutefois, bientôt la marche devient inégale, le malade marche sur le bord externe
du pied, la pointe traîne sur le sol, à chaque pas le malade imprime un mouvement de circumduction au pied, le bord interne se
relève (action du jambier antérieur) et ne touche point le sol : de là
des faux pas, un renversement de la face dorsale du pied en dehors,
et quelquefois des chutes. Si la marche se poursuit, le malade
traîne de plus en plus la pointe des pieds, il fléchit alors plus qu'au
début sa cuisse sur le bassin et « steppe » suivant l'expression de
M. Charcot. Survient la fatigue, le membre inférieur surtout le
droit plie dans l'articulation du genou, le malade cherche alors à
s'appuyer sur un objet et surveille attentivement sa marche. C'est
à ce moment que le secours de la vue devient nécessaire pour
assurer la régularité de la marche, mais l'augmentation dans l'incertitude de la marche ne s'observe par l'occlusion des yeux que
lorsque le malade est déjà fatigué, et lorsque la démarche devient
irrégulière. La vue n'a en effet aucune influence au début de la
marche. Pas de signe de Romberg. Malgré l'incertitude de la
marche il n'existe aucune trace d'incoordination motrice, aucun

talonnement, le malade tout au contraire, traîne la pointe des pieds par suite de la paralysie de l'extenseur commun des orteils.

C'est à cette paralysie des *péroniers latéraux, extenseurs communs des orteils* et propre du gros orteil, qu'est due la difficulté qu'éprouve le malade à monter et surtout à descendre un escalier ; le jambier antérieur étant en effet seul à supporter le poids du corps pendant la descente, aussi soit pour monter un escalier, soit surtout pour le descendre, il pose successivement les deux pieds sur chaque marche.

Sensibilité. — Depuis un mois le malade se plaint de douleurs dans les articulations des membres inférieurs, surtout dans l'articulation tibio-tarsienne et dans celle du genou. Il éprouve en même temps des engourdissements et des fourmillements, surtout au niveau de la face antéro-externe de la jambe, depuis les orteils jusqu'au-dessus du genou. La sensibilité n'est nullement modifiée au contact, ni à la piqûre, ni à la température, mais la sensibilité douloureuse est sensiblement affaiblie surtout à la région antéro-externe de la jambe. Pas de retard dans la perception, pas d'erreur de lieu. Conservation des réflexes cutanés. Le *réflexe patellaire* droit est moins prononcé que le gauche. Conservation parfaite de la notion de position des membres. Pas de palpitations musculaires ni de contractions fasciculaires. Rien de particulier du côté des ongles, des poils.

Examen électrique fait dans le laboratoire de M. le professeur Vulpian. *Courants faradiques*. — Appareil à chariot de Dubois Raymond modifié par Gaïëffe, méthode polaire. Minimum d'excitation.

CONTRACTILITÉ MUSCULAIRE

	Droit	Gauche
	Cent. d'écart. des bobines	Cent. d'écart. des bobines
Jambier antérieur...............	10	10
Extenseur commun des orteils..	6	7
Extenseur propre du gros orteil .	6	5
Long fessier latéral....	5	4
Court fessier latéral......... ...	5 1/2	5
Soléaire et jumeaux.............	10 1/2	10
Triceps crural (Droit antérieur.... ..	8	10
Vaste externe.	8	10
Vaste interne....	9 1/2	10 1/2
Adducteurs...................	10	10
Biceps.............	10	10
Demi-tendineux	9 1/2	9 1/2
Demi-membraneux...............	9 1/2	10
Grand fessier.................	10	10 1/2

Courants galvaniques. — (Appareil de Gaeffe.) Méthode polaire.

	Droit	Gauche
Jambier antérieur..	KaSZ (24 El) > AnSZ (30 El)	KaSX (26 El) > AnSZ (30 El)
Extenseur commun des orteils............	AnSZ (32 El) > KnSZ (32 El)	AnSZ (34 El) > KaSZ (40 El)
Extenseur propre du gros orteil..	AnSZ (36 El) > KaSZ (42 El)	AnSZ (32 El) > KnSZ (40 El)
Long péronier latéral...................	AnSZ (34 El) > KnSZ (42 El)	AnSZ (36 El) > KaSZ (44 El)
Court péronier latéral	AnSZ (34 El) > KaSZ (42 El)	AnSZ (38 El) > KaSZ (42 El)
Soléaire et jumeaux.....	KaSZ (30 El) > AnSZ (36 El)	KaSZ (30 El) > ArSZ (38 El)
Droit antérieur de la cuisse	AnSZ (20 El) > KaSZ (26 El)	KaSZ (18 El) > AnSZ (26 El)
Vaste externe du triceps.................	KaSZ (24 El) > ArSZ (30 El)	KaSZ (20 El) > AnSZ (26 El)
Vaste interne..........................	AnSZ (24 El) > KaSZ (28 El)	KaSZ (20 El) > AnSZ (26 El)
Couturier	KnSZ (18 El) > AnSZ (26 El)	KaSZ (20 El) > AnSZ (28 El)
Adducteurs	KaSZ (22 El) > AnSZ (26 El)	KaSZ (24 El) > AnSZ (30 El)
Biceps crural..........................	KaSZ (20 El) > AnSZ (24 El)	KaSZ (20 El) > AnSZ (24 El)
Demi-tendineux........................	KaSZ (22 El) > AnSZ (26 El)	KaSZ (24 El) > AnSZ (26 El)
Demi-membraneux	KaSZ (22 El) > AnSZ (28 El)	KaSZ (22 El) > AuSZ (26 El)
Grand fessier..........................	KaSZ (20 El) > AnSZ (24 El)	KaSZ (20 El) > AnSZ (24 El)

Excitabilité des troncs nerveux.

Le *sciatique poplité externe*, excité au niveau de la tête du péroné ne donne, avec des courants faradiques faibles (10 et 9 cent. d'écartement des bobines), que la contraction du muscle *jambier antérieur*. Il faut un courant de 6 cent. d'écartement, pour obtenir la contraction des *extenseurs communs des orteils et propre du gros orteil*, et un courant très fort (4 cent. à droite, 3 cent. à gauche),pour voir apparaître la contraction des *péroniers latéraux*.

Le *sciatique poplité interne* est excitable à 9 cent. d'écartement.

Le nerf *crural* avec des courants faibles donne la contraction du *conturier*, avec des courants moyens celle *du triceps et du couturier*.

L'excitabilité galvanique des nerfs est également diminuée dans les muscles parésiés. Il faut employer de forts courants pour obtenir la contraction des extenseurs communs des orteils et propre du gros orteil et des péroniers latéraux.

L'examen électrique indique donc en résumé : Une diminution de l'excitabilité galvanique et faradique des nerfs sciatiques poplités externes et du crural droit; une diminution de la contractilité faradique et galvanique avec réaction de dégénération dans les muscles péroniers latéraux, extenseurs communs des orteils et propres du gros orteil des deux côtés, et dans le droit antérieur et le vaste interne du triceps crural droit.

OBSERVATION IX (personnelle).

.Paralysie et atrophie saturnine passagère du type Duchenne-Erb. — Coliques saturnines. — Paralysie et atrophie des extenseurs de l'avant-bras et du poignet. — Atrophie type Aran-Duchenne. — Atrophie des petits muscles de la main : éminences hypothénars, thénars et interosseux. — Perte de la contractilité faradique et galvanique des muscles et des nerfs. — Réaction de dégénération. — Néphrite interstitielle. — Hypertrophie cardiaque. — Rétrécissement mitral et aortique. — Mort par asystolie.

AUTOPSIE. — Intégrité de la moelle, des racines et des troncs des nerfs cervicaux — Altérations du plexus brachial et de ses branches terminales, d'autant plus prononcées que l'on s'approche davantage de l'extrémité des nerfs. — Plaque grise sur le tronc du radial. — Névrite parenchymateuse des nerfs intra-musculaires. — Atrophie simple des muscles avec multiplication des noyaux.

Le nommé Foug..., âgé de 42 ans, peintre en bâtiments, entre le 15 janvier 1884 à l'Hôtel-Dieu, salle Saint-Denis, lit n° 42, service de M. le professeur Vulpian.

Antécédents. — Le malade ne donne que de vagues renseignements sur la santé de ses parents qu'il a peu connus, les ayant quittés de bonne heure. Lui-même ne se rappelle pas avoir été malade, il croit cependant avoir eu le croup, il n'a connaissance d'aucune maladie infectieuse, d'aucune fièvre éruptive. On ne trouve pas de traces de variole sur lui. Il nie tout rhumatisme articulaire aigu, érysipèle etc. Bref on ne trouve pas de cause étiologique appréciable, de l'affection cardiaque dont il est porteur. Il travaille dans le plomb depuis l'âge de 15 ans, n'aurait jamais présenté d'accidents jusqu'à il y a 9 ans, époque de sa première colique, qui fut du reste légère. A partir de cette époque, c'est-à-dire depuis l'âge de 33 ans, il est sujet à de la constipation opiniâtre et à des coliques de plomb, survenant tous les deux ou trois ans. Jamais il n'a présenté d'accidents cérébraux, d'encéphalopathie saturnine. L'avant-dernière colique date d'il y a deux ans ; à cette époque il a eu des fourmillements, des crampes et de l'affaiblissement de la main droite ; il venait à la policlinique du jeudi de M. le professeur Vulpian, se faire électriser et fut guéri dans l'espace de quelques jours. Pas d'excès alcooliques, pas de syphilis.

Etat actuel. — 15 janvier 1884. Malade pâle, anémique, teint terreux, plombé, subictère léger des conjonctives, liseré saturnin très manifeste, pas de tatouage des joues ou des lèvres.

Le malade entre à l'hôpital pour une paralysie saturnine des membres supérieurs.

Cette paralysie atteint les deux membres supérieurs et a envahi les muscles de l'épaule. Elle date du 17 novembre dernier, et a débuté au milieu ou vers le déclin d'une colique qui avait commencé le 15. La paralysie a été précédée de quelques petites crampes et de fourmillements dans la main, puis la faiblesse est survenue. La paralysie a envahi très rapidement les deux bras. En deux ou trois jours, il était complètement impotent de ses membres. Il y a eu depuis une amélioration notable.

Le malade se présente avec l'attitude classique de la paralysie saturnine généralisée aux membres inférieurs. Les bras pendent inertes le long du tronc, ils sont dans la rotation en dedans, l'avant-bras ne peut être fléchi sur le bras. Lorsqu'on élève l'avant-bras du malade, la main présente l'attitude caractéristique de la paralysie des extenseurs des doigts et du poignet. La main en demi pronation est pendante, et forme avec l'avant-bras un angle droit ; les doigts sont légèrement fléchis, le pouce légèrement porté en dedans vers la paume de la main, la main inclinée vers le bord cubital. L'atrophie musculaire est extrêmement prononcée surtout

à la partie postérieure de l'avant-bras où il existe une véritable
gouttière, la peau semble collée sur le ligament interosseux. A la
partie inférieure de l'avant-bras, les os de l'avant-bras font saillie
sous les téguments.

L'atrophie occupe non seulement les muscles de la région postérieure des avant-bras, mais aussi ceux de la paume de la main.
Les éminences thénar et hypothénar sont très atrophiées, il en est
de même des interosseux, en particulier du premier. Le premier

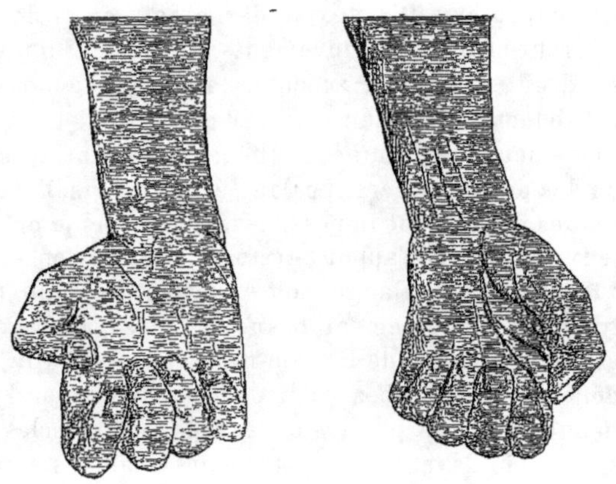

espace interosseux est très accusé, l'adducteur semble faire
défaut, il n'existe à ce niveau qu'une plicature cutanée. Cette
atrophie des petits muscles de la main, donne à celle-ci l'aspect
simien caractéristique de l'atrophie musculaire progressive.
L'atrophie est beaucoup moins prononcée à gauche qu'à droite.
Ici la peau de la paume de la main est ridée longitudinalement au
niveau de l'éminence thénar, et les saillies des tendons des fléchisseurs sont soulevés par la peau. Le premier métacarpien est situé sur
le même plan que les autres ; toute la main semble plus creuse,
plus concave, en même temps que son diamètre transversal
paraît rétréci.

L'atrophie a encore envahi le deltoïde, le biceps, le long supinateur, les sus et sous-épineux. Les pectoraux au contraire, le triceps,
les fléchisseurs de l'avant-bras, les muscles du tronc ou des
membres inférieurs, paraissent présenter leur volume et leur force
normale.

Le malade ne peut élever le bras, il ne peut fléchir l'avant-bras
sur le bras. L'extension de l'avant-bras sur le bras se fait au

contraire avec la force normale. La corde du long supinateur ne se produit pas lorsqu'on étend l'avant-bras, après l'avoir fléchi passivement et dit au malade de résister. Il existe donc une paralysie des muscles, *biceps, brachial antérieur, deltoïde et long supinateur.* Cette paralysie est plus prononcée à droite, elle respecte à gauche le long supinateur.

Le malade ne peut étendre le poignet, ni étendre les doigts, ni imprimer au poignet des mouvements de latéralité. Le seul mouvement qu'il peut exécuter est la flexion des doigts et la flexion du poignet sur l'avant-bras. Les mouvements du pouce sont absolument perdus à droite, il ne peut exécuter le plus léger mouvement d'adduction, d'abduction, d'extension ou d'opposition. Il en est de même des mouvements de l'éminence thénar et des interosseux.

L'extension des deux dernières phalanges des doigts, l'adduction et l'abduction des doigts sont impossibles, même lorsqu'on fournit aux interosseux leur point d'appui physiologique, soit en étendant passivement la première phalange, soit en posant la main à plat. Cette paralysie est certainement beaucoup plus prononcée que l'atrophie des petits muscles de la main ne le faisait prévoir.

Il existe donc en somme chez ce malade, avec la paralysie du groupe Duchenne Erb, une paralysie de tous les muscles de la région postérieure de l'avant-bras, extenseurs communs et propres des doigts et du pouce, long abducteur du pouce, cubital postérieur, radiaux, et des petits muscles de la main, éminence thénar, hypothénar et interosseux.

A droite : Perte complète de la contractilité faradique et galvanique des muscles de la main et de la région antibrachiale postérieure. Diminution de la contractilité électrique du deltoïde, biceps, brachial antérieur et long supinateur, avec réaction de dégénération. Par l'excitation du radial au niveau de la gouttière de torsion de l'humérus, on n'obtient que la contraction du muscle long supinateur : encore faut-il employer des courants de forte intensité. Par l'excitation du point d'Erb, il faut employer un courant assez fort (4 cent. d'écartement des bobines), pour obtenir une contraction des muscles du groupe Duchenne-Erb.

A gauche, le long supinateur, le long abducteur du pouce sont excitables à de forts courants, ainsi que le court abducteur du pouce et le court fléchisseur. Ces muscles sont les seuls qui se contractent à l'excitation, soit du radial au pli du coude, ou du médian au niveau du poignet.

Pas de troubles trophiques. Légère anesthésie à la face postérieure de la main et de la racine des doigts.

Cyanose des extrémités supérieures. Le malade présente en outre de l'albumine dans les urines et une affection cardiaque : rétrécissement et insuffisance mitrale, rétrécissement aortique. Pas de céphalalgie, pas de troubles de la vue, pas d'œdème ni de congestion hépatique.

Le malade reste dans le service jusqu'au mois de juillet. A cette époque la paralysie des deltoïdes, biceps, brachial antérieur et long supinateur a complètement disparu, le malade a récupéré quelques légers mouvements d'extension des doigts, d'abduction du pouce, mais l'atrophie est restée à peu près telle qu'elle était en janvier 1884.

Le malade rentre de nouveau à l'hôpital, le 17 décembre de la même année, pour des accidents d'asystolie. Les accidents paralytiques et atrophiques, sont restés les mêmes qu'à la sortie du malade en juillet, l'aspect de la main est toujours simien, la griffe toujours accusée. Les troubles électriques sont toujours les mêmes, il existe cependant un léger retour de la contractilité faradique, dans les muscles extenseurs communs des doigts, et long abducteur du pouce.

Cette atrophie persiste avec ces symptômes jusqu'à la mort du malade, qui survint en juillet 1885 par asystolie cardiaque. Albuminurie, diminution de la quantité d'urine. Anasarque, congestion hépatique, pouls veineux hépatique et jugulaire. Congestion et œdème pulmonaire, etc, etc.

Autopsie : *Néphrite interstitielle. Petit rein granuleux. Hypertrophie et dilatation du cœur. Rétrécissement aortique et mitral.* Insuffisance tricuspide, sclérose du myocarde. Foie cardiaque. Emphysème et œdème pulmonaire.

M. Letulle, suppléant de M. le professeur Vulpian, a bien voulu nous abandonner l'examen des muscles des nerfs et de la moelle. Les deux membres supérieurs ont été disséqués en entier.

Membre supérieur droit. Système musculaire. Les muscles atrophiés sont à droite, le deltoïde, biceps, brachial antérieur et long supinateur qui présentent une coloration rosée, tranchant nettement sur la coloration normale du triceps, du grand pectoral et des muscles de la région postérieure de l'épaule, ou ceux de l'abdomen ou de la cuisse. L'atrophie de ces muscles est relativement peu prononcée, lorsqu'on les compare à celle des muscles de la région postérieure de l'avant-bras ou de la main.

Les fléchisseurs des doigts, les grand et petit palmaires, le rond pronateur sont normaux. Les muscles radiaux, extenseur commun des doigts et propre de l'index et du petit doigt, présentent une coloration blanc jaunâtre, une coloration uniforme de vieille cire, et ne sont reconnaissables qu'à la direction de leurs fibres. Nulle part on ne constate l'existence de stries rosées ou rougeâtres indiquant la présence de fibres musculaires moins altérées. Le long abducteur du pouce, le long et le court extenseur du pouce présentent une coloration rosée. Ils sont très atrophiés.

Les petits muscles de la main sont très atrophiés. Les muscles de l'éminence thénar, l'adducteur du pouce, les interosseux présentent une teinte rose pâle, l'hypothénar une teinte rougeâtre, le court abducteur est blanc et réduit à une mince lamelle presque transparente, et qui n'est reconnaissable qu'à la direction de ses fibres.

A gauche, l'atrophie et la dégénérescence sont peut-être moins prononcée; les muscles du groupe Duchenne-Erb présentent leur coloration normale, il en est de même du long abducteur du pouce, des extenseurs du pouce, du cubital postérieur. Les muscles de l'éminence hypothénar et les interosseux, présentent une coloration rosée et sont moins atrophiés qu'à droite. Les extenseurs communs des doigts, les radiaux, les extenseurs propres de l'index et du petit doigt, les muscles de l'éminence thénar, le premier interosseux, l'adducteur du pouce présentent une teinte blanc grisâtre et sont extrêmement atrophiés.

NERFS. — Le radial dans son trajet antibrachial, présente une coloration grisâtre assez prononcée, surtout au niveau des branches motrices. Le tronc même du radial, présente une coloration blanche presque normale, mais on trouve sur les deux nerfs radiaux, au niveau du pli du coude immédiatement au-dessous du rameau du long supinateur, une plaque grise rosée, translucide, comparable aux îlots de sclérose médullaire ou bulbaire, de la sclérose en plaques. La plaque est symétrique et bilatérale ; elle ne comprend pas toute l'épaisseur du nerf, n'occupe que sa périphérie antérieure et pénètre de deux millimètres environ dans l'épaisseur du nerf.

Les nerfs cubitaux, médians, musculo-cutané, les circonflexes, le plexus brachial des deux côtés ne présentent nulle part de plaque grise analogue. Les nerfs médian et cubital sont normaux dans leur trajet brachial et antibrachial ; dans la région palmaire, les branches musculaires présentent une teinte grisâtre.

Tout le plexus brachial droit avec les nerfs attenant jusqu'au niveau du poignet, a été enlevé et durci dans le bichromate d'ammoniaque.

Examen microscopique. Cet examen a porté :

1° Sur les muscles atrophiés et dégénérés.

Dejerine.   8

2° Sur les nerfs intra-musculaires et cutanés.

3° Sur toutes les branches terminales du plexus brachial depuis leur terminaison jusqu'aux ganglions spinaux.

4° Sur les racines médullaires des cinq derniers nerfs cervicaux et premier dorsal.

5° Sur la moelle.

Muscles. Examinés à l'état frais, après dissociation dans l'alcool au tiers, et après durcissement soit dans l'alcool, soit dans la liqueur de Müller. L'examen a porté sur les *muscles de la région antibrachiale postérieure* (radiaux, extenseurs communs et propres des doigts, cubital postérieur, long abducteur du pouce) sur les *interosseux* le *court abducteur*, le *court fléchisseur*, *l'adducteur du pouce* et *l'opposant*, sur le *long supinateur*, le *deltoïde*, le *biceps*.

On peut suivre dans ces muscles toutes les formes anatomiques connues de l'atrophie musculaire chronique, depuis la diminution de volume simple de la fibre musculaire avec conservation de la striation transversale, jusqu'à la gaine de sarcolemme absolument vide. Cette atrophie est accompagnée d'une multiplication considérable des noyaux du sarcolemme. On ne constate qu'exceptionnellement dans quelques fibres, des granulations soit pigmentaires, soit albumineuses, soit graisseuses. Dans les muscles très atrophiés, comme les extenseurs des doigts, un certain nombre de faisceaux primitifs présentent un aspect moniliforme, dû à la distension de la gaine de sarcolemme vide de substance musculaire, par des amas de noyaux musculaires. Ailleurs l'aspect moniliforme tient, à ce que la substance musculaire est pour ainsi dire, sectionnée de place en place, par les noyaux augmentés de volume et de nombre.

Dans d'autres muscles, on trouve à côté de ces altérations, un degré d'atrophie encore plus prononcée. Ainsi dans les muscles de la région postérieure du bras, dans le court abducteur du pouce, on trouve de place en place, des gaînes de sarcolemme vide de leur contenu de substance musculaire, et contenant des noyaux en série linéaire, représentant pour ainsi dire la dernière étape du processus atrophique. D'autres fois encore, et en particulier dans les muscles du thénar gauche, on trouve dans des gaînes de sarcolemme presque vides de leu contenu, des éléments fusiformes vaguement striés en travers, avec de nombreux noyaux, et qui sont peut-être des fibres musculaires en voie de régénération.

L'altération des faisceaux primitifs est essentiellement diffuse et irrégulièrement disséminée. A côté des faisceaux intacts ou presque intacts, on en trouve d'autres à peine diminués de volume, d'autres extrêmement atrophiés. Ailleurs encore, des gaînes vides ou des fibres atrophiées, présentent une prolifération énorme de leurs noyaux. Le tissu conjonctif présente des altérations légères, il existe sur les coupes transversales un léger degré de myosite interstitielle sans sclérose véritable. Les vaisseaux, en particulier les artérioles, présentent un certain degré d'endo et de péri-artérite. Les *nerfs intramusculaires* ont été examinés à l'état frais par dissociation, après action de l'acide osmique et du picro-carmin. L'examen a porté sur les nerfs des muscles extenseur commun et propre, radiaux, thénar, long supinateur, interosseux et hypothénar.

Les nerfs des radiaux et des extenseurs communs des doigts, c'est-à-dire des muscles extrêmement atrophiés et dégénérés, présentent les différentes périodes d'altération de la névrite parenchymateuse. Les tubes complètement sains sont rares et exceptionnels. Les tubes en voie de dégénération wallérienne, distendus de place en place par des amas de myéline fragmentée et des noyaux multipliés sont rares également. Tout le nerf est formé pour ainsi dire de gaînes vides, sans trace de cylindre axe ou de myéline, et distendu de place en place par un noyau.

Dans les nerfs des muscles interosseux, extenseur, adducteur du pouce, long abducteur du pouce, hypothénar, les gaînes vides sont encore assez nombreuses, les tubes sains de gros calibres sont rares, les tubes de petits calibre, qui sont peut-être des nerfs en voie de régénération sont plus fréquents, les tubes en voie d'altération sont rares également.

Dans les nerfs intramusculaires du long supinateur, biceps, brachial antérieur et deltoïde, on constate à côté des tubes nerveux, volumineux et normaux, un grand nombre de tubes de petit calibre, quelques gaînes vides et quelques tubes en voie d'altération, dans lesquels la myéline est fragmentée, et dans lesquels le cylindre axe est conservé ; il s'agit ici de la névrite périaxile décrite par M. Gombault. Ces altérations sont surtout prononcées dans les dernières ramifications nerveuses musculaires. Elles sont beaucoup moins nettes et moins accusées, lorsqu'on examine les rameaux musculaires.

Ces différences d'une préparation à l'autre, tiennent évidemment à la distribution de la lésion. Par les dissociations, on ne peut se rendre compte ni de la topographie de la lésion, ni de sa distribution, car il est, pour ainsi dire, impossible de dissocier tous les tubes d'un tronc nerveux un peu volumineux : aussi faut-il avoir recours aux coupes transversales et longitudinales.

b. Les branches terminales du plexus brachial, ont été examinées depuis l'articulation du poignet, jusqu'au plexus brachial. Les coupes faites au microtome, ont été pratiquées sur toute la longueur des nerfs radial, cubital et médian, de *centimètre en centimètre*.

Nerf radial. Toutes les coupes du radial faites au-dessous de la plaque grise, présentent à peu près le même degré d'altération. Partout le nombre des tubes malades et des gaînes vides l'emporte de beaucoup sur celui des tubes sains. Les tubes de gros calibre sont exceptionnels, les tubes de petit calibre un peu plus nombreux.

Ces altérations sont à peu de chose près les mêmes, dans toute la longueur du trajet antibrachial du radial.

Sur une coupe du radial faite au niveau du pli du coude, et au niveau de la plaque grise, on compte 8 faisceaux dont 4 de grand diamètre, deux moyens et deux petits. Dans l'un des faisceaux de grand diamètre qui correspond, d'après la superposition des coupes, à la branche cutanée du radial et dans les deux petits faisceaux, le nombre des tubes sains, et celui des gaînes vides sont à peu près égaux. Dans les trois autres gros faisceaux et dans les deux moyens, les gaînes vides l'emportent de beaucoup sur les tubes sains. A ce niveau on peu considérer que les quatre cinquièmes des fibres ont disparus. Peu de névrite interstitielle.

Nerfs cutanés. Les mêmes altérations existent dans la branche cutanée du radial. On constate la présence d'un nombre assez considérable de gaînes vides et de tubes de petit calibre. Les branches cutanées du brachial cutané interne, du musculo-cutané ou du cubital, ne présentent qu'exceptionnellement une ou deux gaînes vides.

Troncs nerveux. — *a*) Le radial gauche est examiné par dissociation après séjour dans l'acide osmique et le picro-carmin. Suivant les points du radial que l'on examine, on trouve des aspects absolument différents ; tantôt en effet on ne constate par préparation, presque uniquement que des tubes en voie d'altération et des gaînes vides. Ailleurs encore les gaînes vides prédominent.

Les gaînes vides et les tubes nerveux de petit calibre sont disséminés au milieu de tubes sains ; ils ne forment pas un cordon continu dans l'intérieur du nerf, cordon facile à retrouver dans les différentes hauteurs. Ils sont au contraire très disséminés et leur recherche devient difficile, dès que le nombre des tubes sains devient prépondérant.

Immédiatement au-dessus de la plaque grise, le nerf radial ne

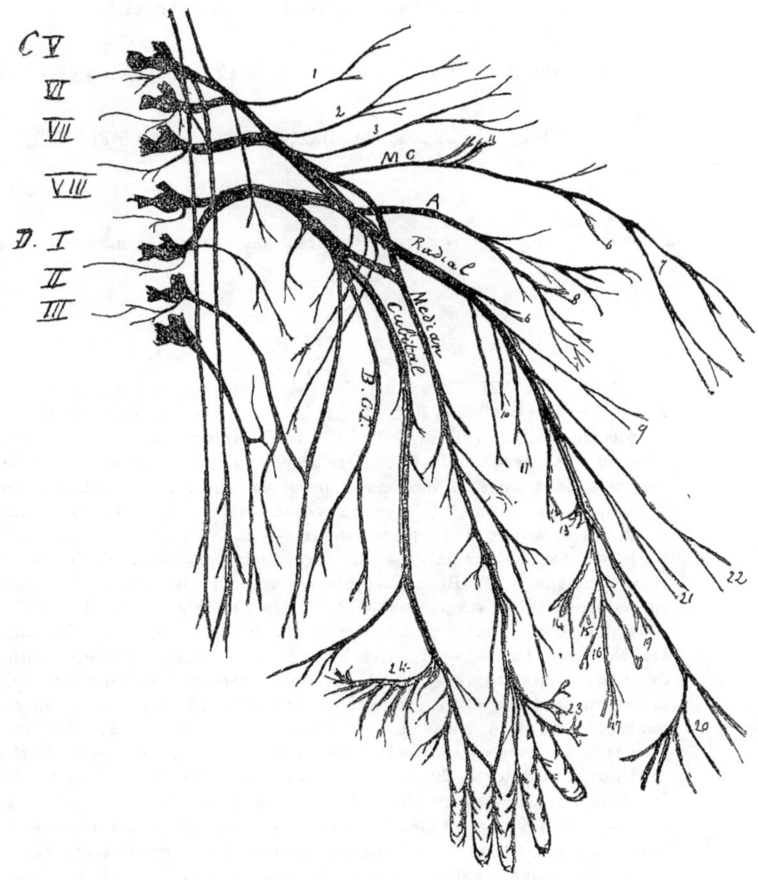

C V
VI
VII
VIII
D. I
II
III
M C
A
Radial
Median
Cubital
B.C.I.
1
2
3
4
5
6
7
8
9
10
11

DISTRIBUTION DES LÉSIONS DU PLEXUS BRACHIAL

ET DE SES BRANCHES TERMINALES

Constatées à l'autopsie du malade de l'Observation IX, p. 108.

(SCHÉMA DU PLEXUS BRACHIAL, DESSINÉ D'APRÈS FLOWER)

Les nerfs colorés en rouge représentent les nerfs dégénérés et atrophiés

---

C. V. VI. VII. VIII : Troncs nerveux des cinquième, sixième, septième et huitième paires cervicales — D. I. II. III : Troncs nerveux des premières, deuxième et troisième paires dorsales. — M. C : Nerf musculo-cutané. — A : Nerf axillaire ou circonflexe. — B. C. I : Nerf brachial cutané interne. — A gauche du dessin les deux nerfs qui descendent parallèlement, représentent, le premier, le phrénique ; le second, le nerf du grand dentelé. 1. Nerf du rhomboïde. — 2. Nerf du sus et du sous-épineux. — 3. Nerf du grand pectoral. — 4. Nerfs du coraco-brachial. — 5. Nerf du biceps. — 6. Nerfs du brachial cutané interne. — 7. Branches cutanées du musculo-cutané, destinées à la région externe de l'avant-bras. — 8. Nerfs du deltoïde. — 9. Branche cutanée du radial, destiné à la partie externe du bras. — 10. Nerf du triceps. — 11. Nerf de l'anoné. — 12. Nerf du premier radial externe. — 13. Nerf du court supinateur. — 14. Nerfs de l'extenseur commun des doigts et propre du petit doigt, et du cubital postérieur. — 15. Nerf de l'extenseur propre de l'index. — 16. Nerf du long extenseur du pouce. — 17. Nerf du court extenseur du pouce. — 18. Nerf du long abducteur du pouce. — 19. Nerf du second radial externe. — 20. Branche cutanée superficielle du radial, destinée à la partie dorsale du pouce, de l'index et du médius. — 21. Nerf du long supinateur. — 22. Branche cutanée du radial destinée à la région externe et postérieure de l'avant-bras. — 23. Branches du médian destinées aux muscles de l'éminence thénar : court abducteur du pouce opposant, court fléchisseur. — 24. Branche profonde du cubital, destinée aux muscles de l'éminence hypothénar, aux deux derniers lombricaux, aux interosseux dorsaux et palmaires et à l'adducteur du pouce.

présente que 5 faisceaux. La coupe du radial est plus large, plus volumineuse qu'au niveau de la plaque grise, ce qui tient à ce que ces faisceaux sont beaucoup plus volumineux que les faisceaux correspondants de la plaque grise, et que le *nombre des tubes sains l'emporte sur celui des gaînes vides.*

Au fur et à mesure que l'on s'approche du plexus brachial, les gaînes vides et les tubes de petit calibre, deviennent de moins en moins nombreux.

Cependant on peut encore déceler de rares gaînes vides et des tubes de petit calibre, dans la branche moyenne du plexus, dans le tronc réuni des deux branches moyenne (radial et circonflexe) et externe (musculo-cutané et racine externe du médian), jusqu'à la jonction des trois racines supérieures du plexus brachial. Au-delà, c'est-à-dire dans les tronc des 5e, 6e, et 7e nerfs cervicaux, il n'est plus possible de constater des fibres de petit calibre, ou des gaînes vides, soit qu'elles n'existent plus, qu'elles fassent complètement défaut, soit que, du fait de leur petit nombre, elles se trouvent comme perdues au milieu des fibres saines et difficiles à retrouver.

Cubital. Le cubital est coupé et examiné de centimètre en centimètre, depuis l'articulation du poignet jusqu'au-delà du plexus. Les lésions extrêmement prononcées au niveau de l'articulation du poignet, diminuent au fur et à mesure que l'on se rapproche du plexus. Les gaînes vides et les fibres de petit calibre se retrouvent de plus en plus réduites comme nombre, dans le trajet brachial du cubital, et disparaissent au niveau de la fusion du cubital avec la racine interne du médian. Elles font complètement défaut dans la branche interne du plexus brachial. Dans le tronc formé par l'union des deux racines inférieures du plexus brachial (8e cervicale et 1re dorsale), on retrouve quelques gaînes vides, et quelques fibres de petit calibre irrégulièrement, disséminées. Ces fibres altérées viennent probablement du radial par la branche moyenne du plexus (voyez schéma).

Médian. Le tronc du médian est très peu altéré. Au niveau de l'articulation du poignet, on constate la présence d'un certain nombre de gaînes vides et de tubes nerveux en voie d'altération. Mais ces altérations disparaissent rapidement, et le nerf est absoument normal dans tout le trajet brachial du médian, ainsi que dans la moitié supérieure de son trajet antibrachial.

Plexus brachial. Comme nous l'avons dit plus haut, on pouvait constater quelques rares gaînes vides dans le plexus brachial, au niveau de la branche formée par les 5e, 6e et 7e nerfs cervicaux, et la branche formée par le 8e nerf cervical et le premier dorsal.

Mais dans les racines mêmes du plexus, c'est-à-dire dans les troncs étendus du trou de conjugaison jusqu'au plexus proprement dit, on ne peut déceler la moindre altération. Pas de névrite interstitielle ; légère endartérite, pas d'hémorrhagies interfasciculaires.

Racines antérieures. Les racines antérieures des paires cervicales examinées, soit à l'état frais par dissociation, et après l'action de l'acide osmique et du picro-carmin, soit sur des coupes transversales avec la moelle englobée dans la celluloïdine, nous ont toujours paru saines dans nos nombreuses préparations, lorsque nous les avons comparées aux figures que nous devons à Siemerling.

Moelle. — La moelle a été durcie dans le bichromate d'ammoniaque, les coupes colorées soit à la méthode de Weigert, soit au carmin ammoniacal neutre, soit au carmin aluné ou boraté.

Toute la moelle cervicale ainsi que la moelle dorsale supérieure, ont été coupées dans toute la hauteur. De nombreuses coupes ont été faites et examinées, afin de ne laisser échapper aucun point de la moelle cervicale, et d'échapper au reproche d'Erb, « que l'examen ne porte en général pas sur la partie supérieure du renflement cervical, qui est souvent plus ou moins altérée par le marteau » !

Les méninges sont normales, les vaisseaux un peu épaissis, les tractus conjonctifs inter et intra-médullaires, sont épaissis et paraissent plus nombreux qu'à l'état normal, et tels que Duplaix et Lejars les ont constatés, soit chez d'anciens saturnins, soit chez des vieillards ou des scléreux.

La substance grise, la substance blanche ne présentent rien d'anormal dans toute la hauteur de la moelle. Les cellules motrices des cornes antérieures sont aussi nombreuses, aussi volumineuses qu'à l'état normal. Leurs prolongements sont bien développés, leur pigmentation peu prononcée. Nulle part on ne rencontre des cellules altérées, déformées ou présentant des vacuoles. Nulle part on ne constate la trace d'une inflammation aiguë ou subaiguë, ou des altérations rappelant celles de la poliomyélite. La structure de la substance grise est absolument normale; on ne rencontre ni cellules embryonnaires, ni corps granuleux, ni cellules araignées en plus grand nombre qu'à l'état normal, ni gonflement du cylindre-axe.

Observation X (personnelle).

Type Aran-Duchenne partiel intéressant à droite les muscles court abducteur, adducteur, court fléchisseur du pouce, et les interosseux dans leur mouvement d'abduction et d'adduction des doigts. — Main simienne. — Arthropathies des têtes métacarpiennes. — Paralysié et atrophie saturnine classique, parésie des radiaux, paralysie des extenseurs commun des doigts et propres de l'index, du pouce et du petit doigt. — Parésie et atrophie du deltoïde. — Intégrité des autres muscles du groupe d'Erb. — Intégrité du long abducteur du pouce, de l'éminence hypothénar et de tous les muscles de la région antérieur de l'avant-bras.

A gauche, parésie des radiaux. — Paralysie des extenseurs commun et propres des doigts. — Paralysie et atrophie de l'adducteur du pouce et du premier interosseux dorsal. — Altération de la contractilité faradique et galvanique des muscles et des nerfs. — Contraction idio-musculaire. — Intégrité de la sensibilité. — Réaction de dégénérescence dans les muscles du groupe Erb, dont le deltoïde seul est touché dans sa contractilité faradique et volontaire.

Le nommé Desgr.... Pierre, âgé de 63 ans, peintre en bâtiment entre le 16 août 1884, à l'Hôtel-Dieu, salle Saint-Denis, nº 30, service de M. le prof. Vulpian, suppléé par M. le Dr Déjérine.

Antécédents héréditaires. — Père mort à 52 ans par accident. Mère morte à la ménopause. Un frère tué sous les drapeaux, une sœur brûlée. Un frère bien portant.

Antécédents personnels. — Pas de scrofule, pas de fièvres éruptives. Pas d'impaludisme ni de rhumatisme. Il y a 25 ans, fracture du premier métacarpien droit. Deux pneumonies· *Alcoolique.* Pituites, rêves professionnels, terrifiants, etc. Peintre en bâtiment depuis l'âge de 11 ans. Jamais de coliques ni de symptômes d'encéphalopathie saturnine.

Il y a deux ans, le malade fut atteint pour la première fois de *paralysie saturnine double*, plus prononcée à droite ; chute du poignet, paralysie des extenseurs des doigts. Il entre à la Charité où il est soigné pendant deux mois par des bains sulfureux ; de là il est envoyé à Vincennes et six mois après le début de sa paralysie, la guérison est complète, le malade reprend son travail de peintre en bâtiment, qu'il exécute aussi facilement et avec autant de force qu'auparavant.

Le 20 juillet 1884, debout sur son échelle, le malade est occupé à laver les murs. L'échelle glisse, il tombe de telle sorte que tout le poids de l'échelle porta sur le côté droit et sur la moitié droite de la face. (Il porte sur la lèvre inférieure une cicatrice longi-

tudinale, linéaire). Point de côté violent. Cette chute était bien
due à un accident et non pas à un phénomène d'encéphalopathie
saturnine, car il n'éprouva avant cet accident, ni vertige, ni éblouis-
sement, ni céphalalgie, ni perte de connaissance.

Huit jours après la chute, les deux mains se mettent à trembler
et quatre jours plus tard, il éprouve une certaine faiblesse des deux
mains et de la difficulté à relever son poignet. A la même époque
il s'aperçoit de l'amaigrissement progressif des mains, sans pouvoir
préciser toutefois la date exacte du début de l'atrophie. Le malade
entre à l'hôpital trois semaines après le début de la paralysie.

Etat actuel 16 août 1884.

Vieillard peu intelligent, non cachectique. à système musculaire
assez bien développé, peu d'adipose sous-cutané. Pas d'œdème des
membres inférieurs, varices superficielles et capillaires à la face
interne des deux jambes. Pas d'atrophie des membres inférieurs.
Face rouge, cicatrices d'acné au nez, veinosités des pommettes.
Arc de gerontoxon dans les quatre cinquièmes supérieurs du
cercle cornéen. Radiales athéromateuses. Poitrine globuleuse,
signes d'emphysème pulmonaire et de bronchite chronique. Rien
au cœur. Liseré saturnin bien marqué

Le malade se présente avec une attitude particulière des deux
mains. Lorsqu'on élève l'avant-bras, les deux mains tombent légè-
ment sur l'articulation radio-carpienne, sans toutefois former un
angle droit. Les doigts sont légèrement fléchis sur la paume de la
main, le pouce légèrement porté en dessous; les deux mains portées vers le bord cubital. On est tout de suite frappé par la *proémi-
nence des têtes métacarpiennes*, ainsi que par l'*atrophie du premier
espace interosseux dorsal, d'une partie de l'éminence thénar droite
(court abducteur et adducteur du pouce)* et de l'*atrophie de l'abducteur du pouce à gauche.*

Le malade présente un léger *tremblement* menu, oscillatoire
de haut en bas et légèrement de droite à gauche, existant à l'état
de repos, mais s'accentuant à l'occasion des mouvements volontaires, sans augmenter d'intensité lorsque le malade s'approche du
but à atteindre.

Ce tremblement est du reste fort variable; il existe aussi bien le
matin que le soir, mais il s'accentue vers la fin de la journée, surtout après une journée de travail et de fatigue.

Quelquefois il n'est accusé qu'à l'occasion des mouvements intentionnels; mais il suffit alors de faire faire quelques efforts musculaires au malade, pour voir immédiatement le tremblement augmen·

ter et persister pendant un certain temps à l'état de repos. Il ne
paraît pas être influencé par l'émotion.

Membre supérieur droit. — Il ne semble pas exister d'atrophie
notable du bras, de l'épaule, du grand pectoral, cependant le *deltoïde* semble être *atrophié*; il est certaincment moins développé
que le deltoïde gauche et l'atrophie est d'autant plus marquée, que
les muscles voisins ont conservé leur volume normal. A l'avant-
bras il existe une atrophie très nette de la région postérieure, au
niveau des radiaux.

Atrophie très marquée *du premier espaçe interosseux dorsal,* les
autres espaces sont beaucoup moins atrophiés; le *quatrième* seul
présente un méplat incontestable. Pas de tumeur dorsale du métacarpe.

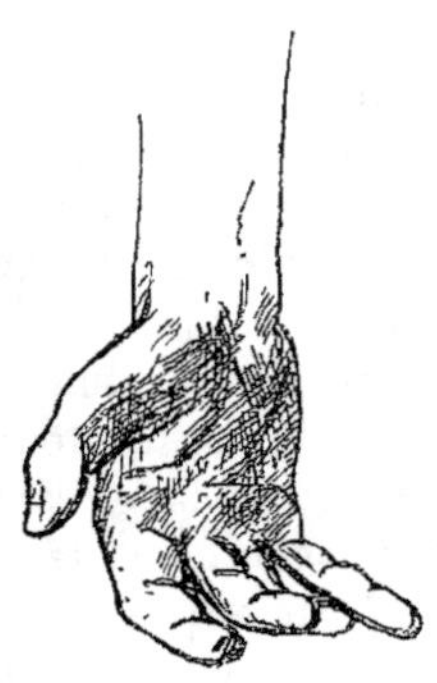

Face palmaire. — Début de rétraction de l'aponévrose palmaire,
cordes tendineuses se prononçant dès que l'on étend passivement
les doigts, induration de la peau de la paume de la main, de la ligne
inférieure de l'M palmaire. *Atrophie* très notable du *court abducteur du pouce,* atrophie également très nette de l'*adducteur du
pouce.* L'éminence thénar se trouve ainsi réduite au court fléchis
seur du pouce, au-dessus et au-dessous duquel il existe un méplat
très marqué par suite de l'atrophie des muscles précités. Pas
d'atrophie de l'éminence hypothénar.

Lorsqu'on cherche à se rendre compte des mouvements exécutés par le malade et de la force musculaire avec laquelle il
les exécute, on les trouve conservés dans le grand pectoral, le
triceps, le biceps et le long supinateur. La contraction du deltoïde se fait avec moins de force qu'à gauche, il résiste beaucoup
moins lorsqu'on cherche à abaisser le bras étendu à l'horizontale.

L'extension dorsale du poignet ne peut être exécutée que faiblement, le malade relève cependant le poignet au-dessus d'une ligne horizontale. Les fléchisseurs se contractent normalement et avec force, surtout si on les met dans des conditions favorables en étendant passivement le poignet.

Les mouvements de pronation et de supination s'exécutent facilement. La main peut être fortement portée en abduction cubitale ; de là elle peut facilement être ramenée vers la ligne médiane, mais elle ne peut la dépasser ni se porter en abduction vers le bord radial ; tous les mouvements passifs sont facilement exécutés.

Les mouvements de flexion des doigts s'exécutent facilement. Il n'en est pas de même des mouvements d'extension. Lorsqu'on cherche à faire étendre les doigts, on ne modifie en rien la position fléchie de la première phalange (paralysie de *l'extenseur commun*), tandis que les deux dernières phalanges du deuxième et troisième doigt s'étendent complètement, celles du quatrième et du cinquième presque complètement (action des interosseux). La conservation des interosseux devient nettement apparente lorsqu'on maintient étendue la première phalange, rendant ainsi aux interosseux leur point d'appui physiologique ; dans cette position, l'extension des deux dernières phalanges s'exécute facilement même avec force. Il n'en est pas de même des mouvements d'abduction et d'adduction des doigts, qui ne sont que fort incomplètement exécutés même lorsque la main est à plat.

Le pouce est placé sur la même place que les métacarpiens, donnant ainsi à la main une apparence simienne d'autant plus marquée, que l'atrophie de l'éminence thénar est très nette. L'adduction simple, l'extension, l'opposition du pouce sont impossibles. Les seuls mouvements exécutés sont des mouvements d'adduction et de flexion, mouvements qui semblent se faire par le long abducteur et le long et le court fléchisseur du pouce. En effet le malade fléchit la troisième phalange sur la première, celle-ci sur le métacarpien, et rapproche le premier métacarpien de l'axe de la main en lui faisant exécuter un très léger mouvement d'adduction.

En résumé, nous nous trouvons donc ici en présence d'une paralysie complète des exteseurs communs des doigts et propres de l'index, du pouce et du petit doigt, d'une parésie des radiaux et du deltoïde, et d'une paralysie et atrophie type Aran-Duchenne partiel, intéressant les muscles de l'éminence thénar, les interosseux, dans leur mouvement d'abduction et d'adduction des doigts, avec intégrité de l'éminence hypothénar.

Il existe une saillie très prononcée de la tête des premier, deuxième et troisième métacarpiens, saillie qui tient non pas à l'atrophie des espaces interosseux, laquelle n'est que peu intense pour le deuxième et troisième espace, ainsi que nous l'avons signalé plus haut, mais qui est due incontestablement à un véritable épaississement des têtes métacarpiennes, à une véritable arthopathie, en tout semblable à celle que l'on observe dans certaines lésions trophiques. Pas de tumeur dorsale. Pas d'altération de la peau, du système fibreux, etc. Exagération de la contraction idio-musculaire dans les muscles paralysés et parésiés.

Membre supérieur gauche. — Deltoïde, grand pectoral, biceps, triceps, long supinateur, fléchisseurs conservés.

Léger méplat à la région postérieure de l'avant-bras, les mouvements des radiaux ne s'exécutent que faiblement, quoique l'extension du poignet puisse être exécutée au-dessus d'une ligne horizontale.

Conservation des mouvements de flexion, de pronation, de supination, d'adduction du poignet.

L'extension de la première phalange est impossible. Les mouvements d'abduction du pouce ne se font qu'incomplètement. Les mouvements d'adduction du poignet s'exécutent facilement. Flexion du pouce conservée. Atrophie de la partie inférieure de l'éminence thénar (adducteur du pouce). Pas d'atrophie du court abducteur, ni du court fléchisseur; les mouvements d'abduction avec opposition sont possibles et faciles à exécuter, les 'mouvements d'adduction simple sans opposition concomitante ne le sont que fort incomplètement. Atrophie du premier espace interosseux dorsal. Pas de méplat des autres espaces interosseux.

MENSURATIONS

	Droit	Gauche
Bras à 12 cent. au-dessus de l'épicondyle........	22 c.	21 1|2 c.
Avant-bras à cent. au-dessous de l'épicondyle...	21 1|2 c.	21 c.
— à 12 cent. — —	18 c.	18 c.
— à 20 cent. — —	15 c.	15 1|2 c.

La sensibilité cutanée explorée avec grand soin, ne dénote aucun trouble appréciable dans ces différents modes (contact, piqûre, température).

Pas de troubles de la vue, ni des sens, pas d'hémianesthésie sensitivo-sensorielle.

EXAMEN ÉLECTRIQUE.

I. *État de la contractilité faradique* (Appareil à chariot Dubois-Raymond).

Contractilité musculaire. — *Minimum d'excitation Méthode polaire.*

	22 août 1884		20 septembre	
	Droit	Gauche	Droit	Gauche
Deltoïde..................	6 1|2	9	6	8 1|2
Grand pectoral	10 1|2	10 1|2	10 1|2	10
Triceps	10 1|2	10	10	10
Biceps..........	11	12	10 1|2	11 1|2
Long supinateur.......... ..	9 1|2	10	9 1|2	10
Radiaux....................	8	5 1|2	7 1|2	4 1|2
Extenseur commun des doigts,	1 1|2	0	0	0
Extenseur propre du petit doigt	6 1|2	0	0	0
Cubital postérieur.............	9	9	8	8
Long abducteur du pouce....	10	8	8 1|2	9 1|2
Court extenseur du pouce.....	0	0	5	0
Long extenseur du pouce.....	0	0	0	0
Extenseur propre de l'index...	0	0	0	0
Rond pronateur.............	9	9	9	9
Grand palmaire	9 1|2	9 1|2	9 1|2	9
Fléchisseurs communs..... ..	10	10 1|2	9 1|3	10
Fléchisseur propre du pouce..	8 1|2	7 1|2	8 1|2	7 1|2
Cubital antérieur			9	8

Eminence thenar

	Droit	Gauche	Droit	Gauche
Court abducteur du pouce....	0	8	0	9
Court fléchisseur du pouce....	7 1|2	8 1|2	7 1|2	8 1|2
Adducteur du pouce.........	5	7 1|2	5 1|2	7 1|2
Eminence hypothénar.........	8	8	8	8
Premier interosseux dorsal...	6	9	6 1|2	9 1|2
Deuxième interosseux dorsal..	8 1|2	9	7 1|2	8 1|2
Troisième interosseux dorsal..	9 1|2	8	9 1|2	9 1|2
Quatrième interosseux dorsal..	8	9	8	9

Excitabilité des nerfs. Méthode polaire. Le RADIAL droit au *pli du coude* ne donne à 9 1/2 cent. d'écartement des bobines, qu'une contraction du *long supinateur* et du *long abducteur du pouce*. Il faut arriver à la superposition des deux bobines, pour voir apparaître des contractions dans l'extenseur commun des doigts et l'extenseur propre du petit doigt. Même avec de très forts courants, on n'obtient aucune contraction des extenseurs propres du pouce et de l'index.

Dans *l'aisselle*, contraction du *triceps, long supinateur, long abducteur du pouce* à 9 cent. d'écartement. Contraction de *l'extenseur commun des doigts* à 1/2 cent. d'écartement.

Le MÉDIAN *au dessus du poignet*, au pli du coude ou dans l'aisselle, ne donne *aucune contraction du court abducteur du pouce*. Il faut un courant de 6 cent. d'écartement pour voir la contraction du *court fléchisseur du pouce*, s'associer à celle des muscles de de l'avant-bras animés par le médian.

On obtient par l'électrisation du CUBITAL au-dessus du poignet une contraction *des interosseux* et de *l'adducteur* du pouce à 4 cent. d'écartement. A 5 cent. les interosseux se contractent, moins l'adducteur du pouce et le premier interosseux dorsal.

Il faut, à l'électrisation du *point d'Erb* dans le creux sus-claviculaire, un courant de 4 1/2 cent. d'écartement, pour la contraction du deltoïde. Avec des courants plus faibles, le biceps brachial antérieur, le long supinateur se contractent seuls.

A *gauche* on n'obtient avec les plus forts courants, aucune contraction des extenseurs commun et propres des doigts, par l'électrisation du RADIAL au pli du coude et dans l'aisselle. Le long supinateur, le triceps et le long abducteur du pouce, sont les seuls muscles qui se contractent.

Le MÉDIAN au-dessus du poignet donne à 7 cent. la contraction de l'éminence thénar. Le *cubital* à 9 cent. donne celle des interosseux, à 6 cent. il se joint celle de l'adducteur du pouce.

Les muscles du point d'Erb se contractent à 8 cent.

2. *Etat de contractilité galvanique.* — Appareil à 40 éléments au sulfate de cuivre avec collecteur Trouvé. — *Méthode polaire.*

	Droit		Gauche	
	KaSZ NFC	AnSZ PFC	KaSZ NFC	AnSZ PFC
Deltoïde..	25 El	15	20	25
Grand pectoral................	20*	20	20	25
Triceps.................	20	25	20	25
Biceps	12	10	10	25
Long supinateur..............	20	20*	20	25
Radiaux....	20	20*	25	15
Extenseur commun des doigts...	0	25	20	12
Extenseur propre du petit doigt .	0	25	20	12
Cubital postérieur	30	20	25	25*
Long abducteur du pouce.......	20	25	20	25
Court extenseur du pouce	20	20*	25	20
Long extenseur du pouce........	20	20*	25	20
Extenseur propre de l'index......	17	20	20	12

Rond pronateur.,,,,........	20	25	25*	25
Grand palmaire.................	20	25	25*	22
Cubital antérieur	20	25	25*	25
Fléchisseurs commun..........	20	25	25*	25

Eminence thénar

Court abducteur du pouce	0	40	25	30
Court fléchisseur du pouce.......	0	40	25	35
Adducteur du pouce...........	0	30	25	30
Eminence hypothénar	30	40	35*	35
Premier interosseux dorsal... ,.	0	22	25'	25
Deuxième interosseux dorsal.....	30	30	20	35
Troisième interosseux dorsal....	20	22	35	40
Quatrième interosseux dorsal....	25	30	35	40

(*) Contraction plus forte.

Il existe donc ici en résumé une *abolition* de la *contractilité fara-dique* des muscles *extenseurs communs et propres des doigts gauches*, *des extenseurs propres du pouce et de l'index* et du *court abduc-teur des pouces droits*. Une *diminution* dans les *deltoïdes, radiaux, extenseur propre du petit doigt, court fléchisseur et adducteur du pouce et premier interosseux dorsal droits* et des *radiaux gauches*. Enfin une *diminution considérable* de *l'extenseur commun des doigts droits*.

Nous trouvons avec les courants galvaniques, la *réaction de dé-générescence* dans les *deltoïde, biceps, long supinateur droit*, groupe des *muscles Duchenn-Erb, dont le deltoïde présentait seul de l'atro-phie, de la diminution de la force et de la diminution à l'excitation faradique*.

La réaction de dégénérescence se retrouve dans les *radiaux extenseurs communs et propres des doigts* des deux côtés. Enfin à *droite* dans les muscles de *l'éminence thénar* et dans les *deux pre-miers interosseux dorsaux*.

OBSERVATION XI (personnelle)

Paralysie et atrophie saturnine gauche chez un peintre en bâtiment faisant des enduits à la céruse, intéressant l'extenseur commun des doigts et propre du petit doigt, le cubital postérieur, le premier interosseux dorsal, l'adducteur et le court abducteur du pouce. — Diminution et abolition de la contractilité faradique. — Réaction de dégénérescence.

Le nommé, Mont.... Victor, àgé de 28 ans, peintre en bâti-ments se présente le 2 octobre 1884, à la policlinique du jeudi de M. le professeur Vulpian, suppléé par M. le Dr Dejerine.

Antécédents héréditaires. — Mère, 52 ans, Rhumatisante, migraineuse, crampes d'estomac. *Père*, 57 ans, travaille dans le plomb depuis sa jeunesse. Pas de manifestations saturnines, ni paralysies, ni coliques, ni encéphalopathie. Il a eu 14 enfants dont 5 vivants. Les autres sont morts en bas-âge de convulsions, méningite, etc. Trois fils travaillent dans le plomb, le malade est le seul qui ait présenté des accidents plombiques. Deux filles, blanchisseuses.

Antécédents personnels. — Scrofule dans l'enfance. Cicatrices de ganglions suppurés sous l'angle de la mâchoire à gauche, Rougeole, scarlatine, croup à 2 ans. Travaille dans le plomb depuis l'âge de 12 ans. *Alcoolique*, fait des excès alcooliques depuis l'âge de 13 ans, boit surtout de l'alcool et de l'absinthe (17 à 18 par jour). Rêves professionnels, tremblement, pituites. Jusqu'à il y a deux ans il peignait; il grattait les vieilles peintures. Depuis deux ans il enduit les plâtres avec de l'enduit blanc formé de céruse, il étale avec les mains et le couteau, la main gauche tient l'enduit. Sa première colique qui a duré quinze jours remonte à cette époque, à deux ans.

Il y a quatre mois nouvelle colique, l'obligeant de se coucher pendant quinze jours.

Le début de sa paralysie gauche remonte à sa troisième colique qui survint le 14 juillet après un excès de boisson et qui dura quatre semaines. La paralysie débuta par les extenseurs communs et propres, sa main droite n'a jamais été atteinte. Pas de symptômes d'encéphalopathie saturnine.

État actuel. — Homme maigre, cachectique et anémique, de constitution faible, petit, à systèmes osseux et musculaire peu développés. Liseré saturnin très marqué.

Paralysie saturnine gauche, intéressant l'extenseur commun des doigts et propre du petit doigt, le cubital postérieur, le premier interosseux dorsal, l'adducteur et le court abducteur du pouce, avec intégrité des muscles de l'épaule et du bras, du long supinateur, des radiaux, des muscles longs du pouce, des interosseux sauf le premier dorsal, conservation presque complète de l'extenseur de l'index. Atrophie de la partie inférieure de la face postérieure de l'avant-bras. Atrophie du premier espace interosseux, et de la partie supérieure et inférieure de l'éminence thénar, qui n'est plus représenté que par le court fléchisseur du pouce.

Mensurations

	Gauche	Droit
Avant-bras à 6 c. au-dessous de l'épicondyle..... ..	20	21
— à 10 c. — —	17	18
— à 18 c. — —	12 1|2	14 1|2

Le malade ne peut étendre les phalanges basales du médius, de l'annulaire et de l'auriculaire. L'extension de la phalange basale de l'index se fait complètement, mais avec moins de force qu'à droite. Les mouvements d'adduction du poignet sont impossibles, tous les mouvements d'abduction ainsi que l'élévation du poignet se font normalement et avec force. Conservation des mouvements de supination, de pronation et de flexion des doigts et de la main.

Conservation de tous les interosseux sauf, le premier dorsal. L'extension des deux dernières phalanges de l'index ne peut être obtenue. Aucun mouvement d'adduction ou d'opposition du pouce, qui n'exécute que des mouvements d'abduction et d'extension par les muscles longs abducteurs, court et long extenseur du pouce et des mouvements de flexion par le long et le court fléchisseur. Intégrité de la sensibilité. Intégrité absolue du membre supérieur droit.

Examen électrique. — Courants faradiques. Méthode polaire Minimum d'excitation.

	Gauche	Droit
Deltoïde	10	10
Grand pectoral................... .	12	12
Biceps.............	12 1|3	13
Triceps...........................	10	10 1|2
Long supinateur....	10	10
Radiaux.........	6	10
Extenseur commun des doigts.....	0	10
Extenseur propre du petit doigt...	0	10
Cubital postérieur................	8	9 1|2
Long abducteur du pouce.....	8	8 1|2
Court extenseur du pouce........ .	8	8 1|2
Long extenseur du pouce.........	8	8 1|2
Extenseur propre de l'index.......	6	9 1|2
Grand palmaire...................	10	10
Rond pronateur...................	10	10
Cubital antérieur.................	10 1|2	10
Fléchisseurs communs........... ..	10 1|2	11
Fléchisseur propre du pouce.......	9 1|2	10
Court abducteur du pouce........	6	7
Court fléchisseur du pouce........	9	9
Adducteur du pouce..............	3	8 1|2

Eminence hypothénar............	9	9
Premier interosseux......	0	9
Deuxième interosseux............	7	9 1|2
Troisième et quatrième interosseux	9	9

Il existe donc une abolition complète de la contractilité faradique, dans l'extenseur commun des doigts et propre du petit doigt
et dans le premier interosseux dorsal, avec diminution dans les
radiaux, extenseur propre de l'index, deuxième interosseux, dont
la contractilité volontaire n'est pour ainsi dire pas touchée — et
diminution considérable dans les muscles de l'éminence thénar sauf
le court fléchisseur du pouce. Ces mêmes muscles sont inexcitables
ou excitables seulement avec de très forts courants, lorsqu'on électrise le nerf radial dans la gouttière, ou le médian et le cubital au
poignet. — Réaction de dégénérescence dans tous les muscles
dont la contractilité faradique est touchée.

4. **Type inférieur, péronier.** — Les paralysies des membres
inférieurs sont relativement rares. D'après Tanquerel des Planches, on les rencontre 15 fois contre 97 paralysies des membres
supérieurs, c'est-à-dire dans la proportion de 13 pour 100 environ. — Sur ces 15 fois, Tanquerel a observé 5 fois la paralysie
des membres inférieurs a l'état isolé. Cette proportion nous
semble aujourd'hui bien forte, et nous ne croyons pas qu'il
ait été publié un seul cas de paralysie saturnine, uniquement
localisée aux membres inférieurs. Généralement, en effet, la
paralysie des membres inférieurs complique, soit une paralysie saturnine généralisée, soit une paralysie à type antibrachial, ou encore une paralysie de tous les muscles des membres
supérieurs.

Dans le premier cas, la paralysie est légère et passagère, surtout lorsqu'elle occupe le psoas iliaque, le crural; mais souvent on
observe comme dans la célèbre observation publiée par M. Lancereaux (1), une prédilection de la paralysie pour certains
groupes musculaires, en particulier pour les muscles péroniers et extenseurs des orteils; le jambier antérieur étant
respecté. C'est cette dernière localisation que l'on rencontre, en
effet, généralement, dans les paralysies des membres inférieurs,
survenant chez des saturnins atteints de paralysie des extenseurs
de l'avant-bras ou du type Aran-Duchenne. C'est cette localisa-

(1) LANCEREAUX. *Loc. cit.*

Dejerine

tion qui se trouve signalée dans les observations de Remak (1),
de Zunker (2) et que nous avons pu constater chez notre malade
de l'obs. VIII.

Le type inférieur est généralement précédé et accompagné
d'un certain nombre de prodromes, tels que engourdissement,
fourmillements, douleurs au niveau de la région antéro-externe
de la jambe, quelquefois il existe à ce niveau une véritable
hyperesthésie cutanée ou musculaire, plus rarement de l'anesthésie. Il est fréquent d'observer de l'arthralgie saturnine des
articulations du cou de pied et des genoux.

Le malade accuse de la faiblesse des jambes, il marche sur le
bord externe des pieds, éprouve une certaine difficulté à monter
ou à descendre les escaliers. Il élargit sa base de sustentation, se
tient à peine sur chacune de ses jambes, et ne peut se lever sur
la pointe des pieds. Lorsque la paralysie est légère et que l'on
fait faire quelques pas au malade, les premiers pas ne semblent
présenter rien de particulier, mais après trois à quatre pas, le
malade écarte sa base de sustentation, bientôt la marche
devient inégale, le malade marche sur le bord externe du pied,
la pointe traîne sur le sol; à chaque pas le malade imprime un
mouvement de circumcduction au pied, et son bord interne se
relève fortement (prédominance d'action du jambier antérieur) ;
de là des faux pas, un renversement de la face dorsale du pied
en dehors et quelquefois des chutes. Si la marche se poursuit,
le malade traîne de plus en plus la pointe des pieds, il fléchit
alors plus qu'au début la cuisse sur le bassin et « steppe », suivant l'expression de M. Charcot. Lorsqu'on examine le malade
de plus près, on voit qu'il ne peut fléchir directement le pied
sur la jambe, la flexion s'accompagne toujours d'un certain
degré d'adduction et de rotation en dedans, les mouvements
d'abduction sont impossibles, il en est de même de l'extension
de la phalange basale des orteils. Les *muscles péroniers latéraux,
extenseur commun des orteils, extenseur propre* des gros orteils
sont paralysés, le jambier antérieur conservant au contraire sa
force normale.

C'est à la paralysie de ces muscles, qu'est due la difficulté
qu'éprouve le malade à marcher et surtout à descendre un esca-

(1) Remak. *Loc cit.* Arch. f. Psychiatrie, 1876, VI, obs. V, p. 31, et VI,
p. 37.

(2) Zunker. Zur Pathologie der Bleilähmung. Zeitsch. f. Klin. Med. Bd I,
1879-1880, p. 496.

lier, le jambier antérieur étant en effet seul à supporter le poids du corps pendant la descente ; aussi, soit pour monter un escalier, soit surtout pour le descendre, le malade pose-t-il successivement les deux pieds sur chaque marche.

La paralysie des péroniers et des extenseurs des orteils avec intégrité du jambier antérieur, constitue le type le plus fréquent des paralysies des membres inférieurs. Il correspond au type antibrachial, le jambier antérieur jouant le rôle du long supinateur. Comme dans toute paralysie saturnine, nous trouvons ici encore les altérations électriques et l'atrophie. L'atrophie est généralement peu accusée, la paralysie n'étant en effet pas de longue durée et s'améliorant assez rapidement. Les altérations électriques sont les mêmes que celles de toute paralysie saturnine ; diminution de la contractililé faradique et galvanique des muscles, réaction de dégénération. Diminution de la contractilité faradique du nerf sciatique poplité externe. Par l'excitation de ce nerf, on n'obtient comme par l'excitation du nerf radial que la contraction des muscles non paralysés. Dans les paralysies inférieures complètes, le jambier antérieur répond seul, à l'excitation du nerf sciatique poplité externe à la tête du péroné. Les péroniers, les extenseurs ne se contractent pas plus qu'ils ne se contractent, lorsqu'on applique directement l'électrode sur le muscle.

Mais le jambier antérieur n'est pas toujours indemne dans la paralysie saturnine, la paralysie peut s'observer tout comme la paralysie du long supinateur, elle est alors associée à la paralysie d'un autre groupe musculaire, à la paralysie du triceps sural, des muscles du tendon d'Achille, ainsi que le montre le cas suivant publié par Remak et autopsié par Oppenheim, et que nous croyons encore unique dans la science, comme exemple de localisation saturnine. Dans ce cas, il y avait intégrité complète des péroniers et des extenseurs des orteils. C'est là une localisation exceptionnelle dans la paralysie saturnine, mais fréquente au contraire dans certaines poliomyélites antérieures, la paralysie spinale infantile par exemple.

OBSERVATION XII.

(Observation de Remak (1), résumée.)

Parésie du deltoïde. — Paralysie classique des extenseurs des doigts. — Paralysie du jambier antérieur et parésie du triceps sural. — Intégrité des extenseurs des orteils et des péroniers. — Troubles électriques.

St... Fondeur en caractères, âgé de 33 ans, entré à l'hôpital le 30 mars 1880. — Travaille dans le plomb depuis 1860. Coliques saturnines en 1867 et 1868. En novembre 1878 encéphalopathie saturnine et paralysie des extenseurs des doigts et des poignets.

Etat actuel. — *Cachexie saturnine. Liseré saturnin. Paralysie légère du deltoïde, paralysie intense des extenseurs des doigts et du poignet. Tumeur dorsale du métacarpe.*

Membre inférieur. — Le malade est atteint d'une atrophie de la cuisse consécutive à une luxation de la hanche non réduite remontant à la deuxième année après la naissance.

A la jambe on constate une paralysie du muscle *jambier antérieur* et *une parésie du triceps sural.* La flexion dorsale du pied s'obtient par la contraction des muscles extenseurs des orteils et péroniers. Les fléchisseurs des orteils se contractant vigoureusement. Par l'excitation du nerf sciatique poplité externe, on n'obtient la contraction que des abducteurs du pied et des extenseurs des orteils. Le jambier antérieur est inexcitable. Diminution de la contractilité faradique du triceps sural. Par l'excitation du sciatique proplité interne au creux poplité, on n'obtient que la contraction du jambier postérieur et des fléchisseurs des orteils, la *contraction du triceps* sural est très faible. Pas de réaction de dégénérescence.

Amélioration lente de la paralysie des membres supérieurs et des membres inférieurs. En septembre 1880 le jambier antérieur ébauche une contraction.

A côté de l'observation de Remak, il convient de placer l'observation déjà ancienne rapportée par Duchenne de Boulogne fils, dans laquelle une paralysie saturnine d'abord généralisée, s'est localisée chez un enfant de 3 ans, aux muscles triceps crural, jambier antérieur et extenseur commun des orteils. Par sa localisation cette observation forme le trait d'union entre les deux variétés précédentes.

(1) REMAK. Zur Localisation saturniner Lähmungen der Unterextremitaten. Neurol. Centralbl., 1882, p. 149.

Observation XIII.

(Observation résumée de Duchenne de Boulogne fils.) (1)

Intoxication saturnine par les eaux de cuisine chez un enfant de trois mois ; paralysie d'abord généralisée, localisée aujourd'hui au membre inférieur gauche. — Paralysie du triceps crural, jambier antérieur et extenseur commun des orteils gauches. — Abolition de l'excitabilité électrique. — Refroidissement du membre. — Atrophie musculaire. — Retour de la motilité volontaire avec persistance des troubles électriques.

Georges H..., de la Nouvelle-Orléans, âgé de 5 ans, bien constitué et de bonne santé avant sa maladie actuelle, a été empoisonné au mois d'août 1862, par du plomb contenu dans de l'eau servant aux usages de la cuisine et conservée dans des réservoirs de ce métal. En même temps que lui, sa mère, deux domestiques, son plus jeune frère, âgé de 2 ans. présentèrent les mêmes symptômes de l'intoxication saturnine ; coliques et constipation pendant plus de six semaines. Les deux enfants eurent en outre des convulsions, et le plus jeune succomba au bout de deux mois, avec une hémiplégie complète du côté droit. Celui qui nous est présenté eut de la fièvre, les yeux convulsés et des douleurs dans les membres pendant un mois; il survint en outre une hémiplégie du côté gauche, partielle au bras, complète au membre inférieur, et une paralysie de la vessie qui persista quinze jours. Au bout de deux mois, le mouvement revint complètement dans le membre supérieur, mais le membre inférieur resta en partie paralysé et se développa moins que celui du côté opposé.

Quand l'enfant nous est amené, au mois d'octobre 1863, le membre inférieur gauche est plus grêle et plus froid que le droit. Les mouvements de la cuisse sur le bassin s'exécutent, mais l'extension de la jambe sur la cuisse et la flexion du pied sur la jambe sont abolies, et le pied, dans l'attitude d'un équin au premier degré, peut cependant être mécaniquement fléchi sur la jambe au-delà de l'angle droit. On constate l'absence complète de l'excitabilité électrique dans le muscle *triceps crural, jambier antérieur* et *extenseur commun des orteils*. Il n'y a pas de différence dans la longueur des membres inférieurs.

L'équin est combattu par un appareil approprié, et on faradise les muscles paralysés une trentaine de fois durant trois mois, après lesquels l'enfant est obligé de partir pour Londres.

(1) Duchenne (de Boulogne) fils. *De la paralysie atrophique graisseuse de l'enfance*. Arch. génér. de méd., 1864, t. IV, 6ᵉ série, p. 193. (Obs. XVIII).

Ce traitement eut pour résultat le retour des mouvements d'extension de la jambe et de flexion du pied, qui restent cependant affaiblis. Mais la contractilité électrique n'a pas reparu dans la même proportion que le mouvement et elle est à peine plus sensible qu'au début du traitement.

5. Paralysies laryngées. — Tanquerel des Planches avait déjà appelé l'attention sur l'aphonie et les troubles respiratoires que l'on peut observer chez un certain nombre d'ouvriers travaillant dans le plomb. Il rapproche de ces faits la paralysie laryngée assez fréquemment observée chez les chevaux employés dans les usines de blanc de céruse, et nécessitant souvent la trachéotomie. L'aphonie, la faiblesse de la voix, la dyspnée signalées dans un grand nombre d'observations de paralysie saturnine généralisée, dans les observations XVII, XVIII, XXI, que nous rapportons plus loin, tient-elle à la paralysie généralisée, aux muscles du thorax et de l'abdomen? l'aphonie n'est-elle que la résultante de la paralysie des muscles expirateurs en général, ou relève-t-elle d'une paralysie des muscles intrinsèques du larynx, d'une paralysie du récurrent?

En l'absence d'autopsies, l'examen laryngoscopique, peut seul résoudre la question. Ces données laryngoscopiques manquent malheureusement dans la plupart des observations de saturnins aphones. Cependant Sajous (1) cite des cas de paralysie des adducteurs de la glotte survenant chez un peintre ayant présenté deux attaques de coliques. La guérison survint après un traitement à l'iodure de potassium et à la noix vomique. Schech (2) cite un cas de paralysie de la corde vocale droite avec diminution de la motilité de la corde gauche et aphonie dans l'étiologie de laquelle peut être incriminée, soit une intoxication par le cuivre ou le plomb, soit l'infection paludéenne. L'affection guérit dans l'espace de quatre semaines et sans traitement aucun. Mackenzie signale le plomb et l'arsenic parmi les causes de paralysie des adducteurs de la glotte, et Mackenzie (3) rapporte un cas de paralysie unilatérale des adducteurs chez un peintre âgé de 35 ans, présentant depuis 5 ans une paralysie complète du crico-aryténoïdien latéral droit probablement d'origine saturnine. La guérison fut obte-

(1) Sajous. *Arch. of Laryngology*, 1, III, 1883, cité d'après Seifert.
(2) Schech. *Monatsschrift f. Ohrenheilk. Keklkopf-Nasen u Rachenkrankh.*, nº 8, 1883, cité d'après Seifert.
(3) Mackenzie. *Diseases of the throat and nose*, vol. I, 1880, p 471.

ñue après deux mois de faradisation endo-laryngée et l'emploi d'iodure de potassium.

D'après Mackenzie, dans les paralysies laryngées d'origine saturnine et arsenicale, les *adducteurs de la glotte* seraient seuls paralysés ; ces muscles présentant vis-à-vis des abducteurs de la glotte la même susceptibilité pour l'intoxication saturnine que les extenseurs de l'avant-bras considérés par rapport aux fléchisseurs.

Seifert (1) enfin, auquel nous empruntons tous ces documents bibliographiques, rapporte trois cas de paralysies laryngées, d'origine saturnine. Voici le résumé très succinct de ces observations :

OBSERVATION XIV.

(Observation I résumée de Seifert.)

Parésie des muscles aryténoïdiens transverses et obliques, avec aphonie survenant au *déclin d'une colique saturnine* chez un menuisier peintre de 19 ans qui broie lui-même ses couleurs, et emploie surtout du blanc de céruse. *Liseré gingival.*

L'aphonie est peu prononcée. *Examen larynscopique* : muqueuse normale, en particulier au niveau des cordes vocales. Pendant la phonation la corde vocale ne se contracte que dans les trois quarts antérieurs, laissant dans son quart postérieur une fente triangulaire. Aspect de la glotte normale pendant la respiration.

OBSERVATION XV.

(Observation II résumée de Seifert).

Paralysie des muscles crico-aryténoïdiens postérieurs.

Jean L..., 45 ans. *Peintre sur laque.* Broie lui-même ses couleurs et emploie surtout du blanc de céruse. *Coliques saturnines répétées. Liseré saturnin* très accusé. Le malade est atteint de *néphrite interstitielle, d'hypertrophie cardiaque, de péricardite* de pleurésie droite, *d'anasarque. Albuminurie légère.* Dyspnée dès que le malade fait un effort, monte un escalier, etc. *Aphonie intermittente.*

23 avril. *Examen laryngoscopique.* Œdème de la muqueuse des aryténoïdes, scarifié quotidiennement s'étendant le 3 mai aux replis ary-épiglottiques. *Paralysie du muscle crico-aryténoïdien*

---

(1) OTTO SEIFERT. *Kehlkopfmuskellähmung in Folge von Bleivergiftung.* Berl. klin. Wochenschrift, 1884, p. 555-558.

postérieur gauche et *parésie* du même muscle du côté droit. *Intégrité des adducteurs*. Le 6 juin attaque d'encéphalopathie saturnine. Mort le 11 juin.

Autopsie. — Œdème cérébral, hypertrophie cardiaque, pleurésie, péricardite, néphrite interstitielle, etc.

Larynx. — Hémorrhagies anciennes dans la muqueuse des aryténoïdes et des replis ary–épiglottiques. Œdème léger de la muqueuse des cordes vocales et des muscles thyro-aryténoïdiens. *Le muscle crico–aryténoïdien postérieur gauche est pâle et fortement atrophié, le droit est moins atrophié.*

« L'affection des abducteurs des cordes vocales, ajoute Seifert, a dû exister dans ce cas, longtemps avant mon premier examen de ce malade, car la paralysie était complète et l'atrophie très prononcée. Ce fait explique les difficultés respiratoires de ce malade, dès qu'il faisait un effort, dès qu'il montait un escalier. »

Cette observation est, à notre avis, beaucoup moins démonstrative que l'observation I ou III de Seifert, à cause de l'œdème de la muqueuse des cartilages aryténoïdes; on pourrait invoquer ici la loi de Stokes : la paralysie du muscle sous-jacent à une muqueuse enflammée ou œdématiée. L'atrophie très prononcée du crico-aryténoïdien, semble bien indiquer qu'il s'agit d'une paralysie laryngée indépendante de l'œdème de la glotte, mais l'opinion contraire peut à la rigueur être défendue. Il est regrettable, que Seifert n'ait pas pratiqué l'examen microscopique des muscles du larynx et en particulier des nerfs récurrents. Cet examen aurait eu dans l'espèce une grande valeur.

OBSERVATION XVI.

(Observation III résumée de Seifert.)

Nicolas M... âgé de 30 ans, peintre sur laque, exerce son métier depuis 1867. En 1872, *première aphonie* durant trois semaines et disparaissant sans traitement. Depuis il a eu plusieurs fois de *l'aphonie*. En septembre 1883. Première attaque de *coliques de plomb*.

Etat actuel. — 15 novembre. *Liseré gingival, teinte pâle. Hypertrophie du ventricule gauche*. Pas d'albuminurie. Voix *voilée, sourde, fausse*.

Examen laryngoscopique. — Muqueuse laryngée normale en particulier au niveau des cordes vocales. *Paralysie complète des*

*muscles internes du larynx du côté droit. Intégrité du crico-
thyroïdien.*

Les cas de Seifert sont particulièrement intéressants, car ces
cas d'aphonie, se sont produits chez des saturnins ne présentant
pas de phénomènes paralytiques. Ils prouvent en tout cas « que
contrairement à l'opinion de Mackenzie, tous les muscles du
larynx, soit isolément. soit par groupes, peuvent être paralysés
sous l'influence d'agents toxiques » et que les paralysies des
adducteurs ne constituent pas la seule modalité clinique des
paralysies laryngées toxiques.

FORMES GÉNÉRALISÉES

Les formes généralisées ne diffèrent entre elles, que par leur
marche plus ou moins rapide et par leur début quelquefois
fébrile.

A. — **Paralysie à généralisation lente.** — Lorsque le début
est lent et la marche chronique, on se trouve en général en présence de saturnins invétérés, ayant déjà présenté quelques phénomènes d'intoxications : coliques, paralysies quelquefois répétées, encéphalopathie. Le malade porteur depuis un temps
plus ou moins long, d'une paralysie classique des extenseurs de
l'avant-bras et des doigts, voit la paralysie envahir, lentement
et pour ainsi dire par étape, les muscles de la racine des membres supérieurs, les petits muscles de la main. Puis vient le tour
des muscles de la région antéro-externe de la jambe, des muscles
de la cuisse, des mollets.

Bien que la paralysie puisse envahir dans ces formes lentes,
tous les muscles du tronc, elle reste toutefois localisée de préférence aux muscles des quatre membres, et ici elle est toujours
plus prononcée dans certains groupes musculaires, en particulier dans les extenseurs des doigts et du poignet. Les muscles du
tronc se prennent de préférence dans les formes à évolution
rapide.

B. — **Paralysie à généralisation rapide.** — Dans cette forme,
la paralysie frappe par *masse et en bloc*, tous les muscles d'une
région et les réduit en très peu de jours à une impuissance
absolue. Comme dans la forme précédente la paralysie peut survenir chez de vieux saturnins porteurs de paralysies classiques,
et envahir successivement et rapidement les autres muscles du

corps. D'autres fois la paralysie se généralise d'emblée, affectant soit une marche descendante, soit une marche ascendante (Heugas), envahissant rapidement, du jour au lendemain et toujours en bloc et par masse, les muscles des membres, du tronc, de l'abdomen et du thorax. Le malade, dans le décubitus dorsal, est incapable de mouvoir un membre, incapable de manger seul, incapable de s'asseoir sur son séant ; souvent les intercostaux, le diaphragme, le larynx sont pris, le malade est en proie à une dyspnée intense, à de l'aphonie. Dans ces cas les muscles de la tête et du cou sont seuls respectés par la paralysie. — La parésie devient rapidement une paralysie complète, mais rapidement aussi l'amélioration survient ; les muscles parésiés recupèrent les premiers leurs mouvements, d'autres restent plus ou moins complètement paralysés pendant des mois et des années, et ce sont en général, les extenseurs des doigts et des poignets ou bien les petits muscles de la main. La parésie du diaphragme est en général de courte durée et passagère. Il est exceptionnel de la voir entraîner la mort du malade par asphyxie, comme on l'observe par exemple dans certaines polynévrites, affectant le syndrome clinique de la paralysie ascendante aiguë. La guérison plus ou moins complète est en effet la règle. — Cependant, la mort par insuffisance des muscles respiratoires peut néanmoins s'observer, témoin le cas suivant observé par M. le professeur Straus et consigné dans la thèse de M. Heugas.

Observation XVII.

(Observation résumée de MM. Straus et Heugas) (1).

Coliques saturnines. — Paralysie des extenseurs consécutive à une colique, se généralisant dans l'espace d'un mois. — Paralysie et atrophie rapide de tous les muscles du corps, membre, tronc, abdomen, thorax, diagnostiquée par Duchenne de Boulogne : Paralysie générale spinale antérieure subaiguë. — Dyspnée et accès d'oppression. — Abolition ou diminution de la contractilité électro-musculaire. — Absence totale des troubles de la sensibilité et de lésions trophiques de la peau. — Intégrité des sphincters.

Le nommé N..... (Gustave), âgé de 29 ans, peintre sur verre (vitraux d'église), entre le 25 avril 1875 à l'Hôtel-Dieu, salle Sainte-Jeanne, lit n° 6, service de M. le professeur Behier.

Le malade exerce sa profession depuis l'âge de 12 ans ; il broie

____

(1) Heugas. *Contribution à l'étude de la paralysie saturnine généralisée.* Th. de Paris 1877. Obs. I, p. 54.

lui-même des couleurs dont plusieurs sont à base de plomb.
Coliques répétées. Pas d'encéphalopathie. Le début de l'affection
remonte au mois de février 1875. Colique consécutive à un
travail excessif, pendant lequel le malade était mal nourri et
privé de vin, suivie quinze jours après, d'une faiblesse dans les
mains. Crampes douloureuses, sensation d'engourdissement au
niveau des mains. Vingt jours plus tard, faiblesse des jambes et
sensation d'engourdissement dans la plante des pieds.

Bientôt il dut s'aliter. Pas de phénomènes fébriles, pas de douleurs en ceinture, ni dans la région spinale, pas de céphalalgie,
pas de rétention ni d'incontinence d'urines, ni de matières fécales.
Pas de syphilis. Alcoolique.

État actuel 25 avril, un mois après le début de la paralysie.
Anémie saturnine. Pas de liseré. Décubitus dorsal, paralysie
absolue des quatre membres avec atrophie profonde des muscles.
La tête et la face seuls jouissent de l'intégrité de leur mouvement.
Les membres sont paralysés et atrophiés en masse. La perte de la
motilité et l'atrophie sont tout aussi marquées à l'éminence thénar
et sur les fléchisseurs que sur les extenseurs et le deltoïde. Le
malade ne peut ni s'habiller, ni se chausser, ni manger lui-même,
il ne peut soulever ses bras au-dessus du plan du lit, et il a de la
peine à imprimer aux doigts de légers mouvements. Aux extrémités
inférieures, l'atrophie est aussi générale, aussi absolue ; mais
l'atrophie porte particulièrement sur les muscles de la cuisse. Au
tronc, on ne trouve comme masse musculaire qu'un faisceau du
pectoral ; les espaces intercostaux se dessinent sous forme de
gouttières très accusées. Intégrité de la sensibilité et de l'intelligence. Pas de troubles trophiques. Pas de fièvre, pas d'inappétence.
Urines claires, acides, légèrement albumineuses.

Le malade a été porté à l'Hôtel-Dieu, dans un état grave, presque
mourant ; il présentait les symptômes d'une gêne excessive de la
respiration. Celle-ci est courte, haletante ; la parole est brève et
affaiblie. L'inspiration se fait assez bien ; le diaphragme se contracte
assez énergiquement, refoulant devant lui les parois abdominales,
mais l'expiration est très pénible ; la toux est presque impossible ;
elle ne permet pas au malade de se débarrasser des mucosités qui
encombrent la trachée et les bronches. Râles sébillants disséminés dans les deux poumons. Il est important de noter que
le malade n'a jamais toussé antérieurement; qu'il n'a jamais présenté
aucun signe d'affection thoracique. La veille au soir il paraît avoir
eu une courte perte de connaissance (*attaque syncopale*).

Abolition de la contractilité faradique musculaire dans certains muscles (extenseurs) diminution très notable de cette même contractilité sur d'autres.

« Le malade présentait manifestement des phénomènes intenses de dypsnée et d'oppression que n'expliquait aucune lésion pulmonaire, et qui se liaient évidemment à la propagation du mal, à la région bulbaire. Lui-même ne se faisait aucune illusion sur la gravité de son état. Sa femme ne consentit point à ce qu'il mourût à l'hôpital, et malgré toutes les instances, elle le fit sortir littéralement mourant; nous apprîmes qu'il succomba quelques heures plus tard aux progrès de l'asphyxie. »

« La paralysie, » dit M. Heugas, à propos de cette observation, « accompagnée d'amyotrophie rapide occupait les quatre membres pris en masse ainsi que les muscles du tronc ; l'abolition ou la diminution de la contractilité électro-musculaire ; l'absence totale des troubles de la sensibilité et de lésions trophiques de la peau, l'intégrité des sphincters vésical et anal ; l'absence des phénomènes cérébraux ; tout cet ensemble se rapportait admirablement, à l'affection si bien décrite par Duchenne de Boulogne, sous le nom de paralysie générale spinale subaiguë.

L'illustre électro-pathologiste se trouvait par un heureux hasard à l'Hôtel-Dieu. Prié d'examiner ce malade, il porta le diagnostic : paralysie générale spinale subaiguë. Il fit toutefois remarquer, qu'il s'agissait là d'une forme plus aiguë et plus rapidement envahissante, que celle qu'il avait eu occasion d'observer. Dans sa pensée, le saturnisme ne devait pas être incriminé, comme cause de l'affection. »

Puis M. Heugas ajoute : « Il est évident que l'observation précédente, est le prototype clinique le plus complet, de la maladie décrite par Duchenne de Boulogne. Il est non moins évident que dans le cas actuel, la lésion anatomique devait être la même. Aussi pensons-nous, comme l'illustre électro-pathologiste, qu'il s'agissait bien là de cette maladie désignée sous le nom de paralysie généralisée spinale subaiguë, et dont Cornil et Lépine ont démontré le caractère anatomique. Mais nous ne voyons pas pourquoi on a voulu mettre le saturnisme hors de cause. »

Voici une autre observation que nous empruntons au même auteur et dans laquelle l'analogie clinique des deux affections est indéniable.

Observation XVIII.

(Observation résumée de M. Heugas) (1).

Coliques répétées. — Pas d'encéphalopathie, pas d'arthralgie. — Début des phénomènes paralytiques par les extenseurs, envahissant dans l'espace d'un mois la presque totalité des muscles des membres supérieurs des troncs et des membres inférieurs. — Atrophie rapide des mêmes régions. — Aspect squelettique. — Abolition de la contractilité faradique. — Intégrité des sphincters. — Douleurs généralisées le long des membres supérieurs. — Amélioration.

Le nommé Achille C....., âgé de 48 ans, employé aux fabriques de Clichy, est couché au n° 11 de la salle Sainte-Marthe, (hôpital Temporaire).

Pas de maladies antérieures. Après sept mois de travail à Clichy, coliques saturnines, en 1874, rapidement guéries, rechute dans la même année. En 1875, deux accès de colique saturnine. Suspend son travail à Clichy pendant un an, puis y retourne en 1876. Après deux mois de travail, attaque de colique violente, constipation opiniâtre, résistant dix jours aux purgatifs les plus énergiques, pas d'arthralgie, ni d'encéphalopathie, pas d'albuminurie. Pendant sa convalescence à Vincennes, début des phénomènes paralytiques. Anorexie, faiblesse générale, puis chute des poignets. « C'est à peine si avec l'aide des deux mains, il pouvait embrasser le verre et le porter à sa bouche. En huit jours, cette parésie gagnait tout le membre supérieur, de chaque côté. Bientôt tout mouvement fut impossible dans les doigts, les poignets, l'avant-bras, l'épaule ; la paralysie était complète. Bientôt une grande faiblesse se fit sentir dans les jambes, la marche devint traînante, difficile, et enfin complètement impossible. Vers le vingtième jour, à partir du début des accidents paralytiques, le malade était privé de l'usage des quatre membres : il fut obligé de s'aliter. » Aux membres inférieurs l'affaiblissement n'a pas été au-delà de la parésie.

Atrophie à marche rapide et progressive envahissant la main, l'avant-bras, le bras, l'épaule, le tronc, les intercostaux ; à un moindre degré les membres inférieurs. Aspect squelettique du corps. Abolition ou diminution de la contractilité électrique.

Douleurs généralisées assez vives le long des membres supérieurs, voix faible, éteinte, presque aphone, gêne de la respiration. Intégrité de la sensibilité. Intégrité des sphincters.

Amélioration.

(1) Heugas. *Loco citato.* Obs. II, p. 58.

M. Heugas rapporte encore trois autres observations semblables. Nous rapprochons des deux belles observations de M. Heugas, l'observation suivante d'Adamkiewicz. Cet auteur la
publie parallèlement avec un cas de poliomyélite, (obs. L) que
nous rapportons plus loin et qui n'est peut-être qu'un cas de
polynévrite. On ne peut évidemment méconnaître les grandes
analogies, que présentent ces cas de paralysie saturnine généralisée avec l'affection décrite par Duchenne.

OBSERVATION XIX.

(Résumée. Adamkiewicz) (1).

Paralysie saturnine généralisée chez un vieillard alcoolique
âgé de 64 ans travaillant à la soudure des tuyaux de gaz et maniant une soudure à base de plomb. *Coliques saturnines, constipations opiniâtres. Attaque antérieure de paralysie des extenseurs
des doigts et du poignet. — Depuis six à sept semaines paralysie
des muscles des membres supérieurs, puis de ceux des membres inférieurs et du tronc.*

Actuellement : *Membre supérieur gauche. Paralysie et atrophie
des extenseurs des doigts et du poignet.* — Intégrité des interosseux, des éminences thénar et hypothénar, des muscles longs abducteurs, long et court extenseur du pouce, du long supinateur et
du triceps. — *Parésie du biceps. Atrophie et paralysie du deltoïde
et du grand pectoral.*

A droite : *Paralysie et atrophie des muscles extenseurs des doigts
et du pouce, des radiaux du biceps, deltoïde, long supinateur, et
grand pectoral.* Intégrité du triceps.

Paralysie du grand droit de l'abdomen, du grand oblique, (le malade ne peut pas s'asseoir dans son lit sans point d'appui), *du trapèze et du rhomboïde.*

Membres inférieurs. — Marche traînante, *parésie de tous les
muscles des membres inférieurs en particulier du triceps fémoral,
des fessiers.* Pas d'attitudes vicieuses. Intégrité de la sensibilité.
Intégrité des viscères, quelques accès de dyspnée et d'oppression.

La parésie augmente et devient pendant vingt-quatre heures une
paralysie complète des quatre membres et du tronc ; puis survient
une amélioration progressive, d'abord des membres inférieurs,

(1) ADAMKIEWICZ. *Zwei Parallelfälle. Poliomyelitis-Bleilähmung.* Charité-
Annalen 1877. Obs. II, p. 438.

puis du tronc, puis des membres supérieurs, en particulier de la racine du membre, la seule paralysie qui persiste étant la paralysie saturnine classique des extenseurs des mains et des doigts.

Diminution de la contractilité faradique et galvanique des mus-cles parésiés des quatre membres, et des nerfs médians et cubitaux.

Perte complète de la contractilité faradique et galvanique des muscles innervés par le radial à l'exception des triceps des deux côtés et des long supinateur, long abducteur et long extenseur du pouce gauche. Contractions fibrillaires: — Réaction de dégénéra-tion. — Intégrité des fléchisseurs de la main et des doigts, des interosseux, des éminences thénar, des triceps, du long abducteur et long extenseur du pouce gauche.

C. **Forme fébrile.**— Un des caractères les plus constants de la paralysie saturnine, soit localisée, soit généralisée, est certaine-ment son *évolution apyrétique*. M. Renaut (de Lyon), le premier, rapporta en 1878, une observation de paralysie saturnine géné-ralisée, évoluant au milieu d'un complexus fébrile avec état ataxo-adynamique. Tout récemment, dans une thèse inspirée par M. le Dr Troisier, M. Le Meignen (1) a rapporté deux nouvelles observations, appartenant l'une à M. Troisier, l'autre à MM. Brocq et Troisier. Ces faits sont tellement exceptionnels, qu'il faut les considérer comme des raretés, des curiosités dans l'histoire des paralysies saturnines.

Voici comment M. Le Meignen s'exprime à propos du début de cette forme :

« Le début ressemble à s'y méprendre à celui de la paralysie spinale de l'adulte. Tout à coup, le malade est pris d'un grand frisson, accompagné de malaise, de courbature générale, de maux de tête violents. Il a des nausées et des vomissements ; la langue est sèche, empâtée, la soif vive, la peau chaude..... » La tempé-rature atteint vite son maximum; elle y reste un temps variable, pour redescendre progressivement. La période d'ascension dure habituellement deux ou trois jours seulement. La fièvre reste à son acmé pendant un temps qui varie de trois à huit jours, avec une légère rémission matinale. La défervescence se fait lente-ment, comme dans une fièvre typhoïde, mais avec moins de régularité. Ces accès fébriles qui surviennent dès le début de la paralysie, peuvent se reproduire dans le cours de la paralysie après une longue période d'apyrexie. Cet accès est alors le symp-tôme précurseur d'une aggravation de la paralysie (1).

(1) LE MEIGNEN. *Etude sur les formes cliniques de la paralysie saturnine généralisée*. Th. de Paris 1888, p. 29.

Nous rapportons ici le résumé très succinct des trois observations connues de paralysie saturnine généralisée fébrile.

Aux phénomènes fébriles près, les observations de ces malades ressemblent complètement aux observations précédentes de paralysie saturnine, généralisée, à marche rapide, seule l'observation XXII, de MM. Troisier et Le Meignen, présente de particulier, le début par les membres inférieurs; par ce début, par ses douleurs, par ses myalgies, ce cas fait penser aux paralysies alcooliques. L'alcoolisme n'est pas noté dans l'observation de ce malade, manifestement saturnin de par ses coliques antérieures, son liseré, son teint cachectique, etc.

OBSERVATION XX.

(Observation résumée de M. Renaut) (1).

Coliques de plomb. — Fièvre brusque et état ataxo-adynamique sans localisation morbide durant cinq jours, produisant une paralysie aux deux bras. — Apyrexie, puis nouveau mouvement fébrile intense (t^o 40°2) durant treize jours. — Paralysie de tous les muscles des membres et du tronc. — Perte de la contractilité électrique. — Atrophie rapide. — Amélioration.

X... Facteur de tuyaux d'orgue, âgé de 50 ans, d'aspect sénile a été traité plusieurs fois pour des coliques saturnines, de la néphrite interstitielle et de la cachexie saturnine. Le 14 avril 1876 il entre à l'hôpital Necker, salle Saint Lec service de M. Hardy, pour une faiblesse extrême. Puis surviennent des vertiges, des vomissements bilieux, un état subsyncopal suivi deux jours après d'un mouvement fébril avec état ataxo-adynamique. Le malade n'offrait aucune localisation morbide capable d'expliquer l'élévation de la température. La fièvre atteint 39°8, dans 5 jours et il se développe rapidement une paralysie saturnine typique des deux avant-bras avec paralysie des deltoïdes. Apyrexie du 22 avril au 25 mai. Le 25 mai au soir brusquement, malaise, nausée, état adynamique, indifférence et somnolence des typhiques durant jusqu'au 7 juin et accompagnées d'une fièvre vive présentant une période d'ascension fébrile (39°5), une période d'état (38°5, à 40°2,) une période de décroissance (39°2 à 38°2.)

Puis la fièvre cesse, l'état typhique grave disparaît et le malade sort de ce long accès fébrile *complètement paralysé*. Tumeur dorsale du métacarpe. Paralysie complète, (moins le long supina-

(1) J. RENAUT. Remarques anatomiques et cliniques sur deux points particuliers de l'intoxication saturnine chronique. Gaz. med., 1878, p. 394.

teur) de la plupart des muscles extenseurs de l'avant-bras et du bras sur l'épaule, de la tête sur le rachis. Décubitus dorsal, le malade était incapable de s'asseoir. Abolition de l'excitabilité électrique. Atrophie rapide des groupes musculaires paralysés. Amélioration. Le malade quitte l'hôpital en septembre 1877.

Observation XXI.

(Observation résumée de MM. Brocq et Troisier) (1).

Coliques répétées. — Fièvre. — Encéphalopathie. — Paralysie complète des quatre membres du tronc, du larynx, du diaphragme, en l'espace de six semaines. — Atrophie rapide et progressive. — Douleurs à la pression des masses musculaires. — Tumeur dorsale du métacarpe. — Abolition de la contractilité faradique. — Amélioration lente et graduelle. — Guérison complète.

Le nommé Man... (Auguste) âgé de 30 ans entre à la Charité le 2 août 1880 pour une colique de plomb, et fut placé dans le service de M. Laboulbène, remplacé par M. Troisier.

Travaille à Clichy depuis deux ans. Entre pour sa cinquième attaque de colique. Liseré saturnin. Teint jaune terreux. Les coliques persistent jusqu'au 9 août, *elles s'accompagnent d'une certaine élévation de la température* (T° rectale 38°,7). Vomissements. Le 14 août, délire violent, agitation extrême, cris plaintifs. Vers le 20 août, calme et apparition des premiers phénomènes paralytiques. Paralysie des extenseurs, des doigts et du poignet. Intégrité du long supinateur. Douleurs spontanées et fourmillements dans les membres supérieurs. Douleurs à la pression des masses musculaires. Conservation de la sensibilité, au tact, à la douleur, à la température, hyperesthésie de la région sous-ombilicale des gouttières costo-vertébrales (3e à la 12e dorsale.)

Affaiblissement de la voix. Respiration pénible, laborieuse. Miction difficile, constipation, nausées, vomissements.

Dans les premiers jours de septembre, paralysie des muscles du thorax, des intercostaux et du diaphragme. Dyspnée intense (30 respirations par minute) augmentée encore par une bronchite que contracte le malade. Déglutition difficile. Impossibilité de tousser et de cracher. Le 15 septembre la paralysie atteint son maximum d'intensité, elle intéressait un grand nombre de muscles à des

____

(1) Le Meignen. *Etude sur les formes cliniques de la paralysie saturnine généralisée*. Th. Paris, 1888, obs. I, p. 44.

Dejerine.   10

degrés divers, dans les différentes régions du corps, sauf au cou et à la tête. Douleurs myalgiques et arthragiques.

Atrophie rapide des masses musculaires surtout de celles des membres supérieurs et du thorax. Abolition de la contractibilité faradique. Amélioration progressive et lente commençant par le diaphragme. Paralysie plus prononcée à gauche qu'à droite. Tumeur dorsale du métacarpe. L'amélioration est très évidente à la fin de novembre, la seule paralysie qui persiste est la paralysie des extenseurs des doigts et du poignet, laquelle disparaît à son tour vers le 17 mars. Guérison complète en juin 1881. Mort en octobre de tuberculose pulmonaire.

Observation XXII.
(Observation résumée de M. Troisier) (1).

Coliques saturnines. — Encéphalopathie. — Paralysie et atrophie considérable des muscles des quatre membres. — Amélioration lente et graduelle un mois après le début des accidents. — Diminution de la contractilité électrique. — Intégrité de la sensibilité générale et spéciale. — Douleurs, fourmillements. — Myalgies. — Guérison environ dix mois après le début de la paralysie.

Alfred C... âgé de 30 ans peintre-dessinateur, entre à la Pitié le 13 juillet 1857 et est couché au n° 9 de la salle Monneret. Service de M. Troisier.

Peintre depuis 1874. Première colique en 1875. Depuis deux ans tout en s'occupant de peinture, il travaille à retoucher des clichés et agrandir des photographies, plongeant souvent les mains dans des bains composés en partie de sels de plomb.

Depuis le commencement de 1887, fatigue, courbature générale, tremblements des mains, puis vomissements. En juin, colique de plomb, délire, hallucination, encéphalopathie.

Le 6 juillet début de la paralysie par les extenseurs du pied. Puis la paralysie s'étend à la cuisse et quelques jours plus tard aux membres supérieurs : le malade est cloué sur son lit sans pouvoir remuer.

Etat actuel. Liseré gingival, haleine fétide. Décubitus dorsal. Le malade ne peut ni s'asseoir, ni se tourner dans son lit.

Paralysie des membres inférieurs, le seul mouvement possible étant une flexion légère dans l'articulation du genou (le malade fait des cornes). Paralysie des muscles extenseurs comme des

(1) Le Meignen. *Loc cit.*, obs. II, p. 50

doigts, et de l'épaule. L'extension du poignet, la flexion de l'avant-bras sur le bras s'exécutent moins difficilement. Masses musculaires de la cuisse, du bras, douloureux à la pression. Tremblement. Intégrité de la sensibilité. Abolition du réflexe patellaire. Inégalité pupillaire. Intégrité des sens spéciaux. Diminution de la contractilité électrique, fièvre intense. Atrophie considérable des masses musculaires. Tumeur dorsale. Amélioration lente mais progressive. Guérison à peu près complète vers le 10 avril 1888.

Les *symptômes* des différentes formes généralisées de la paralysie saturnine sont les mêmes, quel que soit le mode de début de la paralysie, ainsi qu'il est facile de s'en assurer en parcourant les observations précédentes. Les prodromes ne font pour ainsi dire jamais défaut. La paralysie est précédée, et souvent accompagnée, de fourmillements, de douleurs spontanées, soit dans les membres supérieurs et inférieurs, s'irradiant le long du trajet des nerfs, et, s'accompagne quelquefois d'une véritable douleur à la pression des troncs nerveux, souvent de douleurs arthralgiques. Les masses musculaires de l'épaule, des bras, du mollet, etc., sont douloureuses à la pression, leur contractilité électrique est diminuée, les réflexes tendineux sont abolis.

La paralysie se généralise à tous les muscles des membres, dans les formes rapides et fébriles ; elle envahit les muscles du tronc, de l'abdomen, du thorax ; elle s'étend aux intercostaux, au diaphragme et amène consécutivement de la dyspnée, une respiration pénible et laborieuse, quelquefois la mort (obs. XVII). La paralysie peut envahir le larynx et produire l'aphonie. Cette aphonie et ces troubles respiratoires font penser, à ces faits bien connus et signalés déjà par Tanquerel des Planches, de paralysie et d'atrophie du récurrent, chez les vieux chevaux travaillant dans les fabriques de céruse et auxquels on est obligé de faire la trachéotomie.

Chez l'homme, même dans le cas de généralisation à marche rapide, même dans les cas de dyspnée certaine, on observe rarement (obs. XVII) une terminaison fatale, la guérison est la règle ; cela tient à ce que dans ces paralysies, même les plus généralisées, on retrouve toujours, bien qu'à des degrés différents, la même susceptibilité de certains groupes musculaires, la même résistance de certains autres. La paralysie est en effet rarement également répandue et également intense : quelques muscles ou groupes musculaires sont simplement parésiés, leur contractilité électrique est à peine touchée. D'autres sont paralysés complètement; chez eux, on voit apparaître rapidement et les troubles électriques, et l'atrophie musculaire très prononcée, et l'abolition des réflexes tendineux. L'atrophie ne s'améliorera que lentement, progressivement; ses vestiges persisteront pendant des mois et des années, alors que tout phénomène paralytique aura disparu depuis longtemps. A cette période, ces atrophies peuvent, facilement, induire en erreur l'observateur, qui ne connaît ni le début, ni l'évolution, ni l'étiologie de cette atrophie.

Par sa marche, par son évolution, par sa distribution, la paralysie saturnine à généralisation rapide, ressemble donc singulièrement à l'affection décrite par Duchenne, sous le nom de *paralysie générale spinale antérieure subaiguë*. Les deux affections, ont en effet, plus d'un caractère commun. Ce sont comme l'indique Heugas :

« 1° Le début par la faiblesse des extrémités supérieures ou inférieures.

« 2° L'augmentation graduelle de la parésie allant jusqu'à la paralysie complète d'un membre entier, ou de tout le corps dans la période ultime.

« 3° Pendant cette période ultime, le trouble de la parole, l'aphonie.

« 4° L'affaiblissement ou l'abolition électro-musculaire.

« 5° L'atrophie en masse, survenant peu de temps après le début de la paralysie musculaire, augmentant graduellement et proportionnellement au degré de la paralysie et de la diminution de la contractilité électro-musculaire.

« 6° Souvent l'arrêt de la maladie avant la dernière période, et alors le retour des mouvements volontaires, même avant celui de la contractilité électro-musculaire.

« 7° La miction et la défécation normales ».

L'analogie clinique de ces deux affections est manifeste, et ne peut échapper à un observateur non prévenu. Elle n'avait pas échappé à Duchenne, qui n'admet cependant pas la possibilité d'une confusion, entre la paralysie générale spinale antérieure subaiguë et la forme généralisée de la paralysie saturnine. Il n'indique, toutefois, pour tout signe de diagnostic différentiel, que la notion de la profession du malade; la notion de coliques saturnines antérieures, du liseré gingival et la marche plus lente de la paralysie saturnine généralisée. Tout importants que soient ces signes, ils peuvent néanmoins faire défaut; leur absence n'est en tout cas pas d'une valeur diagnostique absolue. Du reste, nous avons vu plus haut, que le malade de M. Heugas (obs. XVII), manifestement saturnin, avait été diagnostiqué par Duchenne, *paralysie générale spinale antérieure subaiguë.* Un autre malade de Duchenne (1), dont nous donnons plus bas l'observation résumée, est revendiqué par M. Vulpian, comme appartenant à la paralysie saturnine.

Nous croyons qu'il faut aujourd'hui se résoudre, à rayer la paralysie générale spinale antérieure subaiguë du cadre des entités morbides, et à la considérer comme un syndrome clinique tout comme la paralysie ascendante aiguë, par exemple, syndrome relevant de causes multiples, et pouvant se rencontrer dans un certain nombre d'affections ; nous avons vu plus haut que la polynévrite revêt volontiers ce syndrome clinique.

OBSERVATION XXIII.

(Observation de Duchenne de Boulogne, résumée d'après Vulpian) (2).

Il s'agit d'un malade âgé de 35 ans qui, en 1865, au bout de quatre ans de séjour au Brésil, avait été pris de douleurs gastralgiques atroces avec sensation de brûlure, de déchirure, de contracture avec vomissements, avec gonflement de la région épigastrique, sans colique, ni constipation. C· s douleurs qui survenaient sous forme de crises d'une demi-heure de durée, reparaissaient après une demi-heure à trois-quarts d'heure d'intervalle et elles n'avaient cessé qu'au bout de neuf jours. Deux autres crises semblables avaient eu lieu : l'une six mois après la première ; l'autre en 1870 (janvier). En mars de la même année, tremblement de la main droite, faiblesse générale ; un mois plus tard, paralysie des extenseurs de cette main, puis progressivement paralysie des mouvements des doigts, de l'avant-bras sur le bras et du bras sur l'épaule du côté droit; atrophie consécutive des muscles. Le membre supérieur gauche se prend ensuite de la même façon. Miction et défécation normales. Au moment où Duchenne examine ce malade, les membres inférieurs sont affaiblis ; la marche et la station verticale sont possibles : les membres supérieurs sont paralysés, à l'exception des muscles fléchisseurs des doigts et du pouce et des

---

(1) DUCHENNE DE BOULOGNE. *Electrisation localisée,* 3e édit. Obs. LXXXVI, p. 480.

(2) VULPIAN. *Maladies du système nerveux,* t. II, p. 389.

muscles de l'éminence thénar. Contractilité abolie dans les muscles paralysés ; elle est affaiblie dans les autres muscles des bras.

M. Vulpian ajoute : « Duchenne a appris que les médecins qui ont vu ce malade à Bahia, l'ont considéré comme atteint du *béribéri*. J'ai vu ce malade dans un des hôpitaux de Paris ; il était manifestement atteint de paralysie saturnine, et il savait que cette affection s'était produite à la suite de l'usage prolongé, comme boisson, de liquide ayant été contenus dans des vases de terre dont la couverte était mal faite.

Dans des cas de ce genre, le diagnostic serait évidemment difficile, si les renseignements donnés par le malade n'offraient pas une grande netteté, et si l'affection était déjà ancienne. Mais dans la plupart des cas, les antécédents du malade et la distribution des paralysies musculaires, permettront d'établir assez facilement si l'on a oui ou non, affaire à un cas d'intoxication saturnine.

Je dirai, en passant, que le second cas de *paralysie générale spinale antérieure subaiguë, précédée de douleurs gastralgiques internes* (obs. LXXXVVII) rapporté par Duchenne, ne me paraît pas avoir reçu de cet auteur une juste interprétation. S'il n'y a pas eu, dans ces cas aussi, une intoxication comme cause des phénomènes paralytiques, je serai disposé à le considérer comme un fait de méningo-myélite. »

Atrophies saturnines.

A la fin de ce chapitre se place la question des *atrophies saturnines*. Existe-t-il chez les saturnins des atrophies pures, d'origine saturnine évoluant sans trace de paralysies ? Nous avons fait observer à différentes reprises dans le cours de ce travail, que l'on peut observer une période, dans l'évolution de la paralysie saturnine, dans laquelle la paralysie, en voie de guérison, a disparu et dans laquelle l'atrophie seule persiste et persistera pendant un temps quelquefois fort long, pour aboutir finalement soit à une guérison complète, soit à un état stationnaire. Dans ces cas il n'y a pas de doute, l'atrophie a été précédée par la paralysie, elle l'a accompagnée, elle en est le reliquat.

Mais à côté de ces faits dont l'interprétation est facile, il en est d'autres, dans lesquels l'atrophie semble évoluer pour son propre compte ; la paralysie est exactement adéquate à l'atrophie, elle ne la précède pas, elle en est la conséquence.

La plupart des observations publiées sous le titre d'*atrophie saturnine*, rentrent dans la première catégorie des faits, telles sont les observations d'Appolinario, Gombault, Suckling.

Il existe cependant quelques faits rares, mais bien avérés, tels que l'observation de Vulpian (1), celle de Fitz(2), que nous publions plus bas dans lesquels, l'atrophie a débuté et évolué sans jamais être précédée de paralysies, l'interprétation de ces faits est assez délicate. S'agit-il ici d'une atrophie musculaire *progressive* myopathique ou myélopathique, chez un saturnin, comme dans le cas de Vulpian, s'agit-il au contraire d'une atrophie saturnine véritable? S'agit-il peut-être dans le cas de Fitz, étant donnés l'inégalité pupillaire, le rétrécissement de la fente palpébrale, l'atrophie des petits muscles de la main, les contractions fibrillaires et fasciculaires, les troubles dissociés de la température, à savoir : la conservation de la sensibilité tactile et douloureuse avec diminution de la sensibilité thermique, la cypho-scoliose, — d'une syringo-myélie chez un saturnin?

Dans l'un et l'autre cas, il est bien difficile de se prononcer à cet égard, étant donnée l'absence complète de tout renseignement anatomo-pathologique.

OBSERVATION XXIV.

(Observation résumée de Fitz).

Peintre en bâtiment. — Saturnisme chronique ; liseré gingival, coliques, constipation, ictère, etc. — Atrophie saturnine du membre supérieur gauche, survenant quelque temps après un abcès situé à la face externe de l'olécrâne gauche. — Engourdissement et fourmillements de la main gauche. — Crampes douloureuses. — Arthralgie saturnine. — Atrophie intéressant le grand pectoral, les muscles de l'éminence thénar et hypothénar, tous les interosseux, les extenseurs des doigts et de la main. — Main en griffe. — Abaissement de la température de la main gauche. — Légère thermoanesthésie. — Palpitations musculaires. — Tremblement fibrillaire. — Diminution de l'excitabilité faradique des muscles atrophiés et des nerfs (surtout du médian). — Abolition de la contractilité faradique dans le court abducteur et l'opposant du pouce. — Diminution de l'excitabilité galvanique des nerfs. — Contraction lente, pas d'inversion de la formule normale de réaction. — Intégrité du long supinateur, des flé-

---

(1) A. VULPIAN. *Atrophie musculaire progressive chez un saturnin. Contractilité électrique conservée, marche continue des accidents atrophiques, pas de paralysie, ni de coliques saturnines.* Cliniques médicales faites à l'Hôpital de la Charité, 1878. Obs. CXLII, p. 727.

(2) WILHELM FITZ. *Ueber saturnine progressive Muskelatrophie und das Vorkommen bulbaerer Symptome bei der chronischen Bleivergiftung.* Th. de Wurzburg, 1882.

chisseurs des doigts, des muscles du bras et de l'épaule. Phénomènes ocu-
lo-papillaires à gauche.— Rétrécissement de la fente palpébrale. — Myosis.

Andréas L... 23 ans, peintre en bâtiments. Parents, sœurs et
frères bien portants. Pas de tare neuropathique. Pas de maladies
antérieures. A 14 ans le malade entra en apprentissage et fut occupé au broiement des couleurs à base de plomb. Il y a sept ans
(1875) apparurent les premiers symptômes saturnins (ictère, malaise général, anorexie, mauvais goût à la bouche, constipation,
pyrosis, salivation). Ces symptômes disparurent spontanément
après que le malade eut cessé tout travail pendant quelques mois ;
ils ne réapparurent que plus tard lorsque le malade reprit ses occupations.

L'été dernier consécutivement à un abcès de la grandeur d'une
pièce d'un mark, situé au bras gauche (un peu de dehors de l'olécrâne où l'on trouve encore la cicatrice) — le malade éprouva de
l'engourdissement de la main gauche, alternant avec des fourmillements dès que la main devenait froide. Bientôt survinrent du
tremblement, des palpitations musculaires, des « tiraillements »
enfin un amaigrissement notable de la main, surtout de l'éminence thénar ; actuellement il se plaint d'une certaine faiblesse
de la main, il laisse échapper les objets lourds.

Quoiqu'il cessa pendant tout l'hiver son métier de peintre en
bâtiments, l'état de la main s'empira néanmoins lentement, les engourdissements survenant à la moindre sensation de froid et s'accompagnant quelquefois d'une « crampe ». furent particulièrement gênants. Il continua néanmoins son travail pendant deux
mois au printemps ; mais le travail devenant de plus en plus difficile, il entra à la policlinique où il fut soumis sans résultats à un
traitement électrique qu'il abandonna bientôt. Après avoir travaillé
encore quelque temps, il entra au commencement de septembre
pour des symptômes semblables à ceux éprouvés il y a 7 ans
(pyrosis et salivation) au Juliusspital.

Etat actuel. Homme de taille moyenne, masses musculaires bien
développées, tissu adipeux assez développé. Le teint est brun,
bien portant, les conjonctives oculaires légèrement ictériques. *La
fente palpébrale gauche notablement plus petite que la droite, la
pupille gauche moitié moins grande que la droite.* La réaction à
la lumière et aux mouvements de convergence normale des deux
côtés. La muqueuse buccale est pâle, la langue légèrement char-
gée ; elle est tirée sans déviation et ne présente aucun tremblement.
Les gencives ramollies, rouge foncé surtout au niveau des deux

canines supérieurs ; les dents présentent un dépôt ardoisé très évident.

La colonne vertébrale à la hauteur de la première vertèbre dorsale, présente une déviation cyphoscoliotique gauche produisant une élévation notable de l'épaule gauche et une asymétrie très prononcée des deux moitiés supérieures du tronc. Cette déformation est rapportée par le malade à de lourdes charges qu'il aurait portées pendant l'adolescence. L'examen physique ne présente rien de particulier. Pouls plein, dur, régulier. L'urine ne contient ni sucre, ni albumine.

La moitié droite du thorax est plus volumineuse que la gauche, Les muscles de l'épaule surtout le grand pectoral sont plus faibles à gauche qu'à droite : La circonférence du bras (mesurée à 14 cent. au-dessus de l'olécrâne) est la même des deux côtés (25 cent.). Circonférence des avant-bras (à 6 cent. au-dessous de l'olécrâne).

Droite = 23,5 cent. ; gauche = 22, 5 cent. Le bras et la main sont normaux à droite.

Au bras gauche on note une petite cicatrice de 2 centimètres située un peu en dehors de l'olécrâne. La main gauche, pendant le repos est en abduction cubitale, le troisième et quatrième doigt présentent une attitude en griffe. Les muscles de l'éminence thénar sont fortement atrophiés, ceux de l'éminence hypothénar moins atrophiés et flasques. Les espaces interosseux sont fortement déprimés surtout du côté cubital ; entre le pouce et l'index les masses musculaires ont presque complètement disparu. Tous les muscles interosseux sont plus ou moins atrophiés. Les mouvements de l'articulation du poignet se font bien, mais la flexion dorsale n'est pas aussi complète qu'à droite. La flexion des doigts se fait librement et avec force ; leur extension est un peu gênée ; l'abduction des trois doigts du milieu manque complètement. L'abduction et l'adduction du petit doigt et du pouce sont possibles, mais ne se font qu'avec effort et pour ainsi dire en trois à quatre temps. L'opposition du pouce manque complètement, on ne peut, à la demande, qu'obtenir une flexion. Les extenseurs de l'avant-bras semblent tous participer à un faible degré à l'atrophie. Le long supinateur est, par contre, bien développé. La main gauche est plus froide que la droite. Il n'y a pas de troubles trophiques des ongles, des articulations, etc.

Lorsqu'on souffle sur les muscles atrophiés de l'éminence thénar, on voit apparaître des palpitations fibrillaires très nettes. Lorsque la main a été étendue librement pendant quelque temps, on voit apparaître de légers mouvements de trémulation et souvent des contractions cloniques fasciculées de certains muscles, en particulier du court fléchisseur du pouce. La sensibilité cutanée est normale au contact, à la douleur et à la pression. Les différences de température sont moins bien senties à gauche qu'à droite. Conservation du sens musculaire. Plaintes subjectives sur une sensation d'engourdissement dans la main, et une espèce de contracture au froid.

L'examen faradique donne : l'excitabilité des nerfs est notablement diminuée à gauche surtout au niveau du médian ; il en est de même lors de l'excitation directe des muscles de l'avant-bras. Dans les petits muscles de la main la contractilité n'est dénotée qu'avec les plus forts courants. Elle a complètement disparu dans l'opposant et le court abducteur du pouce.

L'examen galvanique indique également à gauche une diminution de l'excitabilité des nerfs ; l'excitation directe des muscles de l'avant-bras est la même des deux côtés. Ka SZ est plus grand que An SZ mais An OZ apparaît plus tôt que An SZ.

L'examen des petits muscles de la main est rendu difficile par suite des grandes résistances qu'offrent dans cette région la peau épaissie presque cornée.

Même dans les interosseux fortement atrophiés et dans le court fléchisseur du pouce, on observe Ka SZ 7 Au SZ ; mais cette dernière contraction est plus lente que la première. Pas de réaction dans l'opposant.

L'état général du malade a toujours été bon, on n'observa aucune modification dans l'état, pendant son séjour à l'hôpital. Les différences des fentes palpébrales et des pupilles en particulier restèrent toujours les mêmes ; il en est de même des troubles subjectifs.

Il s'agit évidemment, dit Fitz, non pas d'une paralysie, mais d'une atrophie saturnine, l'atrophie est en effet toujours plus prononcée que la paralysie ; celle-ci n'est qu'en raison directe de l'atrophie ; les réactions électriques, la motilité, correspondent au degré d'intégrité des muscles,

On pourrait se demander, étant donné l'abcès du bras gauche, s'il ne s'agit pas ici d'une atrophie consécutive à une lésion nerveuse. C'est peu probable, car l'abcès ne siégeait nullement sur le trajet du cubital ou du médian. Les symptomes pupillaires indiquent du reste, une paralysie du sympathique cervical ou une excitation des racines antérieures de la moelle cervicale ; et si, dans ce cas, « par suite du rétrécissement de la fente palpébrale, la parésie du sympathique est plus probable, ils prouvent en tout cas, qu'il s'agit là d'un processus non pas local mais situé beaucoup plus haut. » (Fitz).

CHAPITRE V

SÉMÉIOLOGIE ET VALEUR DIAGNOSTIQUE DES LOCALISATIONS MUSCULAIRES SATURNINES.

Avant d'aborder la question, du diagnostic des différentes formes de la paralysie saturnine, il nous paraît important d'étudier d'abord, la valeur séméiologique de chacune de ses localisations.

La localisation de la paralysie à tel ou tel groupe musculaire ne constitue pas, nous ne saurons assez le répéter, dès le début de ce chapitre, un caractère d'une valeur diagnostique absolue, pathognomonique. La localisation n'est, en effet, qu'un *syndrome clinique*, pouvant se rencontrer dans un grand nombre d'affections, commun par conséquent à un certain nombre de paralysies, que ces dernières soient d'origine spinale, périphérique ou myopathique, qu'elles soient d'origine traumatique, toxique ou infectieuse. Le diagnostic devra donc toujours se baser sur l'évolution, la marche et surtout sur l'étiologie de la paralysie. Nous rencontrerons, en effet, au cours de notre étude, un certain nombre de paralysies, à localisation identique, à symptomatologie semblable, mais différant toutes entre elles au point de vue étiologique. Dans bon nombre de ces paralysies on peut dire, et non sans apparence de raison, que « la localisation de la paralysie n'est rien, que l'étiologie, la marche et l'évolution de l'affection sont tout. » Cette proposition pourrait sembler exagérée ou trop absolue, lorsqu'on ne considère que la forme vulgaire classique de la paralysie saturnine, la paralysie des extenseurs des doigts et du poignet; elle ne l'est certes pas, dès qu'il s'agit des formes plus rares, soit localisées, soit surtout généralisées, de paralysies et d'atrophies saturnines.

Nous allons passer en revue, les différentes affections du système nerveux dans lesquelles, on peut rencontrer la même localisation de la paralysie, que celle que présentent les types cliniques de la paralysie saturnine.

I. — Type classique vulgaire de la paralysie saturnine.

(*Type antibrachial*).

Ce type le plus souvent bilatéral et symétrique, peut être quelquefois unilatéral, ainsi que nous l'avons indiqué plus haut. Il peut être localisé à un seul muscle, à l'extenseur commun des doigts ou à un des extenseurs propres, il peut n'intéresser qu'un des faisceaux de l'extenseur commun. Généralement la paralysie s'étend aux extenseurs commun et propre des doigts, aux radiaux, au cubital postérieur, respecte le long supinateur, l'anconé, souvent le long abducteur du pouce et s'accompagne d'atrophie musculaire, et de troubles de la contractilité électrique.

Les affections dans lesquelles on peut rencontrer cette localisation sont :

1. Les paralysies radiales périphériques.

a. — *La paralysie radiale « par compression »* qui peut à la rigueur s'observer chez des ouvriers travaillant dans le plomb (Duchenne (1), Samsoen (2), se distingue de la paralysie saturnine, ainsi que nous l'a enseigné Duchenne de Boulogne, par la participation à la paralysie des muscles long supinateur, anconé et long abducteur du pouce; par la conservation, de l'excitabilité électrique des muscles et du nerf radial au-dessous du point comprimé ; par l'absence d'atrophie dans les muscles paralysés. Toutefois MM. Vulpian et Dejerine (3) ont signalé dans la paralysie radiale par compression, l'atrophie du long supinateur, s'accompagnant d'une diminution légère de sa contractilité faradique avec tendance à la réaction de dégénérescence. Comme dans la paralysie saturnine, ces auteurs ont constaté dans la paralysie par compression, une différence très nette de la sensibilité subjective. » Lorsqu'on excite le nerf radial, soit dans l'aisselle, soit dans le triangle sus-claviculaire, la sensation douloureuse pseudo-périphérique (paraissant avoir pour siège

(1) Duchenne. *Electrisation localisée*, 3e édit., 1872, p. 707.

(2) Samsoen. *Loc. cit.*, obs. XI, p. 69.

(3) Vulpian et J. Dejerine. *Recherches cliniques et expérimentales sur la paralysie radiale*. Comptes rendus Soc. Biologie, 1886, p. 187.

la face dorsale de la main, pouce, index et médius), est ou absente ou très faible. » Enfin comme dans la paralysie saturnine et comme dans un grand nombre de paralysies périphériques, le retour des contractions volontaires, précède toujours le retour de l'excitabilité électrique du nerf radial dans l'aisselle.

b. — Les *traumatismes, les contusions* ou les *compressions prolongées du nerf radial*, (par un cal vicieux, une nécrose (1) de l'humérus par exemple) ont comme point commun avec la paralysie saturnine, et l'atrophie musculaire et les troubles électriques, mais, comme dans le cas précédent, le long supinateur et l'anconé sont paralysés.

c. — La participation du long supinateur dans la paralysie radiale « par compression » ou dans la paralysie radiale traumatique, ne constitue cependant par une condition *sine quâ non* de son diagnostic. On peut observer en effet, l'intégrité du long supinateur, les altérations électriques et l'atrophie musculaire, lorsque la compression, quelle que soit sa nature, siège au-dessous du point, où le rameau du long supinateur se détache du tronc du radial, comme par exemple dans les *compressions du radial* par une *fracture mal consolidée du col du radius.*

d. — Cette intégrité du long supinateur, s'observe encore dans *certains cas spéciaux de paralysie « par compression.* » Il existe dans la littérature médicale des cas exceptionnels, il est vrai, dans lesquels, à la suite d'une compression du radial, semblant se faire dans les conditions les plus classiques, on voit apparaître une paralysie radiale présentant, à l'intégrité du long supinateur près, tous les caractères de la paralysie radiale par compression banale et vulgaire à savoir : la paralysie des extenseurs du poignet et des doigts, la conservation de la contractilité faradique et galvanique des muscles et du radial au-dessous du point comprimé. l'étiologie de la paralysie, la guérison dans l'espace de 8 à 10 semaines. L'intégrité seule des supinateurs les rapproche de la paralysie saturnine. Telles sont les deux observations suivantes de Bernhardt. L'auteur les étudie, il est vrai, à un point de vue différent du nôtre, et ne semble même pas avoir remarqué, ce que ces cas ont de particulier et de spécial, dans l'histoire de la paralysie radiale par compression. Il

____

(1) Duchenne (de Boulogne). *Electrisation localisée*, 3e édit., obs. XXV, p. 33.

s'agit ici, ainsi que le fait remarquer Erb (1) d'une compression ayant porté beaucoup plus bas que d'habitude, et au-dessous du point, où le rameau du long supinateur se détache du tronc du radial.

Observation XXV.

(Résumée). Bernhardt (2).

Paralysie radiale par compression. — Intégrité du long supinateur et du triceps. — Conservation de la contractilité faradique et galvanique des muscles et des nerfs au-dessous du point comprimé. — Guérison après deux mois.

Au milieu d'octobre 1876, un ouvrier âgé de 29 ans, jusqu'alors bien portant, s'endort pendant une heure appuyé sur son bras droit. A son réveil il se plaint d'une sensation particulière à l'avant-bras et à la main. L'examen du malade fait le 3 novembre (deux semaines et demie après le début de l'affection) montre qu'il s'agit d'une paralysie du nerf radial droit. L'extension de l'avant-bras sur le bras est possible, ainsi que la supination. A l'examen électrique on constate :

Une très légère diminution de la contractilité faradique et galvanique des muscles paralysés et des branches du nerf radial au-dessous du point comprimé. La perte de l'excitabilité faradique et galvanique du nerf radial au niveau de la gouttière de torsion. L'électrisation du radial à ce niveau ne donne qu'une contraction du *triceps et du long supinateur*. Tous les autres muscles (extenseurs proprements dits) sont inexcitables. — Pas de réaction de dégénération. Guérison le 13 décembre 1876, deux mois après l'apparition de la paralysie.

Observation XXVI.

(Résumée.) Bernhardt.

Paralysie radiale par compression. — Intégrité du long supinateur. — Conservation de la contractilité faradique et galvanique des muscles et des nerfs au dessous du point comprimé. — Guérison dans l'espace de deux mois.

Après un sommeil d'une heure, pendant lequel la tête repose sur le bras droit et le comprime, un ouvrier âgé de 37 ans, jusqu'alors

---

(1) Erb. *Ueber periphere Lähmungen.* Kritische Bemerkung. Arch. f. Psych. u Nerv., VIII, 1878, p. 197.

(2) Bernhardt. *Ueber periphere Lähmungen.* Arch. f. Psychiatrie u. Nerv., VII, 1877, p. 597 et 598.

bien portant, se réveille le 6 décembre 1875 avec *une paralysie des radiaux et des extenseurs des doigts et du pouce. Intégrité du triceps et du long supinateur.* Le 16 décembre, dix jours après le début de la paralysie on constate à l'examen électrique :

Conservation de la contractilité galvanique et faradique des muscles et des nerfs au-dessous du point comprimé. Perte de l'excitabilité galvanique et faradique du nerf radial au niveau et au-dessus de la gouttière de torsion. Pas de réaction de dégénération. Guérison le 10 février, c'est-à-dire deux mois après le début de la paralysie.

Précédemment en 1875 et 1872, ce même auteur avait déjà rapporté deux cas analogues d'intégrité du long supinateur, survenant dans le cours, soit d'une paralysie radiale par compression, d'apparence classique, soit d'une paralysie radiale consécutive à une luxation scapulo-humérale.

L'observation suivante de Bernhardt (1) est intéressante à plusieurs points de vue : 1° *au point de vue de l'intégrité du long supinateur* ; 2° de la *gravité de la paralysie radiale par compression s'accompagnant d'atrophie musculaire, de diminution ou d'abolition de la contractilité faradique des muscles et du nerf radial* ; 3° de sa longue durée ; 4° de l'absence de tout trouble sensitif.

Observation XXVII.

Bernhardt (1).

Homme de 48 ans, non saturnin se réveille en mai au milieu de la nuit avec une sensation d'engourdissement de la main droite et une paralysie de la main. Il ne suit aucun traitement. En octobre, Bernhardt constate : paralysie complète des extenseurs des doigts du pouce et du poignet droit, supination incomplète, atrophie de la face postérieure de l'avant-bras. Diminution de la contractilité électrique du cubital postérieur et du long abducteur du pouce. Perte de la contractilité faradique des autres muscles de la région postérieure y compris le court supinateur.

Intégrité du triceps. *Intégrité complète du long supinateur* « telle qu'on la rencontre dans les paralysies saturnines. »

---

(1) Bernhardt. *Neuropathologische Beobachtungen. Zur Pathologie der Radialisparalysen.* Arch. f. Psych. u. Nerv., 1875, V, p. 561.

e. — Paralysies radiales consécutives à des injections sous-cutanées ou plutôt sous-aponévrotiques d'éther sulfurique.

Ces paralysies intéressent de préférence, ainsi que M. Arnozan (1) l'a montré, la branche profonde du radial (extenseur commun, extenseur propre du pouce, cubital postérieur, long abducteur du pouce) et respectent le long supinateur. Elles peuvent dans quelques cas être très partielles, n'intéresser qu'un seul muscle, l'extenseur commun des doigts par exemple, et se traduire cliniquement par la « chute » du médius et de l'annulaire (le malade fait les cornes). comme dans les cas d'Arnozan, de Mendel (2), Remak (3) ; ou n'intéresser qu'un faisceau de ce muscle (Neumann). Elle peut n'intéresser que l'extenseur propre du petit doigt (Arnozan et Salvet, Barth) (4).

Ces paralysies s'accompagnent d'atrophie musculaire, et de troubles de la contractilité électrique (diminution ou abolition de la contractilité faradique des muscles, réaction de dégénération. Abolition de l'excitabilité du tronc radial pour les muscles paralysés). Par ses caractères, par sa localisation, ces paralysies se rapprochent donc singulièrement des paralysies saturnines ; les symptômes en sont identiques. Dans quelques cas la ressemblance peut être absolue, et on peut observer une paralysie *bilatérale et symétrique*.

C'est ce qui arrive lorsque, comme dans les cas d'Arnozan (5) et de Neumann (6), la paralysie bilatérale est consécutive à une injection d'éther, faite à la face dorsale de chacun des avant-bras. Mais l'anamnèse et les commémoratifs permettront toujours d'éviter l'erreur.

M. Arnozan a montré que les injections expérimentales d'éther, produisaient chez les animaux une névrite aiguë. Falken-

<hr>

(1) ARNOZAN. Les névrites consécutives aux injections hypodermiques d'éther. *Gaz. hebd.*, 1885 p. 22 et 38, obs. II, ob. VI.

(2) MENDEL. Berl. med. Gesellschaft, séance du 7 janv. 1885. Discussion. *Neurolog. Centralbl.*, 1885, p. 92.

(3) REMAK. Partielle Radialis paralyse. Présentation du malade. Berl. med-Gesellschaft, séance du 7 janvier 1885. In *Neurol. Centralbl.*, 1885, p. 92.

(4) BARTH. Sur l'utilité des injections sous-cutanées d'éther dans la pneumonie adynamique. *Gaz. hebd.*, 1881, cité par Arnozan, obs. V.

(5) ARNOZAN, obs. III.

(6) NEUMANN. Ein weiterer Fall von Lähmung durch subcutane Aetherinjection. In *Neurol. Centralbl.*, 1885, p. 76.

heim (1) a eu récemment l'occasion d'examiner les nerfs d'un malade cardiaque, qui a succombé après avoir présenté une paralysie du rameau profond du radial, consécutive à une injection d'éther. A l'autopsie, les branches du rameau profond du radial étaient grises ou dégénérées. Le radial au-dessus de sa bifurcation, le rameau superficiel ainsi que le tronc même du rameau moteur, étaient au contraire normaux. A l'examen microscopique, il constata que le *tronc* du rameau profond du radial n'était dégénéré que dans ses couches superficielles et externes, ses fibres centrales présentaient leur aspect normal. Par contre, les ramifications de la branche profonde du radial étaient complètement atrophiées. Cette relation est extrêmement nette, lorsqu'on examine des coupes transversales du nerf traitées par l'acide osmique. Sur les coupes transversales, la branche profonde du radial, présentait un centre normal et une couche marginale de fibres dégénérées. Dans les coupes transversales des rameaux de ces branches, cet aspect n'existe plus, le nerf est dégénéré à son centre comme à sa périphérie. A l'aide de la dissociation, on pouvait reconnaître quelques tubes nerveux en voie de régénération : les fibres de petit calibre se trouvaient à côté de fibres dégénérées.

L'éther n'agit pas seulement sur les nerfs musculaires. Il peut n'intéresser que les nerfs cutanés. Dans ces cas l'injection est bien hypodermique, mais un ou plusieurs rameaux sensitifs sont lésés.

Il en résulte une anesthésie simple d'un territoire cutané d'étendue variable. Falkenheim rapporte l'observation d'un cas semblable. Nous-même avons eu l'occasion d'observer, un cas d'anesthésie cutanée de la face externe de la jambe, consécutive à une injection sous-cutanée de chloroforme dans un cas de sciatique, alors que nous étions interne dans le service de M. Balzer. L'injection avait été faite à la partie supérieure de la de la face externe de la jambe, au niveau d'un des points douloureux. L'effet thérapeutique demandé avait été obtenu, mais le malade a conservé pendant longtemps une zone d'anesthésie au tact, à la piqûre, à la douleur et à la température, s'étendant sur toute la moitié supérieure de la face externe de la jambe.

____

(1) FALKENHEIM. Die Lähmungen nach subcutaner Aetherinjection. *Separaabdruck aus d. Mittheilungen a. d. med. Klinik zu Konigsberg*, 1888. (F. C. W. Vogel), p. 132.

Observation XXVIII (personnelle).

Paralysie radiale consécutive à une injection sous-cutanée d'éther sulfurique.
— Paralysie des extenseurs communs et propres des doigts et du pouce, du
long abducteur du pouce et du cubital postérieur. — Paralysie passagère
du deuxième radial. — Intégrité du long supinateur et du premier radial.
— Perte de la contractilité faradique des muscles paralysés et du nerf
radial. — Atrophie musculaire. — Mort. — Autopsie.

Blan.... (Pierre), âgé de 76 ans, terrassier, est à Bicêtre,
comme vieillard, depuis un an. Il entre le 16 avril 1889 à l'infirmerie, salle Bichat, n° 13, service de M. le Dr Dejerine, pour une
rétention des matières biliaires dégénérant en ictère grave.

Le 7 juin à la suite d'une injection d'éther, faite à la face dorsale
de l'avant-bras gauche, il présente une paralysie radiale. Chute
du poignet et des doigts. La main en demi-pronation est à angle
droit sur l'avant-bras, les doigts sont légèrement fléchis vers la
paume. Les mouvements d'extension du poignet et des doigts,
d'extension et d'abduction du pouce et d'adduction du poignet, sont
complètement abolis. On constate une paralysie des muscles
extenseurs communs des doigts et propres de l'index, du petit doigt
du pouce abducteur du pouce, deuxième radial et cubital postérieurs. Le long supinateur et le premier radial (l'abduction du
poignet) sont intacts.

Le 10 juin. — Le malade a récupéré les mouvements d'extension
du poignet, et on sent nettement pendant ce mouvement la contraction des deux muscles radiaux. Le 24 juin il existe encore une paralysie de tous les muscles de l'avant-bras animés par le radial. à
l'exception du long supinateur et des radiaux. Atrophie des muscles paralysés Abolition de leur contractilité faradique. Diminution considérable de la contractilité faradique (appareil à chariot),
des radiaux. Par l'excitation du radial au niveau de la gouttière
de torsion de l'humérus, on n'obtient, même avec les plus forts
courants, que la contraction des muscles long supinateur et radiaux. Œdème de la face dorsale de la main, sans tumeur dorsale
véritable. Mort le 26 juillet (voir l'autopsie, p. 263).

f. — Paralysies radiales d'origine toxique.

La paralysie radiale peut se rencontrer dans le cours des
paralysies toxiques, mais elle est ici moins fréquente que
dans l'intoxication saturnine. Les paralysies toxiques, en
dehors de la paralysie saturnine, se localisent en effet de préfé-

rence aux membres inférieurs, et n'envahissent que plus tardivement et souvent à une période de généralisation les membres supérieurs. Ici ils frappent de préférence les extenseurs des doigts et du poignet. Quelquefois tous les muscles animés par le radial sont paralysés, mais ces paralysies restent rarement longtemps isolées, et s'accompagnent bientôt d'une paralysie des fléchisseurs des doigts, des thénars, des intérosseux.

Huss (1), Lancereaux (2), OEttinger (3) Dreschfeld (4), Thomsen (5), ont constaté une paralysie des extenseurs des doigts et du poignet au cours de *paralysies alcooliques*. Cette paralysie se cantonne pendant un certain temps, dans les muscles extenseurs avant de se généraliser au *membre supérieur*. « La main est la « première atteinte ; elle tombe sur le poignet, ne peut se relever, et cette attitude rappelle, mais à un moindre degré, celle « de la paralysie saturnine, » (OEttinger).

D'autres fois, la paralysie se localise encore davantage et n'envahit qu'un ou deux muscles ou un faisceau de muscles. Ainsi Lilienfeld (6) rapporte une paralysie des extenseurs du pouce et des extenseurs des 4e et 5e doigts. Il est regrettable que l'état du long supinateur ne soit pas indiqué dans ces observations.

Comme toute paralysie toxique, comme toute paralysie périphérique un peu intense, la paralysie alcoolique s'accompagne de troubles électriques et d'atrophie musculaire. Elle peut s'accompagner comme toute paralysie des extenseurs, d'une véritable tumeur dorsale du métacarpe, ou bien d'un œdème du dos de la main (Dreschfeld (7), OEttinger).

La paralysie alcoolique débute rarement par les extenseurs des doigts et des poignets, généralement les membres inférieurs sont paralysés les premiers, et la paralysie est ici beaucoup plus prononcée qu'aux membres inférieurs. Th. Buzzard a publié

(1) Huss. *Chronische alcoholische Krankheit* (trad. allem., 1852), Leipzig.

(2) Lancereaux. *Des paralysies alcooliques*. Gaz. hebd. de méd. et de chir., 1881, p. 119.

(3) Œttinger. *Etude sur les paralysies alcooliques* (névrites multiples des alcooliques). Th. de Paris, 1885, p. 23.

(4) Dreschfeld. *On alcoholic Paralyses*. Brain July, 1884, p. 200.

(5) Thomsen. *Beitrag zur multipler alcoholischer Neuritis*. Gesell. f. Psych. u Nerv. Berlin, 13 déc. 1885. Neurol. Centralbl, 1887, p. 22.

(6) Lilienfeld. Présentation d'un malade alcoolique. *Berl. Gesellschaft f. Psych. n. Nerv.* Sitzung, vom. 13, Juli 1885. In *Neurol. Centralbl*, 1885 p. 352

(7) Dreschfeld. *Further observation on alcoholic Paralysies* Brain, 1886, January, p. 433. Obs. III,

récemment, une observation de paralysie radiale bilatérale avec intégrité du long supinateur, et qu'il considère d'origine probablement alcoolique. Cette intégrité du long supinateur, se trouve encore signalée dans les observations de Vierordt (1) et d'Oppenheim (2).

Dans l'observation de Buzzard, il y a pour le moins deux intoxications en présence : le plomb et l'alcool. Il est également difficile de se prononcer entre l'un et l'autre. Cette observation démontre péremptoirement ce que nous avançions plus haut, à savoir que le diagnostic d'une paralysie est impossible à faire, de par sa localisation seule.

OBSERVATION XXIX.

(Observation résumée de Buzzard) (3).

Paralysie bilatérale des extenseurs des doigts et des poignets. — Atrophie des extenseurs des éminences thénar et hypothénar et du premier interosseux droit. — Diminution de la contractilité faradique et galvanique. — Intégrité des longs supinateurs avec diminution de leur contractilité faradique. — Paralysie des membres inférieurs de courte durée. — Rétinite albuminurique. — Raucité de la voix. — Parésie du thyro-aryténoïdien gauche.

James M..., âgé de 42 ans; mécanicien, entre en 1888 au National Hospital for the Paralysed and Epileptics, pour une paralysie des deux mains.

Antécédents. — Il y a deux ans, plaie du crâne et érysipèle de la face et du cou, avec perte de connaissance pendant quatre semaines. Il a eu quatre attaques légères de fièvre intermittente et trois attaques de goutte dans le gros orteil droit. Pas de syphilis. Pas d'antécédents rénaux aigus. Il y a bien des années il a fait des soudures de plomb, mais il n'a pas exécuté ce travail pendant ces six ou sept dernières années. Dans son travail fatiguant dans la chambre des machines à bord des vapeurs des tropiques, il a fait des excès de boissons. Il buvait jusqu'à 14 onces de whisty par jour et de malt liquor pendant au moins deux ou trois ans.

L'affection a débuté le 24 mars 1887 à bord d'un vapeur venant de Rio-Janeiro. Le malade se réveille un matin avec une paralysie

<hr>

(1) VIERORDT. *Ueber atrophische Lähmungen der oberen Extremitaten.* Deutsch Arch. Klin. Med., 1882, Bd 31, p. 449.

(2) OPPENHEIM. Deutsch, Arch., f. Klin. Med., Bd, 36, 1885, p. 561.

(3) Th. BUZZARD. *A case of double wrist drop apparently due to multiple neuritis of alcoholic origine, the lower extremities having perfectly recovered* Brain, XI, 1888-1889, p. 90.

complète des deux mains. Les doigts sont demi-fléchis, et il ne peut ni les étendre ni fléchir le coude ; il ne peut porter sa main à la bouche. Les mains sont engourdies et anesthésiées. Il ne peut marcher et se tient à peine debout. Pas de troubles de la parole, pas de douleurs de tête ou de dos. Pas d'engourdissement des extrémités inférieures. L'attaque de paralysie est survenue brusquement ; le malade se servait parfaitement de ses mains la veille. Il n'y a pas eu d'autres malades à bord et le malade n'a pas été à terre.

La paralysie empire progressivement, le malade ne peut exécuter aucun travail. Pendant deux à trois mois, il ne peut marcher sans aide. Dès qu'il a commencé à marcher, il ne pouvait soulever les pieds, mais les traînait.

Etat actuel. — Homme bien bâti, présentant une paralysie des deux mains. La force de la main (serrement de main) est de 25 à droite et 30 à gauche. *Chute des deux poignets*, flexion légère des doigts sans trace de contracture. *Atrophie légère des éminences thénar et des hypothénar plus prononcée* à droite qu'à gauche, et du *premier espace interosseux droit*. Le malade ne peut étendre complètement ses doigts. L'abduction et l'adduction des doigts se fait moins incomplètement. *L'extension du poignet est imparfaite*, la flexion faible. Les mouvements du coude et de l'épaule sont normaux ; il en est de même des mouvements de supination et de pronation. *Atrophie légère des extenseurs. Intégrité du long supinateur.* Réflexes du triceps et du poignet normaux. Rien d'anormal au niveau de la colonne vertébrale ou des extrémités inférieures. La marche est normale, réflexes rotulien et plantaire normaux.

Rien d'anormal du côté des muscles de la face ou des yeux. Pupilles normales. A gauche, rétinite albuminurique au début. Pas de troubles de la sensibilité. Pas de liseré saturnin. Urine alcaline, deusité 1012, contient de l'albumine ; pas de sucre. Mictions fréquentes.

Examen électrique. — Tous les muscles de l'avant-bras réagissent aux courants galvaniques, à l'exception de l'extenseur commun des doigts dont la contraction est faible.

Extenseur commun droit Ka SZ $<$ An SZ. Extenseur commun gauche Ka $=$ An SZ. Dans les autres muscles de l'avant-bras Ka SZ $<$ An SZ.

Courants faradiques. — Les muscles des éminences thénar et hypothénar, des extenseurs du pouce et des fléchisseurs, présentent une contractilité normale. L'extenseur commun des doigts ne se contracte pas, même avec les plus forts courants. Les muscles long supinateur, premier et deuxième radial externe, cubital postérieur ne se contractent qu'avec de forts courants.

Le malade présente une certaine raucité de la voix. L'examen laryngoscopique fait par M. Simon donne les résultats suivants : les deux cordes vocales se contractent pendant la phonation et la respiration, mais pendant la phonation il y a un relâchement de la corde vocale gauche, dont le bord interne n'est pas rectiligne mais concave (*parésie du muscle thyro-aryténoïdien gauche*).

Lorsque le malade émet une voyelle (*a*) deux ou plusieurs fois de suite, la corde vocale droite se contracte seule énergiquement, les mouvements de la corde vocale gauche sont paresseux et presque imperceptibles.

M. Rendu (1) a rapporté une observation de paralysie radiale, survenue au cours d'une intoxication par *l'oxyde de carbone* à forme hémiplégique. La paralysie a porté exclusivement sur l'avant-bras et de préférence sur les extenseurs, respectant le long supinateur. « La main est en flexion complète avec impossibilité de la redresser. Vient-on à relever le poignet et à le placer dans sa situation normale, le malade ne peut pas relever les phalanges, ce qui prouve que les extenseurs communs des doigts et les extenseurs du pouce et de l'index, sont frappés d'inertie. Les mouvements de latéralité du poignet ne sont pas davantage possibles (paralysie du cubital postérieur).

Ceux du supinateur sont extrêmement obscurs, et, une analyse exacte permet de les rapporter exclusivement, à la contraction du biceps qui est intact. Par contre, le *long supinateur est respecté*..... Les interosseux de la main sont également inertes, car en plaçant la main sur une surface plane, le mouvement d'écartement et de rapprochement des phalanges par rapport à l'axe du médius n'est pas possible, non plus que le redressement séparé de la phalangine et de la phalangette. Quand le malade veut saisir un objet, les fléchisseurs seuls se contractent, entraînant la totalité de la main vers la face antérieure de l'avant-bras : aussi la main a-t-elle constammeut l'attitude dite en griffe, par suite de la prédominance de l'action des fléchis-

___

(1) RENDU. *Intoxication par lu vapeur de charbon.* Paralysie consécutive intéressant la face du côté droit, ainsi que les extenseurs de l'avant-bras et du pied du même côté. Guérison lente. Mém. de la Soc. méd. des hôpitaux, 1882, p. 33.

seurs. — « L'attitude est bien ici la même que celle que nous avons indiqué plus haut, à propos de la paralysie saturnine (voyez fig.).

Dans la *paralysie arsenicale*(1), on observe en général une paralysie de toute l'extrémité du membre, intéressant les fléchisseurs des doigts comme les extenseurs. Il existe, cependant, en général une prédominance du côté des extenseurs. Mais elle n'est pas assez nette, pour que l'on puisse parler ici d'une paralysie radiale véritable.

g. — *Paralysies radiales dans les maladies infectieuses*

Les paralysies du nerf radial s'observent, relativement, rarement dans le cours des maladies infectieuses. Ces maladies semblent avoir une prédilection toute particulière soit pour le nerf cubital, soit pour le nerf sciatique poplité externe (péronier). Bernhardt (2) toutefois, a observé un exemple très net de paralysie radiale, survenue dans la convalescence d'une fièvre typhoïde. La paralysie siégeait à droite, portait sur tous les muscles innervés par le radial y compris le long supinateur, s'accompagnait d'une diminution de la contractilité faradique et d'une sensation d'engourdissement de la main. Pas d'atrophie. Le malade succomba à une périchondrite laryngée. A l'autopsie, on constate que le radial est tuméfié et d'une coloration violet-grisâtre, sur une longueur de 2 à 3 centimètres au niveau du point où il contourne l'humérus. L'examen microscopique montra, que les fibres nerveuses, normales au-dessus du point tuméfié, étaient au contraire profondément altérées au-dessous. Les nerfs médian et cubital étaient intacts.

h. — *Paralysie radiale chez les tabétiques.*

La paralysie radiale par compression, peut s'observer chez les tabétiques comme chez tout autre individu. Elle relève des mêmes causes que la paralysie radiale par compression ordinaire, présente les mêmes symptômes et la même évolution. Elle n'est dans ces cas qu'un *accident*, survenant au cours de la sclérose des cordons postérieurs et indépendante de celle-ci.

---

(1) SCOLOZOUBOFF. *Paralysie arsenicale.* Arch. de Phys. norm. et pathol., 1884, p. 323.

(2) BERNHARDT. *Zur Pathologie der Radial paralysen.* Arch. f. Psych. u. Nerv., IV Bd, 1874, p. 601-623.

D'autres fois, on peut observer chez ces malades, une paralysie radiale ne relevant d'aucune cause de compression ; ces faits ont été signalés par un certain nombre d'auteurs, entre autres par Strümpell (1), par Hoffmann, par Nonne(2), par Dejerine. L'étiologie de ces paralysies est fort obscure, souvent le malade se réveille le matin avec une paralysie radiale, comme dans le cas de Hoffmann, Nonne, de Dejerine, tantôt la paralysie survient brusquement, comme chez le malade de Strümpell qui vit survenir sa paralysie pendant qu'il lisait son journal ; tantôt encore elle est consécutive à une séance de suspension d'après la méthode de Motchoukowsky, comme chez le malade dont parle M. Dejerine (3) et dont nous rapportons plus loin l'observation (ob. XXXVI, p. 181) La paralysie peut être dans ces cas complète, intéresser tous les muscles innervés par le radial à l'exception du triceps; elle ne s'accompagne d'aucun trouble de la sensibilité et, peut ne s'accompagner d'aucun trouble de la contractibilité musculaire, tandis que, le nerf radial excitable au-dessous du point conprimé, reste inexcitable au dessus. L'évolution de ces paralysies est la même que celle de la paralysie radiale par compression, la guérison est la règle et s'observe comme dans la paralysie radiale classique, dans l'espace de six semaines à deux ou trois mois.

D'autres fois, la paralysie est dissociée; dans le cas de Nonne, elle a respecté le long abducteur du pouce. Ce muscle répondait seul à l'excitation du radial au pli du coude. L'excitabilité galvanique du nerf était abolie. La contractilité faradique des muscles était normale dans les extenseurs des doigts et les radiaux, l'abducteur du pouce et le long supinateur. La contractilité galvanique de ces muscles, (à l'exception de celle du long supinateur, qui était normale), était modifiée au point de vue qualitatif : la contraction était lente, la réaction de dégénération typique (1). Dans ce cas, comme dans les cas précédents, la guérison de la paralysie radiale fut complète.

L'interprétation de ces paralysies est difficile dès que la compression n'est pas avérée. Strümpell est disposé à assimiler ces paralysies radiales passagères, aux paralysies transitoires des muscles de l'œil chez les tabétiques.

---

(1) Strumpell. Berl. klin. Wochenschrift, 1888, p. 611-614.

(2) Nonne. *Zur Casuistik der Betheiligung der peripherischen Nerven bei Tabes dorsalis.* Arch. f. Psych. u. Nerv., 1888, t. XIX, p. 352-380. Obs. III, p. 357.

(3) Dejerine. *Sur l'atrophie musculaire des ataxiques* (névrite motrice périphérique des ataxiques). Revue de médecine, 1889. Obs. V, p. 232 et 322.

Ces paralysies radiales, ne sont du reste pas les seules paralysies passagères, que l'on puisse observer chez des tabétiques en dehors des paralysies oculaires. Nous verrons plus loin que Nonne et Bernhardt, ont rapporté des observations de paralysie du nerf sciatique poplité externe, survenant avec la même soudaineté, sans cause appréciable de compression et, présentant la même évolution, la même terminaison favorable.

2° Paralysies radiculaires du plexus brachial ; traumatismes portant sur la colonne vertébrale.

Il est rare d'observer le « type antibrachial » *isolé* dans ces paralysies ; la paralysie des extenseurs des doigts et du poignet accompagne en effet, le plus souvent, soit une paralysie radiculaire supérieure, soit une paralysie radiculaire inférieure du plexus brachial. Il faut chercher la raison de ce fait, dans les origines si multiples et si étendues du nerf radial. Le nerf radial est formé, en effet, dans l'immense majcrité des cas, par les troncs nerveux des 5e, 6e, 7e et 8e nerfs cervicaux, quelquefois même, le premier nerf dorsal lui abandonne quelques filets nerveux (voyez Féré (1), Ferrier et Yéo (2), Secrétan (3), Forgues (4).

C'est très probablement dans une lésion du plexus brachial, (tiraillement, distensions, contusion, etc)., qu'il faut chercher la cause de certaines paralysies atrophiques consécutives à des efforts violents, comme dans le cas suivant de Remak, ou à des luxations scapulo-humérales, comme dans le cas de Bernhardt.

OBSERVATION XXX (résumée).
Remak (5).

Paralysie atrophique (d'origine spinale ?) *du membre supérieur gauche*, consécutive à un effort violent et *présentant la localisa-*

(1) Féré. *Etude anatomique et critique sur les plexus des nerfs spinaux.* Arch. de Neurologie, 1883, mars, n° 15.

(2) Ferrier et Yeo. *The functional relations of the motor roots of the Brachial and Lombo-sacral Plexuses.* Proceedings of the Royal Society, 1881, vol. XXXIII, p. 12.

(3) H. Secretan. *Contribution à l'étude des paralysies radiculaires du plexus brachial.* Th. de Paris, 1885.

(4) Forgues. *Distribution des racines motrices dans les muscles des membres,* Th. Montpellier, 1883.

(5) Remak. *Loc. cit.,* 1879, p. 541, obs. V. Le même malade a été observé par Bernhardt quatre mois après le traumatisme, et il ne présentait alors qu'une paralysie partielle de l'extenseur commun des doigts, destiné à l'index et au médius. L'observation est publiée in *Deutsch Arch. f. klin. Med.,* XXII, 1878, p. 371.

tion de la paralysie saturnine chez un tailleur de 41 ans, emphysémateux et catarrheux. Le malade, debout dans un escalier, la main gauche appuyée sur la rampe, est assailli d'en haut à l'improviste. Pendant les tentatives faites pour faire lâcher prise, il se cramponne énergiquement de la main gauche à la rampe et s'aperçoit presque immédiatement de l'impossibilité d'étendre les doigts, en particulier le médius, et de fermer la main. Bientôt se développe une atrophie progressive de la main et de l'avant-bras. Jamais de douleurs ni dans la main ni à l'avant-bras. Deux ans après l'accident, il présente l'attitude typique de la paralysie saturnine, *chute du poignet et des doigts. Paralysie et atrophie des muscles* : « Extenseurs communs des doigts et propres de « l'index et du petit doigt, premier radial externe, cubital posté« rieur, interrosseux, opposant et court abducteur du pouce. Inté« grité absolue des supinateurs. Conservation relative du long « abducteur, long et court extenseurs du pouce, et du deuxième « radial externe. Pas de troubles de la sensibilité. Perte de la contractilité faradique et diminution de la contractilité galvanique, avec contraction lente dans les muscles paralysés ».

L'observation de Bernhardt est particulièrement intéressante, non-seulement du fait de la localisation même de la paralysie, qui rappelle le type classique de la paralysie saturnine, mais encore, parce que la malade présentait un liséré noir des gencives, qui aurait pu imposer pour un liséré saturnin. Le microscope montra qu'il s'agissait, dans ce cas, d'une imprégnation des gencives par des particules de charbon ; la malade faisant usage depuis des années d'une poudre dentifrice au charbon.

OBSERVATION XXXI.

Bernhardt (1).

Luxation de l'épaule. — Paralysie du circonflexe (deltoïde). — Paralysie du nerf radial présentant la localisation de la paralysie saturnine. — Intégrité du long supinateur. — Diminution de la contractilité faradique. — Liséré gingival dû à une imprégnation de charbon.

C. S.., femme âgée de 46 ans, tombe en février 1871, sur le coin d'une porte et se fait une « contusion » de l'épaule. Huit jours après, on lui réduit à la clinique de Langenbeck une luxation de l'épaule droite. Impotence fonctionnelle du bras, de la main et des doigts droits.

(1) BERNHARDT. *Beitrag zur differentiellen Diagnose der Radialisparalysen.* Virch. Arch., 1872, t. LIV, p. 267.

Epaule droite atrophiée, l'avant-bras est en flexion moyenne sur le bras, la main est pendante et fléchie, les phalanges basales flé. chies dans l'articulation métacarpo-phalangienne. Atrophie du premier espace interosseux. La malade ne peut guère étendre le bras au-delà de l'horizontale ; les mouvements passifs sont douloureux, mouvements d adduction, d'abduction et de rotation du bras normaux. L'avant-bras peut être fléchi sur le bras, mais ne peut être complètement étendu. Flexion des doigts et de la main conservée. Mouvement d'extension du poignet ou des doigts limité, mouvements d'abduction et d'adduction de la main et du pouce, impossibles. Intégrité des interosseux. *Intégrité du long supinateur*. Intégrité des mouvements de supination et de pronation. Diminution légère de la sensibilité à la face dorsale de l'avant-bras, de la main et des doigts. *A l'excitation du radial, le long supinateur se contracte seul*. Diminution de la contractilité faradique du triceps et du deltoïde.

La lésion du circonflexe et du radial consécutive à une luxation de l'épaule est connue depuis longtemps. Ce cas est intéressant au point de vue de la localisation de la paralysie et de l'*intégrité du long supinateur* simulant, par conséquent, une paralysie saturnine. Il est d'autant plus intéressant que le malade présentait au niveau des incisives supérieures et inférieures un liseré gingival noir ; à l'examen microscopique, on trouva, après ablation d'une particule des gencives, que la coloration noire était due à des corpuscules petits, angulaires, variables dans leur forme, inattaquables par les plus forts acides et qui furent reconnus pour des particules charbonneuses : la malade avait l'habitude de se servir depuis des années d'une poudre dentifrice au charbon.

3° **Paralysie spinale de l'enfant et de l'adulte.** — (Poliomyélites, tephromyélites antérieures).

La paralysie dans le domaine du nerf radial, est une localisation rare dans la paralysie infantile. Elle a cependant été observée quelquefois, mais dans ces cas elle était rarement bilatérale et symétrique. Nous avons indiqué plus haut toute l'importance que Erb et Remak attribuent à cette localisation, ainsi qu'aux ressemblances qui existent entre la paralysie spinale infantile et la paralysie saturnine, pour étayer leur hypothèse de la pathogénie spinale de la paralysie saturnine. Ces ressemblances se bornent à un seul trait commun, l'atrophie musculaire et la localisation.

Erb (1) dit avoir observé « deux cas de paralysie des extrémités supérieures, si analogues jusqu'à leurs moindres détails avec la paralysie saturnine, que l'absence seule de tout signe d'intoxication saturnine, le détermina à porter le diagnostic de polio-myélite antérieure chronique circonscrite. » Déjà Romberg (2) avait signalé la ressemblance de certaines paralysies atrophiques non toxiques avec la paralysie saturnine.

Rosenthal a observé un cas de paralysie atrophique de l'adulte, présentant entre autres localisations, une paralysie bilatérale des muscles de l'avant-bras innervés par le radial, avec intégrité des longs supinateurs.

Chez un autre malade atteint de phénomènes paralytiques, débutant avec un complexus symptomatique fébrile, il constata une paralysie bilatérale des extenseurs des doigts et du poignet, ressemblant à la paralysie saturnine. Le diagnostic de paralysie saturnine fut écarté de par « l'anamnèse, l'absence de coliques et de constipation, de liséré saturnin, de cachexie, de par le début fébrile, la marche rapidement ascendante de la paralysie et de l'atrophie, et de par la disparition rapide et partielle de certains phénomènes paralytiques. »

Remak et Adamkiewicz rapportent chacun un cas analogue. Dans le cas d'Adamkiewiez (Obs. L), que nous rapportons plus loin, il s'agit d'une paralysie généralisée, évoluant avec un complexus fébrile, se cantonnant par la suite dans un certain nombre de muscles, et affectant la localisation de la paralysie saturnine : Paralysie des extenseurs des doigts avec intégrité du long supinateur et des radiaux ; paralysie des extenseurs des orteils et des péroniers, avec intégrité du jambier antérieur.

Dans le cas de Remak dont voici l'observation résumée, il s'agit d'une paralysie *unilatérale* des extenseurs.

OBSERVATION XXXII (résumée).

Remak (4).

Paralysie spinale infantile du domaine du radial gauche avec intégrité du long supinateur, chez un enfant de 4 ans, sourd-

---

(1) ERB. *Krankheiten der peripheren cerebro-spinalen Nerven.* Ziemssen's Hdb. XI 2, p 305 720.

(2) ROMBERG. *Lehb. d. Nervenkr.*, I, Bd, 3te Abth., 2ᵉ Auf.

(3) ROSENTHAL. *Zur klinischen Charakteristik der Poliomyelitis.* Virch. Arch. Bd 72, 1878. Obs. I, p. 329 et obs. II, p. 331.

(4) E. REMAK. *Zur Pathogenie der Bleilähmungen.* Arch. f. Psych. u. Nerv., 1876, VI, p. 48, obs. VIII.

muet. A la fin de la première année, l'enfant fut atteint au milieu d'un état fébrile s'accompagnant de convulsions, de paralysie du bras et de la jambe gauche. Il est sourd depuis la même époque. Il traîne la jambe en marchant, lève fortement le genou pour détacher la pointe du pied ; pas de diminution de l'excitabilité du sciatique poplité externe.

Le bras gauche amaigri est fléchi dans l'articulation du coude ; la main en pronation est fléchie sur l'avant-bras ; les doigts légèrement fléchis. L'attitude est celle de la paralysie radiale typique, on sent cependant très nettement la corde du biceps et celle du long supinateur. A l'excitation du nerf radial au niveau de la gouttière de torsion, on n'obtient que la contraction du long supinateur, du long abducteur du pouce ēt de l'extenseur propre de l'index. La contraction est faible dans les radiaux et l'extenseur propre du petit doigt, elle est nulle dans l'extenseur commun.

L'observation suivante de Remak, nous a paru mériter une place dans ce chapitre, par la localisation si nettement circonscrite de la paralysie aux extenseurs des doigts et du poignet.

OBSERVATION XXXIII.

Remak (1).

Paralysie spinale atrophique présentant la localisation de la paralysie saturnine, ayant débuté il y a 3 ans par une atrophie du premier espace interosseux, s'étendant progressivement aux muscles de l'éminence thénar et de la région postérieure de l'avant-bras, chez un caissier, âgé de 53 ans, sans antécédents héréditaires d'atrophie musculaire progressive, et n'ayant jamais présenté de symptômes d'intoxication saturnine. Pas de coliques ni de constipation opiniâtre. Pas de liséré gingival saturnin. Paralysie et atrophie des extenseurs communs et propres des doigts, des radiaux, des interosseux, des muscles de l'éminence thénar, des deux côtés, avec conservation légère du long abducteur du pouce droit. Intégrité des longs supinateurs. Paralysie et atrophie légères des deltoïde et biceps droits. Tumeur dorsale du métacarpe droit. Perte de la contractilité faradique dans les muscles paralysés. Léger rétrécissement de la pupille droite.

Pas de troubles de la sensibilité, pas de douleur à la pression des vertèbres cervicales.

____

(1) REMAK. *Ueber die Localisation atrophischen Spinallahmungen*, etc. Arch. f. Psych. u. Nerv., 1879, IX, p. 542, obs. IV.

4° **Atrophie musculaire progressive.**

L'atrophie musculaire progressive débute rarement par la paralysie des extenseurs des doigts et du poignet ; elle affecte rarement la localisation du type antibrachial. Nous avons eu l'occasion d'observer dans le service de notre maître M. le Professeur Vulpian et de suivre depuis bientôt sept ans, un malade atteint d'atrophie musculaire à marche lente et progressive, chez lequel l'atrophie débuta des deux côtés par l'extenseur commun des doigts, (le malade fit les cornes) puis envahit les extenseurs propres des doigts et du pouce, les radiaux, respectant le long supinateur et le long abducteur du pouce. En présence de cette localisation, M. Vulpian souleva le diagnostic de paralysie saturnine, mais les recherches les plus minutieuses faites pendant plus de deux ans, pour découvrir le moindre signe ou la moindre cause d'intoxication saturnine, restèrent toujours négatifs. Malgré un traitement commencé dès le début de l'atrophie et poursuivi pendant de longues années, rien n'a pu enrayer la marche lente mais fatalement progressive de l'atrophie, et ce malheureux est aujourd'hui un type nettement caractérisé d'atrophie musculaire progressive. Voici son observation :

OBSERVATION XXXIV.

(Personnelle)

Le nommé Merc..., âgé de 51 ans, tailleur, atteint d'atrophie musculaire progressive, vient depuis l'année 1880, à la policlinique du M. le Professeur Vulpian,

Le malade n'accuse aucune tare nerveuse héréditaire ou personnelle. Il est de bonne constitution et n'a jamais été malade. Pas d'alcoolisme, pas de syphilis. pas d'impaludisme.

Le début de de l'atrophie remonte à l'année 1880. Le malade, à la suite d'une grande colère, s'aperçoit d'une certaine faiblesse de la main droite. Cette faiblesse augmente insensiblement et sans douleurs aucunes. L'atrophie débute par l'extenseur commun des doigts droits (le malade fait les cornes). Six mois plus tard, l'extenseur gauche se prend, puis vient le tour des extenseurs propres des petits doigts, des index, des pouces, enfin des radiaux droits et du court abducteur du pouce gauche.

En 1881, le *malade se présente avec l'attitude caractéristique de la pxralysie saturnine* ; la main droite est pendante et tombe

en angle droit sur l'avant-droit, Les mouvements d'extension des
doigts et du poignet sont abolis à droite, ainsi que les mouvements
d'extension, d'abduction, d'adduction et d'opposition du pouce. A
gauche, les extenseurs des doigts sont atrophiés ; mais les radiaux
gauches et les supinateurs des deux côtés sont conservés.

Pendant plus de 2 ans, M. le professeur Vulpian, cherche avec le
plus grand soin et la plus grande minutie, la moindre cause, le
moindre signe d'intoxication saturnine. Ces recherches sont toujours restés négatives.

Malgré la constance avec laquelle le malade s'électrise, l'atrophie n'a pas cessé d'augmenter.

En 1883, l'atrophie a envahi les deltoïde, biceps, brachial antérieur et long supinateur droit. Les muscles des éminences thénar
et hypothénar se prennent peu à peu, ainsi que les interosseux
mains simiennes, le bras tombe inerte le long du corps. Les seuls
mouvements possibles sont l'extension de l'avant-bras sur le bras
qui se fait vigoureusement (triceps), la flexion de la 2e phalange du
pouce et la flexion des doigts et du poignet. A gauche, les extenseurs des doigts et l'éminence thénar sont seuls pris avec le deltoïde. Pas de troubles de la sensibilité et abolition de la contractilité faradique dans les muscles atrophiés. Perte de l'excitabilité
du radial droit; A gauche, les radiaux, le long abducteur du pouce
et le long supinateur se contractent seuls à l'excitation du radial.
Sensation d'engourdissement, de fourmillement et de froid dans
les membres inférieurs. Pas d'atrophie des membres inférieurs, ni
des muscles du dos, de la nuque, de la face ou du thorax, à l'exception du grand pectoral.

En 1886, le malade présente *une paralysie faciale droite* survenue brusquement un matin à la suite d'un refroidissement (?). Elle
présente les caractères d'une paralysie *a frigore* grave, s'accompagne de perte de contractilité faradique, de réaction, de dégénération; elle guérit après 8 mois, mais s'accompagne d'une contracture des muscles de la face, de telle sorte que le malade paraît
actuellement atteint d'une paralysie faciale gauche.

En 1889, l'atrophie n'a cessé d'augmenter en conservant à peu
près la même localisation. Elle a envahi les muscles des gouttières
vertébrales et ceux de la nuque. Le malade présente de la lordose ;
la tête penche en avant et ne peut être redressée. Rien d'appréciable du côté des membres inférieurs, sinon des sensations d'engourdissement, de fourmillements, des douleurs en brodequins
au niveau, des malléoles et des douleurs à la base des reins. —
Conservation des réflexes patellaires.

La conservation des fléchisseurs des doigts permet encore au malade d'exercer son métier de tailleur. — Voici comment il s'y prend : Pour tracer, il place sa craie entre le pouce et l'index droit et la maintient en fléchissant un peu la première phalange du pouce, puis il trace en soutenant et en guidant sa main droite de sa main gauche. Pour tailler, il place d'abord, à l'aide de la main gauche, dont le biceps fonctionne encore, la main droite sur la table, ouvre passivement les doigts de la main droite, place les ciseaux qu'il peut maintenir vigoureusement à l'aide des fléchisseurs. A chaque coup de ciseau, il les ouvre passivement avec la main gauche et les ferme avec ses fléchisseurs.

Le malheureux est père de 8 enfants, dont 4 sont morts en bas âge. Les 4 vivants âgés de 12, 10, 7 et 5 ans, sont sujets à des convulsions. Il ne présentent pas d'atrophie musculaire, ni d'atrophie de la face.

En résumé : *La paralysie des extenseurs des doigts et du poignet, se traduisant par l'attitude classique de la paralysie saturnine, peut se rencontrer dans un certain nombre de lésions du nerf radial, portant soit sur la partie périphérique du nerf, soit sur ses origines au niveau du plexus brachial, soit sur ses origines médullaires : cellules motrices de la colonne cervicale antérieure.*

Cette localisation est rare dans les affections médullaires, telles que l'*atrophie musculaire progressive* et *la paralysie infantile*. Elle a cependant été observée dans la paralysie spinale de l'enfant ou de l'adulte par Erb, Rosenthal, Remak et Adamkicwicz. En l'absence de toute notion étiologique, de tout signe et de toute cause d'intoxication saturnine professionnelle ou accidentelle, le diagnostic est évidemment très difficile ; car en ne considérant que la localisation de la paralysie (paralysie des extenseurs, des doigts et du poignet avec intégrité des longs supinateurs), la première pensée qui vient à l'esprit de l'observateur est évidemment celle de la *nature saturnine* de la paralysie.

Le diagnostic devra se baser dans ces cas sur l'*évolution de la paralysie*. La paralysie infantile débute souvent, au milieu d'un cortège symptomatique fébrile, elle est d'emblée généralisée à un ou plusieurs membres, et ne se localise que plus tardivement à un groupe musculaire, elle est en un mot une *paralysie regressive*, et l'atrophie musculaire s'accompagne en général par la suite d'adipose sous-cutanée. La paralysie saturnine par contre, présente un début apyrétique, elle débute par la paralysie des extenseurs, et ne s'étend que plus tard aux groupes musculaires voisins ; sa marche est *progressive* ; l'adipose sous-cutanée est exceptionnelle.

2° Cette localisation à l'*état isolé*, est exceptionnelle dans les *paralysies soit du plexus brachial, soit des racines du pléxus.*

3° Cette localisation est au contraire *fréquente*, dans les *paralysies périphériques, traumatiques, infectieuses ou toxiques, portant sur le tronc même du radial.*

a. Dans *les paralysies traumatiques graves* contusion, compression par un cal vicieux de l'humérus, etc., etc.), la notion du traumatisme, la participation du long supinateur, l'unilatéralité de la paralysie, permettent d'éviter facilement toute erreur de diagnostic avec la paralysie saturnine, même dans les cas exceptionnels, comme dans la paralysie consécutive à une consolidation vicieuse d'une fracture de la tête du radius, et dans laquelle à cause du siège de la lésion le rameau du long supinateur est toujours respecté.

Dans les *paralysies par compression* ou *a frigore* du nerf radial, le diagnostic se fera d'avec la paralysie saturnine, par la participation du long supinateur, et par la conservation de la contractilité électrique des muscles et du nerf radial, au-dessous du point comprimé. Le long supinateur peut être toutefois très exceptionnellement respecté, comme dans les cas de Bernhardt, lorsque la compression porte au-dessous du rameau du long supinateur.

Nous plaçons à côté des paralysies traumatiques, les paralysies consécutives aux injections sous-cutanées d'éther, dans tous ces cas, l'anamnèse permettra toujours de faire le diagnostic.

b. — *Dans les paralysies toxiques, d'origine alcoolique, arsenicale ou oxycarbonée.* — La paralysie radiale est rarement pure, elle accompagne une paralysie des fléchisseurs des doigts, elle est généralement consécutive à une paralysie des membres inférieurs, elle s'accompagne de phénomènes douloureux, autrement intenses que ceux que l'on peut observer dans la paralysie saturnine. Lorsque la cause toxique étiologique n'est pas nettement caractérisée, comme dans le cas de Buzzard, le diagnostic peut être difficile et ne doit pas être basé sur un seul symptôme: la localisation de la paralysie.

c. La paralysie limitée uniquement au nerf radial, est une localisation exceptionnelle dans les *névrites infectieuses.*

d. Elle peut s'observer dans le *cours du tabes*, et relève soit d'une compression vulgaire du nerf radial, soit d'une pathogénie semblable à celle de la paralysie passagère des muscles de l'œil.

II. — Type brachial ou scapulo-huméral. Paralysie du groupe musculaire Duchenne-Erb.

Ce type intéresse les muscles deltoïde, biceps brachial, antérieur et long supinateur ; le plus souvent il existe en outre une paralysie des sus et sous-épineux, quelquefois du grand pectoral. Dans la paralysie saturnine ce type est rarement isolé ; il accompagne le plus souvent une paralysie des extenseurs des doigts et du poignet. La paralysie du groupe musculaire fonctionnel *Duchenne-Erb* se rencontre :

1. *Dans la* **paralysie radiculaire supérieure du plexus brachial** ou **paralysie de Duchenne-Erb**, quelle qu'en soit sa cause. Cette paralysie qui intéresse les cinquième et sixième nerfs cervicaux, est d'habitude d'origine traumatique, mais elle peut être spontanée (cas de Lannois) (1), ou d'origine syphilitique (Duchenne, obs. XXIII p. 324). Elle est aujourd'hui assez bien connue en France depuis le travail de M. Secrétan et un travail qui nous est personnel (2), pour que nous n'ayons pas besoin d'y insister longuement. Le plus souvent, elle est strictement localisée au groupe fonctionnel précédemment cité. Mais, à la paralysie de ce groupe il peut se joindre une paralysie des radiaux. Cette paralysie s'observe, lorsque le type Duchenne-Erb est le reliquat d'une paralysie totale du plexus brachial ; Duchenne (3) en a rapporté des exemples, et nous avons pu l'observer chez un malade du service de M. Vulpian, dont l'histoire est rapportée par M. Secrétan (4).

2e *Dans la* **paralysie obstétricale**, qui n'est dans l'espèce qu'une variété de la paralysie radiculaire supérieure par compression. La compression s'exerçant par l'intermédiaire de la cuillère du forceps, ou à la suite de certaines manœuvres obstétricales (5).

---

(1) Lannois. *Contribution à l'étude des paralysies spontanées du plexus brachial.* Revue de médecine, 1881, p. 988.

(2) A. Klumpke. *Contribution à l'étude des paralysies radiculaires du plexus brachial* Revue de médecine, 1885, p. 591.

(3) Duchenne (de Boulogne). *Electrisation localisée,* 3e édit. Obs. XXII, p. 320, obs. XXXIV, p. 342.

(4) Secretan. *Contribution à l'étude des paralysies radiculaires du plexus brachial.* Th. de Paris, 1885, obs. XXVI, p. 40.

(5) Duchenne (de Boulogne). *Loc. cit.,* 3e édit. Obs. XLI, p. 358.

3. *Dans la* **paralysie infantile**, cette localisation n'est pas exceptionnelle. Duchenne (1), Remak (2), Duchenne de Boulogne fils (3) en ont publié des exemples. Elle s'observe beaucoup plus souvent que la localisation antibrachiale, nous-même avons eu l'occasion d'observer le cas suivant :

OBSERVATION XXXV (personnelle).

Paralysie infantile. — Paralysie et atrophie des deltoïde, biceps, brachial antérieur et long supinateur. — Adipose sous-cutanée. — Troubles de la contractilité électrique.

La nommée Louise M.., âgée de 3 ans, est amenée en juillet 1885 à la policlinique du jeudi, de M. le professeur Vulpian. L'enfant se présente avec une atrophie des *muscles deltoïde, biceps et long supinateur*.

A l'âge de 18 mois, sans cause appréciable, l'enfant fut prise de fièvre vive, et le 3° jour on s'aperçut de la paralysie du membre supérieur gauche et du membre inférieur du même côté. Les mouvements sont vite revenus dans le membre inférieur, ainsi que dans la main, mais les mouvements de l'épaule sont toujours restés défectueux. A partir de cette époque, le muscles paralysés n'ont pas cessé de s'atrophier.

Etat actuel. — Le bras gauche est en adduction et en rotation en dehors, il pend inerte le long du corps. La petite malade ne peut ni élever le bras, ni fléchir l'avant-bras sur le bras. Le relief deltoïdien a disparu. Il existe une différence de 3 centimètres entre la circonférence des deux bras. Une *adipose sous-cutanée* très prononcée marque encore l'*atrophie*. Gracilité du membre supérieur gauche. *Abolition de la contractilité faradique des muscles deltoïdes, biceps, brachial antérieur et long supinateur.* Par l'excitation du point d'Erb, on n'obtient la contraction d'aucun de ces muscles. Aux courants galvaniques, le biceps, les faisceaux antérieurs du deltoïde et le long supinateur se contractent avec de forts courants. L'enfant vient assez régulièrement se faire électriser. Au mois de janvier 1886, en tombant de sa hauteur, l'enfant se *fracture l'humérus gauche*. La consolidation est longue et lente à se faire. L'atrophie est à peu près toujours aussi accusée qu'il y a un an.

(1) DUCHENNE (de Boulogne). *Loc. cit.*, obs. LI, p. 389.
(2) REMAK. *Loc. cit.*, 1879, obs. I, p. 581.
(3) DUCHENNE (de Boulogne) fils. *Loc. cit.*, obs. VI, VII, IX, XI.

4. Dans la **syringo-myélie** elle est exceptionnelle (Schultze) (1).

5. Dans les **atrophies musculaires progressives myélopathiques** à type *scapulo-huméral de Vulpian*. Cette topographie de l'atrophie myélopathique est rare.

6. Dans la **myopathie atrophique progressive**, *à type facio-scapulo-huméral* ou à *type scapulo-huméral*, de Landouzy et Dejerine, ou dans la *forme juvénile d'Erb*. Ici cette localisation est constante, et constitue, ainsi que l'ont montré MM. Landouzy et Dejerine, un des caractères les plus importants de l'affection qu'ils ont décrite sous le nom de *myopathie atrophique progressive*.

7. Dans la **névrite motrice périphérique des tabétiques.**
Cette névrite se localise de préférence dans les petits muscles des pieds et des mains. Ce n'est qu'exceptionnellement qu'elle se cantonne au groupe musculaire Duchenne-Erb. M. Dejerine (2) en a cependant rapporté un exemple dans son mémoire sur les atrophies musculaires des tabétiques. En voici une nouvelle observation (inédite) du même auteur.

OBSERVATION XXXVI.

Observation inédite du service de M. Dejerine, recueillie par

M. Auscher, interne du service.

Atrophie musculaire chez un ataxique. — Type scapulo-huméral au début à gauche. — A droite, l'atrophie prédomine de beaucoup dans le deltoide et le long supinateur. — Deux paralysies radiales successives du côté gauche la première survenue spontanément, la deuxième à la suite d'une séance de suspension par la méthode de Motchoukowsky, d'Odessa. — Crises gastriques. — Paralysie double de la troisième paire. — Etat presque normal de la contractilité faradique.

Le nommé Rol.... Paul, âgé de 46 ans, menuisier, entre le 2 mai 1887 à l'infirmerie de Bicêtre, service de M. Dejerine, salle Laënnec, lit n° 6.

Antécédents héréditaires. — Mère morte à 49 ans à la suite d'une attaque d'apoplexie. Père mort à 73 ans d'une affection du cœur. Le malade a trois sœurs, toutes les trois assez nerveuses, dit-il.

Antécédents personnels. — Bonne santé dans sa jeunesse.

(1) SCHULTZE. *Klinisches und Anatomisches uber die Syringo-myelie.* Zeit. f., klin. Med., Bd XIII, Hf 6. obs. IV, p. 25.
(2) DEJERINE, loco citato, Obs. II. p. 209.

Chancre et plaques muqueuses à l'âge de .19 ans, pas de traitement.

Le tabès a débuté chez lui en 1874, par des douleurs fulgurantes dans les membres inférieurs et des crises gastriques. Ces crises gastriques beaucoup moins douloureuses à cette époque qu'elles ne l'ont été depuis, ne s'accompagnaient pas de vomissements. Les troubles de la marche commencèrent à se montrer en 1882, et il fut obligé d'interrompre son travail. Les douleurs fulgurantes n'étaient pas devenues plus intenses, mais il n'en était pas de même des crises gastriques, qui étaient beaucoup plus violentes qu'autrefois, duraient une quinzaine de jours, et s'accompagnaient de vomissements bilieux. En 1883 la vue commence à s'affaiblir, et le strabisme dont il est atteint aujourd'hui, commença à apparaître. Pendant les années qui suivirent, il fit des séjours dans différents services de Paris pour ses crises gastrtques, et entre à Bicêtre en 1887.

Etat actuel le jour de l'entrée. — Malade de constitution maigre, anémique. Le malade est atteint à ce moment d'une crise gastrique très pénible, accompagnée de vomissements bilieux. Les douleurs de la région stomacale sont très intenses, et l'intolérance de l'estomac pour les aliments est absolue ; ces douleurs au bout de quelques jours diminuent d'intensité, et le 18 mai, la crise a disparu.

Vue. — Strabisme divergent excessif des deux yeux ; au dire du malade, il y a d'abord eu du strabisme divergent de l'œil gauche en 1878, quelques mois plus tard, l'œil droit divergeait également. Le ptosis des deux paupières daterait de la même époque, ce ptosis est assez prononcé aujourd'hui.

Etat des muscles de l'œil. *Œil droit.* Paralysie du droit supérieur et du droit interne, parésie du droit inférieur. Le droit externe est intact, de même pour les deux obliques, dont l'inférieur est cependant un peu affaibli. *Œil gauche.* Paralysie du droit supérieur, du droit interne, du droit inférieur. Le droit externe est intact, ainsi que l'oblique supérieur. L'oblique inférieur est légèrement atteint. Il résulte de la distribution des paralysies oculaires, un strabisme divergent tout particulier, avec torsion de l'œil en bas et en dehors, surtout marqué à gauche. Les mouvements d'élévation des yeux sont très limités, le centre de la cornée décrivant un arc de cercle de 8° environ à gauche, de 10 à 12° à droite. Les mouvements d'abaissement des yeux se font par l'action des obliques supérieurs, divergence et rotation. Les mouvements de convergence sont impossibles, le malade n'a que la vision minoculaire. Le centre de chacun des deux yeux ne peut pas même être

ramené jusque dans le méridien antéro-postérieur, dont il reste
éloigné dans les plus grands efforts de 12° environ. Pupilles égales,
de dimensions moyennes, ne réagissant pas à la lumière, ni à
l'accommodation. Examen ophthalmoscopique. Pupilles peut-être
un peu grisâtres sur leur partie externe, en somme, fond de l'œil
normal ou à peu près.

Incoordination marquée des membres inférieurs, le malade ne
peut marcher qu'avec une canne. Au lit mouvements de pantin. La
sensibilité tactile est diminuée aux membres inférieurs, d'autant
moins qu'on se rapproche de la racine des membres, La sensibilité
à la douleur est également diminuée dans les mêmes points, avec
retard dans la transmission. La sensibilité thermique, (chaud et
froid) est également altérée ; abolition du reflexe patellaire. Signe
de Romberg excessivement marqué. Lorsque le malade est debout
et ferme les yeux, il s'affaisse à terre, bien qu'étant soutenu sous
les deux bras. Les douleurs fulgurantes dans les membres inférieurs, persistent comme au début.

Membres supérieurs. — Quelques douleurs fulgurantes dans le
domaine du cubital de chaque côté. Légère incoordination motrice
augmentant par l'occlusion des yeux. La sensibilité tactile est
diminuée dans la paume des mains et la face palmaire des doigts.

Pendant une année, rien de particulier à noter, si ce n'est la
présence de crises gastriques, survenant tous les quinze jours ou
tous les mois, et durant de 8 à 15 jours, très pénibles, accompagnées de vomissements bilieux, et laissant à leur suite le malade
dans un grave état de prostration.

Le 8 novembre 1888, à la visite du matin, le malade se plaignant de ne pouvoir remuer la main gauche, on constate chez lui
l'existence d'une paralysie radiale gauche. Les radiaux, le long
supinateur, les extenseurs des doigts et les extenseurs et abducteurs du pouce, sont paralysés. L'examen électrique donne les
résultats suivants : le radial excité à l'aide d'un courant faradique (appareil à chariot), est excitable à 9 cent. au niveau du
lieu d'élection, au-dessus il n'est plus excitable ; le triceps est conservé. En un mot la paralysie radiale présente ici les caractéres
que l'on rencontre dans la paralysie par compression. Cette paralysie était complètement guérie six semaines après.

Rien de particulier pendant les premiers mois de 1889, sauf la
continuation des crises gastriques. Le malade est soumis au traitement par la suspension, et le 8 avril à la suite d'une séance de
suspension, il est pris de paralysie radiale toujours du côté gauche,
portant comme la première fois, sur les extenseurs du poignet et

des doigts et le long supinateur. Mais la paralysie est moins prononcée que la première fois, et disparut au bout d'une huitaine de jours. En examinant le tronc du malade on constata que du côté droit, le deltoïde et le long supinateur sont diminués de volume.

Juin. Dans les premiers jours du mois, le malade est pris d'une nouvelle crise gastrique, extrêmement intense, avec agitation, délire, convulsions épileptiformes. Vomissements bilieux abondants. Cet état persiste jusqu'au 27 juin.

Etat actuel. — Le 28 juin. On constate l'existence d'une atrophie musculaire à type scapulo-huméral au début, disposée de la manière suivante :

A droite : *le sus et le sous-épineux sont très atrophiés, ainsi que le deltoïde.* Le biceps, le brachial antérieur et le triceps, le sont sensiblement moins que les muscles précédents. Le grand pectoral est diminué de volume. *Le long supinateur a disparu.* Quant aux autres muscles de l'avant-bras et de la main, ils sont intacts.

A gauche : début d'atrophie des muscles sus et sous-épineux. Amaigrissement des autres muscles sans atrophie notable. Les trapèzes sont amaigris des deux côtés.

Etat de la contractilité électrique.

Contractilité faradique. Appareil à chariot. Méthode polaire. Minimum d'excitation chez l'homme sain = 10 centimètres.

	A droite	A gauche
Deltoide	10	10
Grand pectoral	10	10
Triceps	10	9 1|2
Biceps	10 1|2	10 1|2
Sus-épineux	7	9
Sous-épineux	7 1|2	9
Rhomboide	8	8
Long supinateur	9	10

Contractilité galvanique. Méthode de Gaiffe. Galvanomètre apériodique.

A droite, Deltoide à .... 16Ma NFC > PFC
— Long supinateur à 10Ma NFC > PFC

Comme pendant à ces cas de paralysie du groupe Duchenne-Erb, nous pouvons signaler les paralysies portant sur tous les muscles des membres supérieurs, mais respectant le groupe des muscles deltoïde, biceps, brachial antérieur et long supinateur. Tels sont certains cas, de paralysies radiculaires totales du plexus brachial, dans lesquels on voit la paralysie s'amender et le groupe Duchenne-Erb récupérer ses mouvements, tandis que tout le segment inférieur du membre reste paralysé (cas d'Hutchinson (1).

Tels sont encore certains cas de traumatismes graves (fracture ou luxation) portant sur la colonne vertébrale, comme dans les cas rapportés tout récemment encore par Thorburn (2), et qui peuvent se résumer ainsi qu'il suit :

Dans les fractures ou les luxations portant sur les 4e et 5e vertèbres cervicales, on observe en général une paralysie de tous les muscles des membres supérieurs, à l'exception quelquefois des *sus et sous-épineux*.

Dans les fractures ou luxations portant sur les 5e et 6e vertèbres cervicales, il existe une paralysie de tous les muscles des membres supérieurs, à l'exception des *deltoïde, biceps, brachial antérieur, long supinateur et des sus et sous-épineux*.

Dans les fractures et luxations portant entre les 4e et 5e vertèbres cervicales et les 5o et 6e, on peut observer quelquefois l'intégrité de la 5e racine cervicale, grâce à la compression oblique de la moelle. Dans ces cas, on observe. d'un côté la paralysie de tous les muscles des membres supérieurs, et du côté de l'intégrité de la 5e paire cervicale, la paralysie de tous les muscles du membre supérieur, à l'exception des deltoïde, biceps brachial antérieur et long supinateur.

Dans l'un et l'autre cas, l'attitude du malade est spéciale, et bien caractéristique de l'intégrité du groupe Duchenne-Erb.

Le bras est élevé et en abduction (action du deltoïde), la main en supination et l'avant-bras fléchi sur le bras. Cette attitude est donc exactement l'inverse, de celle que l'on observe dans les paralysies radiculaires supérieures, dans les paralysies obstètricales de Duchenne, ou dans le type brachial de la paralysie saturnine, bref toutes les fois que le groupe Duchenne-Erb est paralysé. Ici le bras pend inerte le long du tronc, il est en rotation en dedans, l'avant-bras est étendu sur le bras et la main en demi-pronation.

(1) HUTCHINSON. Narrative of a case, etc., etc. *Illustration of clin Surgery*, vol. I, p. 206 et *Ophthalmic Hospital Reports*, vol. V, 1886, p. 135, et KLUMPKE, *loc. cit.*, obs. VIII, p. 744.

(2) W. THORBURN. *Spinal localisations as indicated by spinal injuries.* Brain, octobre 1888, p. 289.

En résumé : La paralysie du groupe musculaire Duchenne-Erb, peut se rencontrer dans des affections d'origine médullaire, péri- phérique et myopathique.

1. La localisation est constante dans les *types facio-scapulo- huméral* et *scapulo-huméral de la myopathie atrophique pro- gressive* de Landouzy et Dejerine, dont elle constitue un syn- drome important, et dans la *forme juvénile d'Erb.*

2. Elle est assez rare dans la *paralysie spinale infantile, dans l'atrophie musculaire progressive myélopathique (type scapulo- huméral de Vulpian);* elle est exceptionnelle dans la *syringo- myélie.*

3. Elle constitue le symptôme principal de la *paralysie radi- culaire supérieure du plexus brachial,* et de certaines *paralysies obstétricales,* intéressant les troncs des 5e et 6e nerfs cervicaux.

4. Cette localisation est rare dans les *névrites périphériques motrices des tabétiques.*

Nous ne connaissons pas jusqu'à présent, de localisation « *isolée* » du groupe Duchenne-Erb, dans les névrites infectieuses ou toxiques, autres que la paralysie saturnine. La paralysie des muscles de l'épaule et du bras, se confond en général dans ces cas, avec la paralysie plus ou moins complète de tout le membre supérieur.

III. — Type Aran-Duchenne.

L'aspect simien de la main, la griffe, l'atrophie des éminences thénar, hypothénar et des interosseux, longtemps considérés comme pathognomoniques, comme caractéristiques de l'atrophie musculaire progressive myélopathique, se rencontrent dans un grand nombre d'affections myélopathiques, névritiques ou myo- pathiques.

Il peut se rencontrer :

1. Dans un grand nombre d'**affections médullaires** de nature variée, mais présentant toutes comme lésion commune, une alté- ration des cellules ganglionnaires des cornes antérieures, lésion qui paraît débuter dans la région cervicale inférieure, au niveau des cellules correspondant aux racines antérieures des 8e paire cervicale et 1re dorsale.

Telles sont :

a. L'atrophie musculaire progressive myélopathique à type Aran-Duchenne par *poliomyélite chronique.*

b. La poliomyélite antérieure aiguë ou subaiguë. La paralysie spinale de l'enfant ou de l'adulte, peut être dans certains cas exactement limitée aux petits muscles de la main, comme dans les cas bien connus de Prévost et David, de Sahli, et se traduire anatomiquement par une lésion en foyer, localisée dans le groupe externe des cellules des cornes antérieures, d'où l'atrophie des 8e paire cervicale et 1re dorsale.

Dans des cas exceptionnels, comme celui de Secligmüller, on peut observer une paralysie des fléchisseurs des doigts et du poignet, des interosseux et de l'éminence thénar, avec intégrité des extenseurs des doigts et du poignet. L'attitude de la main dans ce cas était celle de la « main du prédicateur », décrite par MM. Charcot et Joffroy, comme caractéristique de la pachyméningite cervicale hypertrophique.

c. Les *atrophies musculaires symptomatiques* de la *sclérose latérale amyotrophique, de certaines scléroses combinées,* de la *sclérose en plaques,* des *myélites transverses cervicales ou cervio-dorsales,* de *l'hémisection médullaire,* des *tumeurs intramédullaires* quelle que soit leur nature, pourvu qu'elles occupent la région cervicale et détruisent les cellules motrices.

Le type Aran-Duchenne, constitue certainement, la localisation musculaire de beaucoup la plus commune dans la *syringomyélie.* L'atrophie symétrique des petits muscles de la main, la griffe, etc., sont exactement les mêmes, que celles que l'on observe dans la paralysie saturnine à type Aran-Duchenne. Mais la syringo-myélie est facile à reconnaître, dès qu'on examine avec soin, l'état de la sensibilité. Les troubles dissociés de la sensibilité, à savoir, l'analgésie et surtout la thermoanesthésie, avec conservation de la sensibilité tactile, constituent en effet avec l'atrophie des petits muscles de la main, et la scoliose de la colonne vertébrale, deux ordres de symptômes cardinaux, pour ainsi dire, de la syringo-myélie.

L'erreur de diagnostic est en général facile à éviter, dès qu'on procède à un examen détaillé de la sensibilité. Toutefois la syringo-myélie pourrait à la rigueur, s'observer chez un saturnin, et rendre difficile l'interprétation du complexus symptomatique.

---

(1) SEELIGMULLER. *Centralbl. f. Chirurgie,* 1878, n° 18.

L'observation de Fitz dont nous avons donné plus haut (voy. obs. XXIV) le résumé, en est une preuve. L'atrophie des petits muscles de la main, avait débuté insidieusement et sans paralysie prémonitoire chez ce malade, saturnin avéré ; elle s'accompagnait de quelques phénomènes sensitifs, thermo-anesthésie avec conservation de la sensibilité tactile, de phénomènes oculo-pupillaires, de scoliose, etc. etc.

d. L'hématomyélie traumatique, intéressant la partie inférieure de la moelle cervicale. L'atrophie des petits muscles de la main s'accompagne en général, dans ces cas, de troubles oculo-pupillaires, et des symptômes décrits par Brown-Séquard dans l'hémisection médullaire à savoir : l'hémiparaplégie spasmodique du membre inférieur du côté de la lésion, et l'anesthésie du membre inférieur du côté opposé. Nous empruntons à Remak, les exemples suivants de paralysie à type Aran-Duchenne, relevant d'une hématomyélie traumatique.

OBSERVATION XXXVII.

(Résumée Remak.)

Atrophie musculaire spinale du membre supérieur droit, consécutive à une hémorrhagie traumatique uni-latérale du renflement cervical de la moelle.

Speneman, âgé de 30 ans, maçon, fait le 15 septembre 1876 une chute de la hauteur du premier étage. Perte de connaissance; plaie de tête, du dos, de la première phalange de l'index droit, entorse du pouce gauche, contusion à la face interne du genou droit. Pendant le transport à l'hôpital, le malade s'aperçoit de la paralysie de la main droite, en particulier du pouce, de la parésie et de la raideur de la jambe droite, et se plaint de douleurs intenses dans la région interscapulaire. Perte de la sensibilité au froid dans le membre inférieur gauche. Guérison des diverses plaies dans l'espace de trois semaines. Atrophie progressive de la main jusqu'au sixième mois après l'accident. Depuis cette époque, état stationnaire. Jamais de troubles de la miction ou de la défécation.

Examiné deux ans et trois mois après l'accident, le malade présente comme derniers vestiges d'une paralysie de Brown-Séquard : de *l'anesthésie du membre inférieur gauche, de l'exagération du réflexe patellaire droit*. Pas ou plus de troubles oculo-pupillaires.

(1) REMAK. *Loco citato*, 1889, p. 630, obs. XXI.

Pas de douleurs à la pression des apophyses épineuses ou transverses des vertèbres cervicales, ni du creux sus-claviculaire.

Intégrité du long supinateur, des radiaux, des extenseurs des doigts. Atrophie des muscles longs du pouce : long abducteur, long et court extenseurs du pouce. Main en griffe. Atrophie des éminences thénar (surtout du court abducteur) et hypothénar et des interosseux. Pas de contractions fibrillaires. La motilité est partout proportionnelle au degré d'atrophie des muscles, il n'existe nulle part de paralysie véritable. *Perte de la contractilité faradique des muscles atrophiés, vestiges de réaction de dégénération dans les muscles long et court abducteurs, long et court extenseurs du pouce, interosseux, court abducteur du petit doigt et lombricaux.*

Observation XXXVIII.

(Résumée Remak) (1).

Paralysie spinale atrophique du membre supérieur gauche, due à une hématomyélie traumatique unilatérale du renflement cervical de la moelle.

Ouvrier de 27 ans, chute du deuxième étage, perte de connaissance, contusion du dos, douleurs intenses le long de la colonne vertébrale, paralysie de la main gauche et du membre inférieur gauche, anesthésie du membre inférieur droit. Quinze jours après l'accident, le malade traîne encore la jambe gauche.

Examiné quatre mois après l'accident, le malade présente : Parésie des fibres sympathiques oculo-pupillaires gauches, myosis, rétrécissement de la fente palpébrale, hémiparaplégic spasmodique légère gauche, analgésie, perte de la sensibilité à la température du membre inférieur droit jusqu'au niveau de l'ombilic. Atrophie de tous les muscles de l'avant-bras gauche. Main en griffe, hyperextension des phalanges basales par suite de la conservation relative, de l'extenseur commun des doigts et des radiaux. Atrophie et paralysie complète des muscles, long abducteur, long et court extenseurs du pouce, cubital postérieur, interosseux, court abducteur du pouce et des muscles de l'éminence hypothénar. Perte de l'excitabilité électrique des nerfs, réaction de dégénération dans les muscles, atrophie et diminution de la force motrice de tous les autres muscles de l'avant-bras et de la main. Contractions fibrillaires, diminution de la

---

(1) Remak. *Loco citato*, p. 546, 1879, obs. VI et *Ein Fall von atrophischer Spinallähmung durch traumatische halbseitige Blutung in die Halsschwellung des Rückenmarks Berl. Klin. Wochenschrift*, 1877, n° 44, p. 644-647.

contractilité faradique des nerfs et des muscles. Intégrité absolue des supinateurs. Pas de troubles de la sensibilité. Augmentation de la chaleur et de la sécrétion sudorale du membre supérieur gauche, et de la moitié gauche du thorax. Amélioration.

2. Dans un certain nombre de **compressions de la moelle ou des racines mèdullaires** relevant :

D'une *tumeur extra-médullaire*, d'un *mal de Pott*, d'une *collection purulente*, comprimant la moelle cervicale ou en altérant les racines.

D'une *pachyméningite cervicale hypertrophique*.

D'une *fracture ou d'une luxation de la colonne cervicale inférieure* (cas de Thorburn).

3. Dans un certain nombre de **traumatismes** *graves*, compression, contusion, tiraillement des nerfs du **plexus brachial** ou des **racines inférieures du plexus.**

Telles sont :

a. — Les paralysies radiculaires totales ou inférieures du plexus brachial, dans lesquelles l'atrophie des petits muscles de la main s'accompagne, entre autres symptômes, de troubles oculo-pupillaires, sans troubles vaso-moteurs de la face.

b. — Certaines paralysies obstétricales consécutives à une version difficile ou mal faite. Il ne s'agit ici, dans l'immense majorité des cas, ainsi que nous l'avons indiqué dans un travail antérieur (1), que d'une variété de paralysie radiculaire inférieure, s'accompagnant de troubles oculo-pupillaires, comme dans les cas de Seeligmüller.

c. — Les paralysies du plexus brachial proprement dit, dans lesquelles les phénomènes oculo-pupillaires font défaut. C'est à une paralysie plus ou moins complète du plexus, qu'il convient très probablement de raitacher l'observation suivante, que nous empruntons à Duchenne de Boulogne fils (2).

OBSERVATION XXXIX.

Paralysie traumatique du bras droit. — Paralysie du deltoïde, biceps, brachial antérieur, long supinateur. — Intégrité du triceps, des extenseurs et fléchisseurs du poignet et des doigts. — Main en griffe. — Paralysie des interosseux et des muscles de l'éminence thénar. — Abolition de la contractilité électrique. — Atrophie musculaire.

Dark (Auguste), âgé aujourd'hui de 3 ans, est adressé à la cli-

____

(1) KLUMPKE, *loco citato.*

(2) DUCHENNE (de Boulogne) fils. *De la paralysie graisseuse de l'enfance.* Arch. gén. de méd., 1864. T. IV, 6ᵉ série, p. 197, obs. XXI.

nique de M. Duchenne (de Boulogne), le 26 juin 1864, par M. Bouvier.

A l'âge de 18 mois, étant sur les genoux de son père, il lui tirait la barbe ; celui-ci impatienté, le prit brusquement par le bras droit et le posa à terre. L'enfant cria aussitôt et continua toute la nuit à se plaindre et à témoigner de grandes douleurs dans le bras. Le lendemain, la main était enflée et le bras inerte. Les médecins, auxquels on le montra aussitôt, ne constatèrent pas de luxation, et ne prescrivirent aucun traitement croyant à une prompte guérison. Le bras resta douloureux pendant trois mois, et le plus léger mouvement qu'on lui imprimait, même le simple contact, provoquaient des cris. Depuis ce moment, le bras s'est rapidement amaigri et n'a pas retrouvé ses mouvements.

Aujourd'hui, tout le système musculaire du membre est atrophié sans que les os semblent participer à ce dépérissement ; le squelette de la main et du bras reste aussi développé que du côté opposé. Les divers mouvements d'élévation de l'épaule sont abolis, la flexion de l'avant-bras sur le bras est très affaiblie, mais l'extension des mêmes parties existe ; la main peut être étendue ou fléchie sur le poignet, mais les mouvements des dernières phalanges sont impossibles ; au repos, les premières phalanges sont dans une extension exagérée sur le métacarpien, tandis que les dernières restent dans la flexion ; tout mouvement d'opposition ou d'abduction du pouce est abolie. Par l'exploration électrique, on ne retrouve pas trace du deltoïde ; l'excitabilité du biceps, du long supinateur et du brachial antérieur est notablement affaiblie ; celle des interosseux et de tous les muscles de l'éminence thénar est absente. La santé générale est excellente.

Duchenne (de Boulogne), fils, ajoute : Il est impossible qu'une maladie ressemble plus que celle-ci, à une paralysie atrophique parvenue à sa période de dégénérescence, et les commémoratifs du début peuvent seuls ici nous faire éviter une erreur.

C'est également d'une névrite du plexus brachial, intéressant en particulier le cubital et le médian, que relève probablement l'observation suivante. Chez ce malade, le début des accidents fut brusque et pour ainsi dire *apoplectique,* la paralysie était complète et intéressait la motilité comme la sensibilité. Puis elle s'est améliorée, pour se cantonner peu à peu, dans les branches terminales du médian et du cubital. Chez ce malade, les troubles trophiques, identiques à ceux que l'on observe dans les traumatismes graves des nerfs périphériques, affirment encore la nature périphérique de cette paralysie atrophique. Le début *apoplectique* est tout à fait exceptionnel dans la névrite périphérique, quelle qu'en soit sa cause, il est fréquent par contre, comme on sait, dans les paralysies cérébrales, bulbaires ou spinales. Notre cas n'est cependant pas isolé dans la science. Le Dr Dubois, privat-docent à l'université de Berne, bien connu par ses remarquables travaux d'électrologie, en a rapporté récemment deux beaux exemples. Chez notre malade, la paralysie a débuté brusquement alors que le malade finissait d'écrire une lettre. Chez le malade de l'observation I de M. Dubois, l'affection a débuté brusquement, par des douleurs extrêmement vives, et une paralysie totale du membre supérieur droit, lorsque le malade se leva de table après avoir bu un verre de bière. Dans ce cas, le début était tellement brusque, que le malade se crut frappé d'apoplexie.

Observation XL (personnelle).

Paralysie totale du plexus brachial droit à début apoplectique. — Altérations très marquées de la sensibilité. — Perte passagère du sens musculaire. — Atrophie musculaire. — Amélioration lente et progressive. — Atrophie du membre supérieur, marquée surtout dans les muscles de l'éminence thenar, hypothénar et interosseux. — Main simienne, main en griffe. — Cyanose. — Troubles trophiques. — Diminution simple de la contractilité faradique et galvanique. — Pas de réaction de dégénérescence.

Le nommé Pin.... Pierre, âgé de 68 ans, ancien gendarme, entre le 17 juin 1889 à Bicêtre, salle de la Réunion, lit n° 5, service de M. le Dr Dejerine.

Les *antécédents héréditaires* et *personnels* du malade ne présentent rien de particulier à noter. Le malade a toujours joui d'une bonne santé, à part toutefois quelques migraines pendant son adolescence. Pas de syphilis. Pas d'alcoolisme appréciable. Il n'est pas sujet à des vertiges ou des maux de tête.

Début. — Le 26 mai 1888, à 2 heures de l'après-midi, le malade sort de son déjeuner et se met à écrire une lettre. Pendant qu'il écrit, survient un étourdissement avec chute et perte de connaissance, durant environ vingt à trente minutes. Des voisins le couchent dans son lit. A son réveil, il s'aperçoit « qu'il n'a qu'un seul bras. » Le bras droit, complètement paralysé, pend inerte le long du tronc. Il est absolument insensible à toute piqûre, à tout pincement, et le malade « perd » son bras dans son lit. Cette paralysie à début apoplectique, est strictement limitée au membre supérieur droit. A aucun moment de son affection, il n'a ressenti de douleurs ou de faiblesse du côté du membre inférieur ou de la face, ou de troubles de la parole. L'intelligence est absolument intacte. L'impotence musculaire du membre supérieur droit est complète, le malade ne peut ni mouvoir l'épaule, ni lever le bras, ni fléchir ou étendre l'avant-bras sur le bras, ni mouvoir un seul doigt. L'anesthésie est complète et absolue, elle s'étend sur la main, l'avant-bras, le bras, l'épaule jusqu'au-dessous de la clavicule ; le sens musculaire est aboli (le malade perd son bras dans son lit).

Le lendemain, le malade va trouver M. Berger qui le fait entrer à l'hôpital Lariboisière dans le service de M. Gouguenheim. Le malade reste dans ce service pendant neuf mois. L'état du malade reste à peu près le même pendant un mois. Même paralysie complète, même anesthésie absolue, même perte totale du sens musculaire. On électrise le malade tous les jours : à son dire, tous les muscles (?) répondaient à l'excitation, mais l'*électricité n'était pas sentie*.

Après un mois de paralysie, retour de la sensibilité de l'épaule et du bras, puis graduellement l'anesthésie disparaît et la sensibilité devient normale à la piqûre, au contact, à la pression, à la température vers la fin d'août. Vers la même époque, le sens musculaire redevient normal, et le malade n'est plus obligé de regarder son bras ou de le prendre avec sa main gauche, pour se rendre compte de la situation qu'il occupe. Au début de son affection, il n'a jamais éprouvé ni engourdissements, ni fourmillements, ni douleurs lancinantes ou térébrantes.

Après environ deux mois de séjour à l'hôpital, le malade éprouve des élancements extrêmement douloureux, partant de l'épaule et s'irradiant jusqu'au poignet, portant surtout au niveau de la face interne du membre supérieur droit, et suivant le trajet du nerf cubital.

Avec l'amélioration de la sensibilité, le malade récupère peu à peu les mouvements du membre supérieur. Le retour des mouvements se fait d'abord dans l'épaule, puis dans l'avant-bras et la main. Les articulations ne sont pas souples, il existe des adhérences fibreuses que l'on est obligé de rompre.

L'atrophie a débuté environ trois mois après le début de l'affection. Elle était peu prononcée au bras et à l'avant-bras, mais n'a cessé de progresser à la main, quoique le malade recupère de jour en jour ses mouvements. A partir du mois de novembre, l'état a été à peu de choses près stationnaire.

Etat actuel, 2 juillet 1889.

Dejerine.　　　　　　　　　　　　　　13

Vieillard de haute stature, à système musculaire assez bien développé. Pas d'arc sénile, cornée absolument limpide.

Atrophie de tout le membre supérieur droit, d'autant plus prononcée que l'on s'approche de la périphérie du membre, et en particulier de la main qui a un aspect simien très prononcé.

MENSURATIONS

	Droit.	Gauche.
Bras à 5 cent. au-dessus de l'épiendyle.............	21 c.	22 c.
— 10 cent. — —	21 c.	22 c.
— 15 — — —	22 c.	23 1|2
— 20 — — —	23 1/2	25 c.
Avant-bras à 5 cent. au-dessus de l'apophyse styloïde du radius.................	15 c.	17 1|2
— 10 — — —	17 1|2	20 c.
— 15 — — —	19 1|2	22
— 20 — — —	21 1|2	23

Main droite. — La main présente l'aspect caractéristique de l'atrophie des interosseux et des petits muscles de la main. La main est simienne, aplatie, les saillies des éminences thénar et hypothénar sont effacées. Il existe en outre une certaine griffe. Les premières phalanges sont en hyperextension dorsale, les deux dernières phalanges en flexion légère. La peau de toute la main est lisse, luisante, cyanosée et froide, les ongles sont incurvés, striés longitudinalement et semblent croître plus vite. La pulpe des doigts est atrophiée, les articulations ne sont pas souples, les mouvements passifs sont limités par suite d'ankyloses fibreuses. La main présente en un mot tous les caractères des traumatismes graves.

Mouvements actifs. — Le malade peut élever son bras jusqu'à l'horizontale, mais non au delà, ce qui tient peut-être plus aux raideurs articulaires, qu'à l'impotence musculaire véritable. Il peut étendre et fléchir l'avant-bras sur le bras, et fléchir la main sur l'avant-bras. L'extension de la main s'exécute plus difficilement, et ne dépasse guère la ligne horizontale. Les mouvements d'extension et de flexion des doigts sont limités (parésie des fléchisseurs et extenseurs et raideurs articulaires).

Le malade peut étendre et fléchir la 3e phalange du pouce, il peut exécuter un léger mouvement d'adduction, mais le moindre mouvement d'opposition est impossible. Il en est de même des mouvements d'abduction et d'adduction des doigts.

La sensibilité est normale sur tout le membre supérieur, à la piqûre, à la douleur, au contact, à la température.

Pas de douleurs irradiées, pas de douleurs à la pression des apophyses épineuses dans la colonne cervico-dorsale, pas de douleurs en ceinture, ni au niveau du creux sus-claviculaire ou axillaire. Dans le creux sus-claviculaire gauche, on trouve une chaîne ganglionnaire dure, augmentée de volume, non douloureuse à la pression. Au sommet du creux axillaire droit, on constate également un ganglion dur, non mobile, non douloureux. Dans l'examen des poumons, de l'œsophage, de l'estomac, on ne trouve pas la raison d'être de cette adénopathie ganglionnaire.

Pas de phénomènes oculo-pupillaires. Rien du côté des membres inférieurs ni des sphincters.

Examen électrique. — Courants faradiques. Appareil à chariot de Dubois-Reymond.

Minimum d'excitation égal à 9 centim. et demi d'écartement des bobines.

Membre supérieur droit.

Main.

Adducteur du pouce	6 centim.
Court abducteur, court fléchisseur du pouce...................	0 centim.
Court fléchisseur................	0 centim.
Interosseux....................	0 centim.

Avant-bras.

Groupe cubital et fléchisseurs.....	0 centim.	
Extenseurs des doigts et du pouce.	7	—
Long abducteur du pouce, long supinateur.....................	7 centim.	
Biceps......................	5 c. d'écartement.	
Triceps......................	7	—
Deltoïde.....................	0	—
Grand pectoral.................	1	—
Trapèze......................	0	—

L'électrisation du point d'Erb donne à 4 cent. la contraction du biceps et du long supinateur. On n'obtient pas de contraction du deltoïde même avec les plus forts courants. Par l'excitation du radial dans l'aisselle, on obtient la contraction des muscles extenseurs à 5 cent. La contraction du cubital et du médian ne peut être obtenue même avec les plus forts courants.

Courants galvaniques. — Diminution de la contractilité galvanique dans les muscles du bras et de l'avant-bras, sans réaction de dégénération ; à 18 éléments 5 milliampères. N. FC. > PFC. Abolition de la contractilité galvanique, dans tous les petits muscles de la main.

Excitation du radial du coude N FC > PFC à 26 él. et 20 milliampères.

OBSERVATION XLI.

(Observation résumée de M. Dubois) (1).

Paralysie du plexus brachial à début apoplectique intéressant le radial et le cubital, avec parésie du median et du circonflexe. — Troubles sensitifs. — Réaction de dégénération, perte de la contractilité faradique dans le radial et le cubital.

X..., âgé de 51 ans boucher à Fribourg.

Homme fort et toujours bien portant. Pneumonie grave en 1852. Amaigrissement progressif depuis 1884 sans cause appréciable, si ce n'est un peu d'inappétence. La santé antérieure se rétablit vite, et le poids du corps atteint de nouveau 196 livres. Il est père de 3 enfants bien portants. Moyen buveur, boit plus de bière que de vin ou d'eau-de-vie. Pas de maladies vénériennes, pas de rhumatisme articulaire aigu.

En été 1884, le malade en descendant l'escalier de la cave, fait un faux pas. Il étend instinctivement fortement les deux bras, contracte vigoureusement ses muscles des lombes, et parvient à ressaisir son équilibre et à éviter la chute. Le malade affirme n'avoir pas subi de traumatisme, et n'avoir été contusionné ni par le mur, ni par l'escalier, mais à la suite de cette simple extension forcée du bras, le malade éprouve immédiatement des douleurs dans le bras droit, et une incapacité de travail, qui persiste en diminuant pendant quatre jours. Après une semaine, le malade reprend complètement son travail, mais le bras droit ne recupéra pas son état normal, la force normale était bien revenue, mais dans l'exécution de certains mouvements, le malade éprouve de la faiblesse et une douleur constrictive dans l'épaule droite. Ces phénomènes n'apparaissent que pendant l'exercice de sa profession, lorsque le malade éventrait une bête en tenant la lame du couteau en haut.

En dehors de ces légers vestiges d'une entorse probable de l'épaule, ou d'une rupture musculaire (accompagnée peut-être de troubles nerveux), le malade ne présente pas trace de son accident. Il est absolument bien portant jusqu'au 11 septembre 1886.

(1) P. DUBOIS (de Berne), *Ueber apoplectiformes Einsetzen neuritischer Erscheinungen. Separat. abdruck. a. d. Correspondenz Blatt f. Schweiz. Aertzte.* XVIII, 1888.

Le soir à 5 heures, le malade boit de la bière, il en boit un verre, et lorsqu'il se lève de table, sans effort, sans secours des bras, il *ressent subitement des douleurs extrèmement violentes dans le bras droit*, en particulier dans la main et l'avant-bras. Il survient en outre une *paralysie complète d'emblée. Le début fut si brusque, que le malade se crut frappé d'une attaque d'apoplexie.*

Les douleurs ne diminuent pas dans les heures suivantes. elles augmentent au contraire, et deviennent si violentes, que le médecin appelé fait une injection de morphine. Au dire du malade, la paralysie fut d'emblée totale, sauf dans le domaine du médius, où il existait une trace de flexion du pouce et de l'index. Douleurs brûlantes s'irradiant dans la main et l'avant-bras, si intenses, si persistantes qu'elles privèrent le malade de sommeil pendant deux semaines, et l'obligèrent à passer ses nuits hors du lit. L'œdème du bras droit qui persiste encore le jour de l'examen du malade, est survenu dans l'espace des cinq premiers jours après le début.

Le Dr Buman de Fribourg posa le diagnostic de névrite, et appliqua des ventouses, des vésicatoires et des injections de morphine.

Le malade est envoyé le 11 septembre au Dr Dubois, c'est-à-dire dix jours après le début de l'affection.

Etat actuel 18 jours après le début. Homme fort, d'apparence bien portant. *Hyperhidrosis de la moitié droite de la face.* Ce phénomène que l'on peut rencontrer dans des paralysies du plexus semble, au dire du malade, avoir déjà existé depuis longtemps et n'avoir pas de relation avec l'affection actuelle. Pas d'inégalité pupillaire. Goitre moyen.

Œdème du bras droit. La circonférence du bras est de 33 c. à droite et de 30 c. à gauche, celle de l'avant-bras de 38 c. à droite et de 28 c. à gauche.

Pas de différence dans la température des deux bras.

Le malade se plaint de la *pesanteur* de son bras droit et de *douleurs violentes, cuisantes* dans la main, l'avant-bras et les doigts ; les nuits sont toutefois meilleures. Pas de douleurs à la pression des nerfs, en particulier des troncs nerveux ou du plexus brachial, soit au-dessus soit au-dessous de la clavicule. Pas de gonflement des tissus nerveux, tout au plus le cubital paraît-il épaissi, peut être à cause de la peau œdématiée qui le recouvre.

Paralysie complète avec anesthésie et trouble trophiques, réaction de dégénération complète dans le domaine du nerf *cubital*, et en particulier de tous les muscles animés par ce nerf.

Paralysie et réaction de dégénération avec diminution légère de la sensibilité, et sans troubles trophiques dans le domaine du *radial*. Paralysie de tous les muscles innervés par ce nerf.

Parésie avec diminution simple de la contractilité dans le *médian et le musculo-cutané*, ainsi que dans le *deltoïde* et le *grand pectoral*.

Intégrité des muscles de l'épaule, trapèze et angulaire de l'omoplate.

Rien d'anormal du côté des artères. Pas d'oblitération artérielle, pas de signe de thrombose veineuse.

4. Dans certains **traumatismes** portant sur les **branches terminales du plexus brachial**, et intéressant plus particulièrement le cubital et le médian.

Tels que :

a. — *Les paralysies atrophiques de la main consécutives à la réduction d'une luxation scapulo-humérale*, à un traumatisme portant sur l'épaule ou le bras.

b. — *Les lésions traumatiques, section, arrachement, tiraillement, contusion, compression*, décharge d'un fusil de chasse (Duchenne), etc., etc., du *nerf cubital* et du *médian* dans leur trajet *antibrachial*, ou immédiatement *au-dessus du poignet*, ou encore au niveau de la *paume de la main*.

c. — A côté de ces lésions traumatiques, on peut placer les *atrophies musculaires consécutives à des traumatismes légers de la main ou à des phlegmons*, regardées autrefois comme d'origine réflexe et qui *relèvent d'une névrite ascendante*, probablement de cause infectieuse, comme dans l'observation suivante :

OBSERVATION XXLII.

(Observation inédite du service de M. Déjerine, recueillie par M. Macaigne, interne de service.)

Atrophie musculaire très marquée du membre supérieur gauche, survenue à la suite d'un phlegmon de la main. — Troubles de la sensibilité. — Contractions fibrillaires. — Altération très légère de la contractilité faradique. — Pas de troubles trophiques cutanés. — Début de l'atrophie il y a huit ans.

Le nommé Bonh... âgé de 37 ans, ancien valet de pied, entre le 3 avril à Bicêtre, dans le service de M. Dejerine.

Antécédents héréditaires, Rien de particulier à signaler, pas d'atrophie musculaire dans la famille, pas de maladies nerveuses, sauf une tante maternelle qui était un peu faible d'esprit et mourut à 85 ans.

Antécédents personnels. A l'âge de 19 ans, quelques accès de fièvre intermittente en Italie. A 28 ans, chancre et plaques muqueuses, traitement spécifique. La même année à la suite d'un traumatisme, amputation de la phalangette de l'index droit. L'année suivante, le malade avait alors 29 ans, il se fit une piqûre dans la paume de la main gauche, à la suite de laquelle il se développa un phlegmon, qui fut incisé. Après trois mois, la paume de la main était complètement cicatrisée, pendant tout ce temps les douleurs ont été très supportables. Lorsqu'on enleva les derniers pansements, le malade remarqua que sa main était amaigrie, il crut d'abord que ce n'était que la suite de l'opération, mais l'amaigrissement continua par la suite. L'avant-bras était déjà aussi un peu amaigri à cette époque, et cet amaigrissement progressa comme celui de la main. Il s'aperçut en même temps que son bras gauche devenait plus faible. Trois ou quatre ans après, il remarqua qu'il cousait moins facilement qu'autrefois, bien que la marche ordinaire lui fût aussi facile qu'auparavant.

Etat actuel le 5 avril 1889. Membre supérieur gauche. — Pas de troubles trophiques cutanés, main simienne, le pouce est sur le même plan que le premier métacarpien, la saillie de l'abducteur qui sur une main saine est visible dans cette position, est remplacée ici par une dépression au centre de la paume de la main (cicatrice de l'incision du phlegmon). Le dos de la main est plat, sans creux apparent des espaces interosseux. Le pouce peut être ramené d'avant en arrière, un peu en opposition, mais l'abduction est impossible, l'adduction étant la position habituelle. Le thénar est très atrophié, l'hypothénar un peu moins. Les doigts sont dans la position suivante : la première phalange est dans l'axe des métatarsiens, la deuxième légèrement fléchie sur la première, la troisième légèrement fléchie sur la deuxième. L'extension des deux dernières phalanges est impossible.

Avant-bras. Atrophie considérable des muscles aussi bien ceux de la région antéro-externe, que de ceux des régions antérieure ou postérieure. L'atrophie est également développée dans toutes ces régions.

Bras. Atrophie prononcée du biceps, du brachial antérieur, du deltoïde et du grand pectoral. *Epaule.* Atrophie des sus et sous-épineux, du trapèze et du rhomboïde, d'où la saillie plus marquée du bord spinal de l'omoplate, qui est plus écarté de la paroi thoracique, et en même temps plus éloigné d'un centimètre de la colonne vertébrale que celui de l'omoplate droite. Augmentation des creux sus et sous-claviculaire.

La colonne vertébrale présente une très légère scoliose à convexité droite dans la région cervico-dorsale, et une courbure de compensation en sens inverse de la région dorsale inférieure. Intégrité des autres muscles du corps.

Les muscles atrophiés présentent une consistance moindre que ceux du côté opposé, et que ceux des membres inférieurs qui sont normaux. Contractions fébrillaires dans les muscles atrophiés.

Motilité. Force musculaire considérablement diminuée dans tout le membre supérieur gauche. Ce malade ne résiste que faiblement à la flexion ou à l'extension de l'avant-bras, il ne peut élever complètement le bras verticalement. La force de pression des doigts est très faible.

Sensibilité. Intacte sur tout le corps, sauf sur le membre atrophié. A ce niveau la sensibilité tactile paraît normale.

La sensibilité à la douleur (piqûre pincement) nettement diminuée sur la main et l'avant-bras, reparaît à peu près normale à partir du pli du coude. La sensibilité à la chaleur et au froid est nettement diminuée dans les mêmes points, et il existe un certain degré de retard dans la transmission. Le réflexe patellaire est normal ainsi que le réflexe cutané plantaire. Le sens musculaire, et la notion de position sont conservés dans le membre atrophié.

Etat de la contractilité faradique. Appareil à chariot. Méthode polaire. Minimum d'excitation chez l'homme sain 10 c. La contractilité est très peu diminuée, la plupart des muscles du membre atrophié se contractant à 9 c., les interosseux qui ont la contractilité la plus diminuée répondent à 8 c.

5. *Dans* **certaines affections articulaires** *d'origine traumatique, rhumatismale ou goutteuse* ou *d'origine nerveuse.*

L'atrophie musculaire dans les maladies des jointures est aujourd'hui chose bien connue. Signalée par Hunter, par Bonnet, par Ollivier, elle a surtout été bien étudiée par Valtat (1) dans sa thèse inaugurale. Ces amyotrophies d'origine articulaire (soit traumatique, soit rhumatismale, soit goutteuse, etc.), occupent généralement les muscles situés *au-dessus* de la jointure. Ainsi les lésions articulaires du poignet, donnent lieu à une atrophie des muscles de l'avant-bras, en particulier des extenseurs, l'arthrite

(1) VALTAT. *De l'artrophie musculaire consécutive aux maladies des articulations. (Etude clinique et expérimentale).* Th. Paris, 1877.

du coude, retentit principalement sur les muscles du bras proprement dit; celle de l'épaule sur le deltoïde et les muscles sca-
pulaires.

Les petits muscles de la main ne sont pris qu'exceptionnellement. M. Cornillon a publié un très bel exemple d'atrophie des
thénars et des hypothénars, consécutive à une phlegmasie aiguë
du poignet et des épaules d'origine goutteuse, et ayant pu en
imposer pour une atrophie musculaire progressive.

OBSERVATION XLIII.

(Observation résumée de M. Cornillon).

M..., Pierre, 55 ans employé vient à l'hôpital de Vichy le 1er
juillet 1882.

Excellente santé jusqu'en 1876. A cette époque, *coliques hépa-
tiques* ; se rend à Vichy pendant trois années consécutives 1876,
1877, 1878). En 1880 *Douleurs dans les épaules et les poignets,
gonflement, chaleur*, dissipées après dix jours.

En hiver 1881, *nouvelle atteinte* plus longue et plus pénible
durant un mois, occupant les épaules et les poignets, s'accompagnant de *douleurs intolérables*, de *fièvre vive*. A partir de ce moment les épaules et les avant-bras s'atrophient, et les doigts deviennent crochus. Rien du côté des membres inférieurs.

Etat actuel. Homme fort et grand. *Atrophie des deltoïdes, des
muscles extenseurs des doigts et du poignet. Atrophie des muscles
des éminences thénar et hypothénar*. Le pouce occupe le même
place que les métacarpiens des quatre doigts. Tout mouvement
d'opposition est impossible. *Main en griffe*. La malade saisit les
objets avec peine ; écrit lentement et difficilement, mange peu
commodément; il ne peut s'habiller (1).

Les articulations des phalanges avec le métacarpe, pas plus que
les articulations des phalangettes avec les phalangines, ne présentent ni tophus, ni ostéophytes, sur l'oreille droite dépôt tophacé.

Quant aux malades de Czerny atteints d'affections articulaires
nerveuses ou névropathiques, s'accompagnant d'atrophie des
petits muscles de la main, ces faits ne peuvent être rapprochés
des atrophies musculaires consécutives à une arthrite rhumatismale traumatique ou goutteuse. Les malades de Czerny sont

______

(1) J. CORNILLON. *Amyotrophies consécutives à deux accès de goutte simulant l'atrophie musculaire progressive*. Progrès médical, 1883, p. 405.

atteints en effet de syringo-myélie ; l'atrophie musculaire comme les arthropathies relèvent ici d'une seule et même cause, d'un gliôme central médullaire,

6. Dans les névrites motrices périphériques.

a. — La névrite motrice peut survenir dans le cours d'affections médullaires telles que *le tabes*. Le type Aran-Duchenne est extrêmement fréquent dans les atrophies musculaires des tabétiques, ainsi que M. Dejerine l'a montré dans un travail récent.

b. — *Névrites toxiques.* L'atrophie des petits muscles de la main est assez rare dans les paralysies alcooliques, arsenicales ou sulfo-carbonées (Bonnet, Th. Paris, 1885).

Nous rapportons ici une belle observation de Heckenlauer, d'atrophie musculaire type Aran-Duchenne, d'origine *arsenicale*, survenue chez une femme dont les urines contenaient des traces d'arsenic. Si l'examen des urines n'était pas venu éclaircir le diagnostic, on aurait facilement pu poser dans ce cas, moins le diagnostic d'atrophie musculaire progressive par poliomyélite chronique, que celui de sclérose latérale amyotrophique.

OBSERVATION XLIV.

(Observation résumée de Heckenlauer).

Atrophie musculaire généralisée avec prédominance du type Aran Duchenne. — Diminution et perte de la contractilité électrique. — Eschares. — Douleurs lancinantes. — Mort par septicémie. — Liséré gingival vert brunâtre. — Trace d'arsenic dans les urines.

J. S. Femme de peintre, âgée de 41 ans, de famille bien portante, à présenté dans l'enfance les maladies suivantes : A 13 ans fracture de la cuisse gauche, qui n'a guéri que cinq ans plus tard. A 14 ans fièvre typhoïde. De l'âge de 17 à 20 ans elle s'occupe de tissage, pendant trois ans elle est domestique, depuis elle passe sa vie en travaillant à l'aiguille.

L'affection actuelle date de deux ans, elle a débuté par des crampes, des douleurs lancinantes et des tiraillements dans les articulations du coude, de l'épaule, du poignet et des doigts, du membre supérieur gauche. Palpitations musculaires. Le membre supérieur gauche s'atrophie de jour en jour ; l'atrophie a débuté

(1) GEORG HECKENLAUER. *Ueber Arsenikalmuskelatrophie.* Th. de Wurzburg, 1883. Obs. III, p. 12.

par le thénar et l'hypothénar, puis s'est étendue aux muscles des bras.

En mai 1879 les douleurs et l'atrophie survinrent dans le bras droit. En novembre 1879, la malade se plaint de fatigues dans les jambes, de douleurs et de tremblement dans les muscles du mollet, lesquels ne tardèrent pas à s'atrophier. La marche devint traînante, la malade ne peut plus monter les escaliers.

Pas de troubles gastriques. Constipation. Depuis un an et demi faiblesse de la vue, depuis un an la malade ne peut plus lire.

Etat actuel, 25 novembre 1880, femme à teint pâle, à musculateur flasque. Hypertrophie du foie et de la rate, adénopathie inguinale et axillaire, myosis prononcé. Gencives pâles, fongueuses, les dents présentent à leur sertissure un liséré vert brunâtre. Mouvements fibrillaires de la langue. Ogive palatine plus profonde à droite, scoliose dorsale. Atrophie des pectoraux, des muscles, du thorax, du deltoïde, du triceps. Le groupe des extenseurs de l'avant-bras gauche, est réduit à un mince faisceau musculaire.

L'atrophie est le plus marqué à la main gauche. Le métacarpien du pouce est situé sur le même plan que les autres doigts ; il y a à peine indice d'une éminence hypothénar ; le pouce tombe flasque, les autres doigts présentent leur attitude en griffe très nette. Les muscles de la main droite, au dire de la malade, auraient été tout aussi atrophiés mais auraient récupéré leur volume jusqu'à un certain point. Pendant l'examen, on constate des palpitations fibrillaires dans les muscles des extrémités supérieures.

Le bras n'exécute des mouvements actifs que lentement et maladroitement ; la flexion complète des doigts gauches n'est pas possible, pas plus que l'extension active du pouce de l'index et du petit doigt. La malade ne peut fermer la main gauche en poing, elle ne peut que fléchir la main sur le poignet ; le pouce reste étendu, les mouvements passifs provoquent des douleurs intenses. Les mouvements actifs du bras droit sont possibles quoique maladroits et tremblottants ; la pronation et la supination s'exécutent bien. La main droite peut être fermée en poing, le pouce est maladroit, l'extension des doigts est possible.

A l'extrémité inférieure droite, il y a une atrophie prononcée de tous les muscles de la cuisse, et trois eschares, les muscles de l'extrémité inférieure gauche sont flasques et ont presque complètement disparu, celle-ci est froide surtout à sa partie inférieure. La malade ne peut la mouvoir. La région malléolaire est épaissie, l'articulation tibio-tarsienne n'exécute que des mouvements passifs ; léger œdème de la face dorsale du pied, décubitus ancien au talon.

La jambe droite peut à peine exécuter quelques mouvements, les muscles sont moins atrophiés qu'à gauche, la face dorsale du pied est légèrement œdématiée.

Sensibilité conservée sous tous ses modes, aux deux extrémités supérieures ainsi qu'aux membres inférieurs, sauf dans le tiers inférieur de la jambe gauche, où des piqûres profondes ne sont pas senties.

Examen électrique, courant galvanique. Extrémité supérieure droite. An SZ à 15 éléments. Diminution de la contractilité galvanique des muscles de la face dorsale de l'avant-bras droit et des muscles de la main (Ka SZ à 30 éléments). Abolition de la contractilité galvanique dans les muscles de la main gauche, Ka OZ à 15 éléments dans les muscles de la main gauche. A la jambe gauche AnOZ s'obtient seul avec de forts courants.

Courants faradiques. Conservation de la contractilité des muscles des bras, diminution dans les extenseurs des doigts et les muscles de la main gauche. Abolition de la contractilité faradique, dans le thénar et l'hypothénar gauches. Ces mêmes muscles ne se contractent à droite qu'avec de forts courants.

26 novembre 1880 *dans l'urine on dénote la présence de traces d'arsenic,* traces de cuivre, pas de plomb. Recherches faites sous la direction du professeur Gebhardt.

1er *Décembre* 1880. — Douleurs lancinantes dans les deux extrémités inférieures, contractions fibrillaires, fièvre (39°6). Examen laryngoscopique difficile à pratiquer, épiglotte blanche, recouverte de veines dilatées, cordes vocales pâles ne réagissent pas comme à l'état normal, et ne se rapprochent pas pendant la phonation. Albuminurie, *mort par septicémie.*

Autopsie faite 39 heures après la mort par le Dr Sattler.

Cadavre amaigri et œdématié aux extrémités inférieures. Eschares des deux talons, des trochanters, du sacrum. Œdème des grandes lèvres.

Artères de la pie-mère distendues. Pseudomembranes à la face interne de la dure-mère avec pointillé hémorrhagique. Œdème cérébral et ventriculaire.

Dans le corps strié, foyer kystique du volume d'une noisette. Pas d'altération de la protubérance ni du bulbe. Au niveau de l'entrecroisement des pyramides, petit foyer brun du volume d'une tête d'épingle. Moelle molle, les contours de la substance grise sont mal dessinés.

Pleurésie, ascite, hydropéricarde, cœur petit, hypertrophie de la rate, rein petit, adhérences de la capsule. Inflammation des calices et du bassinet. Dégénération amyloïde du rein et du foie.

Les muscles atrophiés mais de couleur normale sont : deltoïde, biceps, long supinateur, pronateur, fléchisseur sublime, brachial antérieur gauche.

Muscles atrophiés et pâles : triceps, extenseur commun, extenseur propre du pouce, radiaux, cubital postérieur, grand et petit pectoral, grand dentelé.

Atrophie complète et couleur jaune, présentant l'aspect du tissu conjonctif ; fléchisseurs des doigts, thénar, l'hypothénar et interosseux.

Pas d'altération macroscopique du plexus brachial.

Conservation du couturier et des fléchisseurs de la cuisse gauche. Atrophie du triceps crural, destruction du triceps sural, des jambiers antérieurs, péroniers et de tous les muscles du pied.

Intégrité du diaphragme, des muscles du cou. Atrophie complète des intercostaux, dégénération des muscles de la la langue, du thyro-aryténoïdien et de l'ary-aryténoïdien.

L'examen microscopique de la moelle ne peut porter que sur six coupes de la région lombaire, pigmentation et altération des cellules, disparition des prolongements.

Augmentation de la nevroglie dans la substance blanche de la moelle ; foyer circonscrit de sclérose au voisinage du sillon longitudinal postérieur.

Atrophie des muscles, prolifération du périmysium, substitution, graisseuse.

Pas d'arsenic dans le foie, le cerveau, les os, les muscles.

c. — Dans les névrites infectieuses. — La paralysie du nerf cubital avec atrophie des interosseux, des muscles des éminences thénar et hypothénar, aspect simien de la main, main en griffe ou griffe cubitale, perte de la contractilité électrique, etc., etc., s'accompagnant d'anesthésie, de paresthésie, etc.), a été observé dans le cours ou la convalescence de *différentes maladies aiguës.*

Nothnagel (1), Bernhardt (2), Pitres et Vaillard (3), ont observé la paralysie du nerf cubital dans la *fièvre typhoïde.* Dans

(1) Nothnagel. *Die nervösen Nachkrankheiten des Abdom. Typhus.* Deutsch Arch. f. klin. Med. B IX, p. 429.

(2) Bernhardt. Deutsch. Archiv. f. klin. Med. Bd. XX, 1878, p. 363.

(3) Pitres et Vaillard. *Contribution à l'étude des névrites périphériques survenant dans le cours ou la convalescence de la fièvre typhoïde.* Revue de méd. 1885, p. 985, obs. I, p. 992 et obs. II, p. 994.

le cas de Bernhardt, la paralysie et l'atrophie des petits muscles de la main étaient bilatérales, l'atrophie intéressait l'éminence thénar, l'éminence hypothénar et les interosseux. L'aspect de la main ressemblait à celle du type Aran-Duchenne, de l'atrophie musculaire progressive. Dans ces cas, l'atrophie s'accompagne en général de troubles de la contractilité électrique, de troubles sensitifs, de douleurs à la pression des nerfs, etc...

Ce n'est pas seulement dans les infections aiguës, que la localisation de la paralysie aux petits muscles de la main, et en particulier à la sphère du cubital peut être observée. On peut la rencontrer dans les *infections chroniques*, telles que la *syphilis* et la *lèpre*.

OBSERVATION XLV.

Observation inédite du service de M. Dejerine, recueillie par
M. Macaigne, interne du service.

Atrophie des muscles de la main innervés par le cubital, remontant à 15 ans chez un syphilitique ancien. — Griffe cubitale. — Troubles de la sensibilité. — Intégrité complète des muscles du thénar innervés par le médian. — Diminution de la contractilité faradique.

Le nommé Gér..., terrassier, âgé de 65 ans, est à Bicêtre depuis le 12 décembre 1887, salle Lenoir Jousserand, lit n° 102.

Pas d'antécédents héréditaires particuliers à noter. *Antécédents personnels*. Chancre et plaques muqueuses à l'âge de 25 ans. Pas d'autres maladies.

A l'âge de 14 ans, il se donna un coup de faucille sur la face palmaire du petit doigt de la main gauche, à la suite duquel il eut un retrait en flexion de ce doigt.

Plus tard, après la guerre, il avait alors environ 50 ans, il travaillait dans une plâtrière ; il avait au petit doigt, à un des plis de flexion, une crevasse dans laquelle la chaux pénétrait journellement. Il en ressentit des douleurs qui d'abord localisées au petit doigt s'étendirent à l'annulaire (sur la paume de la main, au bord cubital de l'avant-bras jusqu'au coude. Puis graduellement, il vit se produire l'amaigrissement des espaces interosseux, qui se fit en deux ans environ. Il est peu précis sur la durée de ce phénomène, mais il affirme nettement, qu'avant les douleurs cet amaigrissement n'existait pas ; en même temps l'annulaire se rétractait ; cette rétraction fut complète, les deux derniers doigts étant en flexion et inextensibles dans tous leurs segments. Le médius était alors, comme il est aujourdhui, légèrement rétracté (mais ce fait ne l'avait pas frappé pour le médius). En même temps la main s'affaiblit. Les douleurs, moins fortes, n'ont guère cessé que depuis deux ans et en même temps, il récupérait un peu de mouvements de l'annulaire et du petit doigt, surtout depuis un mois.

Entre à l'hôpital pour une faiblesse progressive des jambes.

Etat actuel le 17 mai 1889. — Faiblesse des membres inférieurs ne l'empêchant pas de marcher en s'appuyant; conservation des réflexes patellaire, cutané plantaire, sensibilité intacte.

Membre supérieur gauche.

Bras et avant-bras normaux comme force et volume.

Main gauche, griffe cubitale. En produisant son maximum d'extension des doigts il arrive à placer : Petit doigt : La 1re phalange sur le prolongement de son métacarpe; Les 2e et 3e phalanges réciproquement à angle droit.

Annulaire : La 1re phalange dans la continuation de la ligne du métacarpien; 2e phalange à angle droit; 3e phalange sur prolongement de la deuxième.

Il peut fléchir complètement ces deux doigts dans toutes leurs articulations. Le médius, étendu au maximum, présente une légère rétraction qui lui donne la forme d'un arc. Les autres doigts ont leur position normale. Les mouvements de main sur poignet sont normaux.

L'*Atrophie musculaire* a frappé à la main les muscles dépendant du cubital c'est-à-dire les interosseux, d'où exagération des espaces correspondants et de l'adducteur du pouce, aplatissement, qui, dit-il, aurait été plus marqué autrefois.

L'hypothénar est également atrophié. Au thénar, les muscles, court abducteur, court fléchissur et opposant sont intacts. En résumé, l'atrophie est rigoureusemeut limitée aux muscles de la main, innervés par le cubital. Il est difficile d'affirmer que le groupe cubital de l'avant-bras du même côté (fléchisseurs), soit diminué de volume, l'adipose sous-cutanée étant chez ce malade très développée.

La sensibilité au tact, à la douleur et à la température est diminuée à la main dans le domaine du cubital, en particulier sur le petit doigt et la face externe de l'annulaire. L'articulation radiocarpienne correspondante, présente des craquements à l'occasion des mouvements, paraissant se passer surtout dans la partie cubitale de l'articulation. Le membre supérieur droit est intact. Pas trace d'atrophie dans les membres inférieurs.

Contractilité faradique. Appareil à chariot. Minimum d'excitatation = 10 c. d'écartement des bobines.

Adducteur du pouce = 6 c 1/2 Court abducteur du petit doigt = 3 c. Premier interosseux à 0 c. = 0. Les autres interosseux se contractent à 5 c.

La syphilis a laissé de nombreuses cicatrices de gommes sur tout le corps du malade. Les unes sont superficielles, les autres déprimées et très profondes. Les gommes se sont produites par poussées pendant 12 ou 15 ans, vers l'âge de 40 ans. Il a été également traité à Saint-Louis pour un psoriasis.

Névrite lépreuse. — Dans la forme anesthésique, trophoneurotique de la lèpre, *la lèpre systématisée nerveuse* de M. Leloir, les atrophies musculaires ne sont pas rares. L'atrophie n'est pas précédée de paralysie ; elle débute en général par les muscles de l'éminence thénar (Danielssen), s'étend ensuite à ceux de l'éminence hypothénar et aux interosseux. La main des lépreux anesthésiques est identique à celle décrite par Duchenne dans la paralysie des interosseux. L'atrophie d'abord localisée aux petits muscles des mains et des pieds, peut envahir les fléchisseurs et surtout les extenseurs des avant-bras.

..... « Dans d'autres cas, l'atrophie musculaire s'étend non seulement aux muscles des avant-bras et des jambes, mais aux muscles des bras, des cuisses, aux pectoraux, aux deltoïdes, aux fessiers. Comme cette atrophie se fait en général d'une façon un peu plus irrégulière, les malades présentent parfois une grande ressemblance avec des sujets atteints d'atrophie musculaire progressive. Cette ressemblance, au premier abord, peut être telle, que la confusion a été faite par des médecins très distingués. » Leloir (1). Mais l'anesthésie qui, dans quelques cas rares, peut être dissociée comme dans la syringo-myélie (cas de Rosenthal), les troubles trophiques, les mutilations, la paralysie faciale si fréquente, et surtout l'évolution de l'affection, la notion des antécédents et des manifestations antérieures de lèpre tuberculeuse, enfin la notion étiologique spéciale à la lèpre, permettront d'éviter cette erreur. Nous rapportons ici le résumé très succinct de la belle observation de M. Leloir :

---

(1) H. Leloir. *Traité pratique et théorique de la lèpre*, accompagné d'un atlas de XXII planches originales en chromolithographie et héliogravure, etc. Paris, 1886, A. Delahaye et Lecrosnier, éditeurs, et aux bureaux du *Progrès médical*.

Observation XLVI.

(M. H. Leloir) (1).

Lèpre norvégienne (Bergen). — Lèpre systématisée nerveuse, ayant débuté, il y a 25 ans, par des macules et des bulles de pemphigus. — Disparition totale, depuis longtemps, des éruptions cutanées. — Actuellement, atrophie musculaire des muscles des membres et du tronc .déformation des mains en griffe. — Ce malade au premier abord pourrait être pris pour un sujet atteint d'atrophie musculaire progressive, n'étaient l'anesthésie des membres et de la face, la paralysie faciale double et les commémoratifs.

Byerte Larssen, portier du Lungegard's Hospitalet, 34 ans, célibataire, est né à Gutbrand, salen près de Romsdal en face de Molde.

Hérédité lépreuse maternelle. — Type Aran Duchenne, main en griffe, atrophie symétrique des éminences thénar et hypothénar et des interosseux. Atrophie des muscles des avant-bras, surtout des extenseurs, atrophie des pectoraux, des deltoïdes. Contractions fibrillaires. Pas de paralysies, la force musculaire est en raison directe de l'atrophie. Déformation des pieds, griffe des orteils. Anesthésie au niveau des macules lépreuses, des cicatrices et des membres inférieurs.

Paralysie faciale double avec anesthésie. Pas de troubles trophiques ni de mutilations. Gonflement des nerfs cubitaux ; pas de douleur à la pression des nerfs.

d. *La maladie de Morvan.* — Cette affection est caractérisée par par une atrophie musculaire type Aran-Duchenne, avec altération très prononcée des différentes espèces de sensibilités, troubles trophiques cutanés et osseux (panaris analgésique), et par son évolution lente et progressive. Elle offre une grande analogie avec la névrite lépreuse, et relève d'une névrite périphérique (Gombault et Reboul) de nature encore indéterminée.

En résumé : Le type Aran-Duchenne constitue une localisation musculaire, commune à un certain nombre d'affections médullaires, périphériques et myopathiques.

D'origine *médullaire* il peut être *protopathique*, comme dans l'*atrophie musculaire progressive*, la *paralysie spinale de l'enfance ou de l'adulte* et *la sclérose latérale amyotrophique*, ou *deutéropathique* comme dans la *syringomyélie, certaines scléroses combinées, la sclérose en plaques, les myélites transverses cervicales et cervico-dorsales*, comme dans les *compressions*, soit de la moelle, soit des racines des 8e paires cervicales et première dorsale.

D'origine *périphérique*, le type Aran-Duchenne est générale-

(1) H. Leloir. *Loco cit.* Obs. XL, p. 162, planches photographiques XIV et XV.

ment unilatéral, lorsqu'il relève d'une paralysie radiculaire inférieure du plexus brachial, d'une paralysie du plexus brachial,
ou d'une paralysie traumatique, portant sur les troncs des nerfs
médian et cubital.

A côté de ces paralysies traumatiques, le type Aran-Duchenne, peut s'observer dans les névrites toxique et infectieuses,
en particulicr dans la névrite lépreuse, dans les névrites motrices des tabétiques, dans la maladie de Morvan, enfin dans certaines lésions articulaires ou goutteuses, très probablement
d'origine névritique.

D'origine *myopathique* enfin, le type Arau-Duchenne peut survenir, à la période de généralisation du type facio-scapulo-
huméral de la myopathie atrophique primitive.

IV. — TYPES INFÉRIEURS

Lorsque la paralysie saturnine se localise aux membres inférieurs, elle intéresse, en général, les *muscles péroniers et extenseurs communs des orteils et propre du gros orteil, et respecte le
jambier antérieur*. Dans des cas tout à fait exceptionnels, la
paralysie saturnine se localise au *jambier anterieur et au triceps
sural, respectant les péroniers et les extenseurs*, mais cette localisation est une grande rareté et n'a encore été observée, à notre
connaissance du moins, que par Duchenne de Boulogne, fils,
et par Erb.

Il existe un certain nombre d'affections, dans lesquelles on
peut rencontrer soit l'une, soit l'autre variété. Comme ces deux
variétés de localisations, peuvent se rencontrer dans une seule
et même affection, nous allons les passer parallèlement en
revue :

1.—Dans la **paralysie infantile**, on observe très fréquemment
cette localisation. Duchenne de Boulogne, a insisté, sur la fréquence de la *paralysie isolée du jambier antérieur dans la paralysie infantile*. D'autres fois la paralysie du jambier antérieur
s'accompagne d'une paralysie des muscles du mollet. Ailleurs
encore, les péroniers et les extenseurs des orteils sont seuls
paralysés, comme dans l'observation de Remak (1).

Nous avons eu l'accasion d'observer pendant nos années d'internat les faits suivants :

Ire VARIÉTÉ. — *Paralysie du jambier antérieur et du triceps
sural*.

(1) REMAK. — *Zur Pathogenese der Bleilähmungen*. Arch. f. Psych. u. Nervenkrankh, 1876, VI, p. 47, obs. VII.

OBSERVATION XLVII (personnelle).

CÔTÉ PATERNEL.		CÔTÉ MATERNEL.		
Père 52 ans Colère	Tante *Nerveuse*	2 Tantes *nerveuses* excitables	Oncle *nerveux*, mort à la mer à 46 ans, consécutivement à une opération de cataracte	*Mère* 47 ans *nerveuse* migraineuse
1 Garçon mort-né.	II Fille morte à 14 ans de la fièvre typhoïde.	III Fille. Julie P..., 22 ans. Syphilitique depuis 3 ans. *Hystérique*, grandes attaques convulsives, clownisme, *nerveuse, excitable.* *Paralysie infantile* à l'âge d'un an, de toute la moitié gauche du corps ; localisée aujourd'hui aux muscles *jambier antérieur, gastrocnémiens, jambier postérieur*. Atrophie musculaire considérable. Raccourcissement de 5 c. du membre inférieur gauche. Adipose sous-cutanée. Abolition des réflexes patellaire et du tendon d'Achille. *Intégrité des péroniers latéraux, extenseur commun des orteils et propre du gros orteil, pédieux, fléchisseurs des orteils.*	IV Fille, 16 ans, tuberculeuse.	V Garçon 4 ans *Convulsions.*

Observation XLVIII (personnelle).

Paralysie spinale infantile. — A gauche, équin valgus, pied creux par rétraction des péroniers latéraux. — A droite équin paralytique. — Paralysie et atrophie du jambier antérieur et du triceps fémoral. — Abolition de la contractilité faradique des muscles et des nerfs. — Absence de réflexe patellaire. — Adipose sous-cutanée. — Cyanose et refroidissement des extremités inférieures. — Intégrité de la sensibilité.

La jeune Dorag....., Louise, âgée de 11 ans, est amenée par son père en juillet 1884 à la policlinique du jeudi de M. le professeur Vulpian, suppléé par M. le Dr Dejerine.

La mère est morte de tuberculose, le père âgé de 46 ans est bien portant et père de 5 enfants. Louise est née aux Colonies, à la Martinique. Elle a toujours été bien portante jusqu'en avril 1882.

L'enfant sautait et jouait l'après-midi, lorsqu'elle fut prise le soir d'un peu de fièvre. Le lendemain matin, elle se lève bien portante ; le soir survient un nouvel accès de fièvre durant 48 heures. C'est après cet accès que survint une impossibilité complète de lever les jambes. Elle fut emmenée à l'hôpital des Enfants-Malades se plaignant de douleurs spontanées atroces et d'anesthésie des jambes, elle ne sentait pas lorsqu'on la piquait (?) Huit jours après son entrée à l'Enfant-Jésus, elle put faire quelques mouvements des jambes ; deux à trois mois après, elle a pu marcher, faire quelques pas.

Etat actuel. — L'enfant présente à *gauche*, un *équin valgus pied creux, par contracture ou plutôt rétraction des péroniers latéraux.* Le pied est dans l'extension, avec abduction et élévation du bord externe. La malléole interne est saillante, les tendons des péroniers latéraux font fortement saillie en arrière et au-dessus de la malléole externe. Le tendon du court péronier latéral est nettement appréciable sous la peau, jusqu'au niveau de son insertion au cinquième métatarsien.

La voûte plantaire est très augmentée, elle présente des plis obliques en dehors et en avant, et une diminution du diamètre transversal de l'avant-pied au niveau de la tête des métatarsiens. Les mouvements d'abduction du pied sont impossibles.

Les mouvements d'extension et de flexion du pied, d'extension et de flexion des orteils sont possibles. Il n'existe aucune paralysie des jambier antérieur, extenseur commun des orteils, propre du gros orteil, triceps sural. Le triceps fémoral fonctionne bien ainsi que les fléchisseurs de la jambe sur la cuisse et de la cuisse sur le bassin. Abolition du réflexe patellaire. Adipose sous-cutanée assez prononcée au niveau des péroniers.

Diminution de volume évidente. Refroidissement et cyanose des extrémités.

A *droite* la paralysie est flasque. Il existe un pied bot *équin paralytique* par paralysie du *jambier antérieur*. L'extension des orteils se fait bien, on voit nettement la saillie des tendons pendant la contraction de l'extenseur comme des orteils et propre du gros orteil. Mais la malade ne peut exécuter une flexion directe du pied, la flexion s'accompagne toujours d'abduction du pied par suite de l'action prépondérante des extenseurs des orteils. Ces derniers sont conservés quoique un peu affaiblis. Le triceps sural, les fléchisseurs de la jambe sur la cuisse sont indemnes.

La cuisse est fortement atrophiée surtout à sa partie inférieure, par suite de la paralysie et de l'atrophie du *triceps crural*. La malade ne peut étendre la jambe, ni lever le talon au-dessus du lit, elle ne peut se tenir sur sa jambe droite, qui plie dans l'articulation du genou. La flexion de la cuisse sur le bassin est exécutée facilement. Il existe une adipose sous-cutanée très développée, un refroidissement notable avec cyanose, beaucoup plus marqués qu'à gauche. Abolition du réflexe patellaire. Conservation de la sensibilité dans tous ses modes (contact, piqûre, douleur, température).

Examen électrique. — Courants faradiques. (Appareil à chariot de Dubois-Raymond). Méthode polaire. Minimum d'excitation.

	DROIT cent. d'écart. des bobines	GAUCHE cent. d'éc. des bob.
Jambier antérieur................	0	6 1/2
Extenseur propre du gros orteil....	8	7
Extenseur commun des orteils......	8	6 1/2
Péroniers latéraux............ ...	6 1/2	0
Triceps cural....................	8	8
Triceps fémoral..................	4	7
Adducteurs......................	7 1/2	7
Conturier	8	8
Région postérieure de la cuisse.....	7 1|2	7 1|2

Il existe donc une *abolition* complète de la contractilité faradique du *jambier antérieur droit* et des *péroniers latéraux gauches* ; une diminution notable du *triceps crural droit*, et une légère diminution dans les péroniers latéraux droits, jambier antérieur et extenseur commun des orteils gauches.

L'électrisation du *sciatique poplité externe*, au niveau du point où il contourne la tête du péroné, donne la contraction de tous les muscles innervés par ce nerf, sauf celle du *jambier antérieur à droite et des péroniens latéraux à gauche*. Par l'électrisation du crural au pli de l'aine en-dedans du psoas, on n'obtient la contraction du triceps fémoral droit qu'en employant un fort courant. Au-dessus de 3 centimètres d'écartement, on n'obtient qu'une contraction isolée du couturier.

Nous avons donc ici affaire, à *gauche*, à une *paralysie atrophique avec rétraction des péroniens latéraux*, et à *droite* à une *atrophie paralytique du jambier antérieur et du triceps fémoral*.

IIe VARIÉTÉ. — *Paralysie des péroniers et des extenseurs commun des orteils et propre du gros orteil, avec intégrité du jambier antérieur.*

OBSERVATION XLIX (personnelle).

Paralysie spinale infantile. — A gauche, paralysie et atrophie des péroniers latéraux, extenseurs commun des orteils et propre du gros orteil. — Intégrité du jambier antérieur. — A droite, paralysie et atrophie des péroniers latéraux, extenseur commun des orteils et propre du gros orteil, jambier antérieur, triceps sural et crural, adducteurs. — Intégrité du conturier. — Abolition de la contractilité galvanique et faradique des muscles atrophiés et paralysés. — Adipose sous-cutanée. — Abolition des reflexes patellaires. — Pas de troubles de la sensibilité. — Cyanose et refroidissement des membres inférieurs.

Le jeune L.... Michel, âgé de 4 ans, est amené le 3 juillet 1885, à la policlinique du jeudi de M. le professeur Vulpian.

L'enfant a été bien portant jusqu'à l'âge de 11 mois. A 11 mois après des convulsions, sans fièvre appréciable, il est pris de paralysie des quatre membres. Quinze jours, après il pouvait se servir de ses bras, puis revinrent successivement les mouvements du cou et du tronc et quelques mouvements dans les jambes.

État actuel. — L'enfant exécute bien tous les mouvements des membres supérieurs et du tronc. Il ne marche que difficilement et en traînant les jambes, surtout la droite. Digitigrade à gauche.

Le membre inférieur gauche est beaucoup moins pris que le droit; l'enfant se tient sur la jambe gauche lorsqu'on le soutient par les bras. La station sur la jambe droite est impossible. A gauche, on constate un pied bot varus équin, avec *paralysie complète et atrophie* très prononcée des *péroniers latéraux*, des *extenseurs commun des orteils et propre du gros orteil*, avec *intégrité du jambier antérieur*. Intégrité du soléaire, des mouvements de flexion des orteils, d'extension de la jambe sur la cuisse, de flexion et d'extension de la cuisse sur le bassin.

A droite la paralysie atrophique est plus prononcée ; elle intéresse non seulement tout le groupe *jambier antéro-latéral* y compris le *jambier antérieur*, mais aussi le *triceps sural*, le *triceps crural* et les *adducteurs*. Intégrité des fléchisseurs de la jambe sur la cuisse, des fessiers, et des fléchisseurs de la cuisse sur le bassin. Abolition des réflexes tendineux. Adipose sous-cutanée considérable. Cyanose et refroidissement des extrémités inférieures. Pas de troubles de la sensibilité ; pas de troubles des sphincters.

Examen électrique. —Les muscles atrophiés et paralysés, ne se contractent pas avec un courant faradique de 6 centimètres d'écartement des bobines (appareil à chariot) ni avec un courant galvanique de plus de 35 éléments (appareil Trouvé). L'enfant ne peut supporter de plus forts courants.

Lorsqu'on électrise avec des courants induits ou continus le *nerf sciatique poplité externe*, au niveau du point où il contourne la tête du péroné, on n'obtient aucune contraction à droite, tandis qu'à gauche, on obtient une contraction très manifeste du *jambier antérieur*. Il n'y a aucune trace de contraction' dans les péroniers latéraux, extenseurs commun des orteils et propre du gros orteil et dans le jambier antérieur droit.

Par l'excitation du *sciatique poplité interne* au niveau du creux poplité, on obtient, à gauche, l'extension du pied sur la jambe, (triceps sural), et la flexion des orteils dans leurs trois articulations, (fléchisseurs commun et propre des orteils, interosseux). A droite on n'obtient aucun mouvement d'extension, aucune contraction du tendon d'Achille, tandis que la flexion des orteils est très nette.

Par l'électrisation du *tronc du nerf sciatique* au-dessous du pli fessier, on obtient à gauche un mouvement de flexion de la jambe sur la cuisse, d'extension du pied sur la jambe et de flexion des orteils, on observe en outre une contractilité très nette du *jambier antérieur*. A droite, on obtient bien la flexion de la jambe sur la cuisse et la flexion des orteils, mais l'extension du pied sur la jambe par l'action du tendon d'Achille fait absolument défaut, ainsi que toute extension des orteils ou de flexion dorsale du pied.

A droite, pas plus qu'à gauche, on n'observe aucune trace de contraction, dans les péroniers latéraux et les extenseurs des orteils.

Par l'électrisation du *nerf crural* au niveau du pli de l'aine, en dedans du psoas, on obtient à gauche la contraction du triceps fémoral et du couturier, la contraction du *triceps* manque *à droite*, où le *couturier* se contracte seul avec de forts courants.

Nous avons donc ici affaire à une *paralysie atrophique des péroniers latéraux, extenseurs commun des orteils et propre du gros orteil des deux côtés*, et à une *paralysie du jambier antérieur, jumeaux et soléaire, triceps fémoral et adducteurs droits.*

2. Dans la paralysie spinale de l'adulte. — Adamkiewicz a rapporté l'observation suivante, dans laquelle on constate cette même localisation de la paralysie aux péroniers et aux extenseurs, avec intégrité du jambier antérieur. Il considère ce cas comme une poliomyélite, et le publie parallèlement, avec le cas précédemment cité de paralysie saturnine généralisée (voy. obs. XIX), dans un mémoire intitulé : *Deux cas parallèles : Paralysie saturnine — Poliomyélite.* Il s'agit peut-être, dans ce cas, d'une polynévrite, d'une névrite alcoolique.

La démarche incertaine et titubante du malade, le « steppage » ressemble à celle de certains alcooliques paraplégiques.

OBSERVATION **L.**

(Résumée Adamkiewicz.)

Poliomyélite affectant la localisation de la paralysie saturnine.

Un homme fort, vigoureux, âgé de 41 ans, ne présentant à l'exception d'un certain degré d'intoxication alcoolique, aucun antécédent pathologique, entre à la Charité le 23 octobre 1877.

Le début de l'affection remonte à huit semaines. Après des excès alcooliques et un refroidissement intense (le malade est hotelier de son état, il a passé la nuit dehors, endormi sur un banc), il se reveille avec une faiblesse prononcée des jambes, évoluant en trois semaines, au milieu d'un complexus symptomatique fébrile, en une paralysie complète. Quatre semaines après le début de l'affection, paralysie des extenseurs des mains. *Pas de douleurs, pas de troubles de la sensibilité,* pas de troubles de la miction ni de la défécation. Sensibilité normale, sauf à la face dorsale des mains.

Marche incertaine titubante ; elle n'est possible, que lorsqu'on soutient le malade, qui fléchit alors d'une façon exagérée la cuisse et élève le bord interne du pied. *Paralysie des extenseurs des orteils et des péroniers. Intégrité du jambier antérieur. Parésie de tous les muscles innervés par les plexus crural et sciatique.*

---

(1) ADAMKIEWICZ. *Zwei Parallelfälle. Poliomyelitis-Bleilähmung.* Charité-Annalen, 1877, obs. I, p. 430.

Main pendante, déviée vers le bord radial. *Paralysie des exten-*
seurs des doigts. Intégrité du triceps, du long supinateur, des radiaux. Intégrité des interosseux. *Diminution de la contractilité*
faradique et galvanique des muscles parésiés. Réaction de dégénération. Amélioration et sortie, un mois après son entrée à la
Charité.

Le 12 janvier 1878, il ne conserve qu'une parésie des extenseurs des mains ; perte de la contractilité faradique du long péronier latéral gauche, avec conservation de sa contractilité faradique
et galvanique, des extenseurs du pouce et des phalanges basales
des troisième et cinquième doigts. Réaction de dégénération dans
le long supinateur avec conservation de sa contractilité faradique.

3. La paralysie dissociée, partielle, du nerf sciatique poplité
externe, peut s'observer dans **certains cas de traumatismes** graves, fractures, etc., portant sur la partie antérieure du dos ou de
compression intra-pelvienne, soit du *plexus lombo-sacré*, soit du
nerf sciatique, et que l'on pourrait rapprocher des paralysies
radiculaires du plexus brachial. Il s'agit peut-être ici de **para-**
lysies radiculaires du plexus lombo-sacré. Dans ces cas, on
observe tantôt une *paralysie des muscles péroniers* et *extenseurs*
communs des orteils avec intégrité du jambier antérieur (cas personnels), *tantôt une paralysie du jambier antérieur* avec *conservation*
des extenseurs commun des orteils et péroniers ; ailleurs encore, *la*
paralysie du muscle jambier antérieur s'accompagne d'une para-
lysie des muscles animés par l'obturateur et le crural ; dans ce cas
parmi les muscles animés par le crural, le couturier conserve seul
sa contractilité (cas de Remak).

Ire VARIÉTÉ. — *Paralysie du jambier antérieur. Intégrité des*
péroniers et des extenseurs des orteils.

OBSERVATION LI.
(Résumée Remak (1).

Paralysie atrophique traumatique gauche intéressant le jambier antérieur, les
muscles animés par le nerf crural, à l'exception du couturier, le nerf obturateur et le jambier antérieur. — Perte de la contractilité faradique et
réaction de dégénérescence des muscles paralysés et atrophiés. — Amélioration.

Friedrich Nachtwey, 40 ans, charpentier, en travaillant à la
voûte d'un four à chaux, reçoit pendant un éboulement de lourdes

(1) REMAK. *Loco citato,* 1879. Obs. XV, p. 606.

pierres à la partie inférieure du dos. (La tête, le thorax, la jambe droite étaient, immédiatement après l'accident, abrités par des poutres). Impossibilité de mouvoir le membre inférieur gauche. Pas de contusions externes. Douleurs intenses et gonflement dans la région des reins, et de la face externe de l'os coxal, fracture de deux côtes. Au début, paralysie et anesthésie de tout le membre inférieur gauche. Après sept semaines, retour des mouvements et de la sensibilité dans le pied et la jambe gauche. Depuis trois mois, pas d'amélioration appréciable ; atrophie de la cuisse. Douleurs au niveau de la partie inférieure de la colonne vertébrale survenant à l'occasion de la marche.

Pas de troubles de la miction. Constipation.

Etat actuel. — Déviation de la colonne lombaire, enfoncement de l'apophyse épineuse de la première vertèbre lombaire. Pas de douleurs à la pression. Pas d'atrophie du dos, des muscles, de l'abdomen ou des fesses. Atrophie de 8 centimètres de la cuisse gauche et de 3 centimètres de la jambe gauche. *Atrophie et paralysie du triceps crural des adducteurs.* Conservation des fléchisseurs de la jambe sur la cuisse. *Paralysie du jambier antérieur.* Anesthésie surtout de la face antérieure des cuisses de la jambe et du pied. Anesthésie à la pression et à la douleur, thermoanesthésie. Par l'excitation du nerf crural on n'obtient que la contraction du couturier. Perte de l'excitabilite de l'obturateur. Par l'excitation du sciatique poplité externe, on n'obtient pas de contraction du jambier antérieur. Réaction de dégénérescence. Amélioration.

IIe VARIÉTÉ. — *Paralysie des extenseurs des orteils et des péroniers avec intégrité du jambier antérieur.*

OBSERVATION LII.

Obs. résumée de Erb-Schultz (1).

Georges Rupp, 20 ans, maçon, chute sur les fesses en juillet d'un échaffaudage de 45 pieds. Immédiatement après l'accident, il ne peut pas marcher, les jambes sont *anesthésiées* jusqu'au niveau du pli inguinal. *Rétention d'urine* complète, nécessitant le cathété-

---

(1) ERB. *Ueber acute Spinallähmung (Poliomyelitis anterior acuta) bei Erwachsenen u. über verwandte spinale Erkrankungen.* Arch. f. Psych. u. Nervenkrankh. V, 1875, p. 785. Obs. VI.

(2) SCHULTZE. *Beiträge zur Pathologie und pathologischen Anatomie des centralen Nervensystems, insbesondere, des Rückenmarks* (Poliomyelitis acuta anterior.). Virch. Arch. 73 B, p. 448.

risme pendant quatorze jours. *Constipation opiniâtre.* Pas de douleurs dans la région du dos.

Amélioration rapide. Après quinze jours le malade peut marcher appuyé sur deux cannes. En octobre 1870 il se promène avec une seule canne ; la rétention d'urine fait bientôt place à une incontinence, ressortant surtout de ce fait que le malade n'éprouve aucun besoin de miction. Il en est de même des garde-robes. Lorsque le malade prend des purgatifs, il va souvent sous lui, ce qui peut bien tenir à une parésie des sphincters. Amélioration de l'anesthésie.

Etat actuel. — 31 octobre 1870. Démarche incertaine, traîne la pointe des pieds et marche sur le bord externedu pied. Les mouvements de la marche se passent presque exclusivement dans la cuisse. Intégrité et retour à l'état normal, des muscles animés par le *crural* et des *adducteurs. Paralysie presque complète, de tous les muscles de la cuisse et de la jambe innervés par le sciatique, à l'exception du jambier antérieur,* lequel est mieux conservé à gauche qu'à droite.

Diminution ou abolition de la sensibilité dans le *territoire du sciatique* jusque et y compris les fesses, organes génitaux externes et périnée. *Réaction de dégénération* dans les muscles paralysés. *Atrophie des jambes. Cyanose et refroidissement.* Cicatrice d'une escharre fessière. Incontinence d'urine, quelquefois incontinence des matières fécales. Rien à la colonne vertébrale. Etat stationnaire.

A l'autopsie du malade faite sept ans après l'accident, Schultze constate une fracture de la douzième vertèbre dorsale et de la première lombaire. De l'union des deux corps vertébraux, part une épine osseuse qui pénètre dans l'intérieur du canal vertébral et atteint la partie moyenne de la moelle. Atrophie de la moitié interne du renflement lombaire. « Dégénération secondaire de la partie moyenne des cordons postérieurs, jusqu'au niveau du bulbe et d'une zone marginale circulaire ». Dans le segment inférieur de la moelle, hypertrophie des cylindres-axes. Dans la substance grise disparition des cellules ganglionnaires, épaississement des vaisseaux ; noyaux nombreux.

Dans le service de notre maître M. Balzer nous avons pu observer pendant notre année d'internat, le cas suivant : Il s'agit d'une paralysie des muscles *extenseur commun des orteils et péroniers, avec intégrité du jambier antérieur, survenant* chez une femme atteinte d'un corps fibreux volumineux de l'utérus.

Observation LIII (personnelle).

Paralysie et atrophie de l'extenseur commun des orteils et des péroniers, consécutive à une compression partielle du nerf sciatique ou du plexus lombosacré par un corps fibreux de l'utérus. — Perte de la contractilité électrique. — Intégrité du jambier antérieur. — Contracture intermittente du triceps sural. — Douleurs fulgurantes. — Paresthésie. — Névralgie sciatique.

La nommée Deb... (Marie), âgée de 50 ans, ménagère, entre le 9 janvier 1887 à l'hôpital de la rue Pascal, salle C... lit n° 55, service de M. le Dr Balzer, pour des métrorrhagies relevant d'un corps fibreux de l'utérus.

Mère, 75 ans. Rhumatisante. Père, mort à 37 ans de la poitrine. Tous les parents paternels sont morts de tuberculose.

Antécédents personnels. — Réglée à 17 ans, irrégulièrement, mariée à 22 ans. Quatre grossesses. Depuis six ans, métrorrhagies abondantes, puis développement du ventre. Depuis trois ans, douleurs extrêmement vives dans le membre inférieur gauche, s'accompagnant de fourmillements, d'élancements, de brûlures le long du sciatique, quelquefois de véritables douleurs fulgurantes, s'irradiant depuis la hanche jusqu'aux orteils. Sensation de froid. Depuis la même époque, la malade ressent des crampes douloureuses dans les muscles du mollet, la marche devient difficile, le pied tourne avec beaucoup de facilité et la malade marche sur le bord externe.

État actuel. — Février 1887. Malade extrêmement pâle et anémiée; épuisée par des métrorrhagies abondantes. Corps fibreux volumineux sous-péritonéaux et interstitiels, dépassant l'ombilic et plongeant dans le bassin surtout à gauche, ainsi qu'il est facile de s'en assurer en pratiquant le toucher vaginal. Allongement de la cavité utérine qui mesure 12 centimètres.

Constipation opiniâtre. Mictions fréquentes.

Membres inférieurs. — Le membre droit ne présente rien de particulier à noter. Pas de douleurs. Pas de crampes. Pas d'attitudes vicieuses.

Membre inférieur gauche. Le pied est étendu sur la jambe, il présente en outre un certain degré d'adduction et de rotation en dedans. Le bord interne est élevé, le bord externe abaissé. L'attitude du pied est en un mot celle d'un pied bot *équin* varus. Conservation du réflexe patellaire.

La flexion dorsale du pied ne s'exécute que difficilement, elle n'est pas directe, et s'accompagne d'un certain degré d'adduction et d'élévation du bord interne. Pendant ce mouvement, le tendon du jambier antérieur se contracte seul. Le gros orteil présente souvent une attitude spéciale, il est fléchi sur la face dorsale du métatarsien, et animé de mouvements convulsifs passagers du reste et variables d'un jour à l'autre, indépendants de la volonté de la malade, et produits par des contractions fasciculaires de l'extenseur propre du gros orteil.

L'extenseur commun des orteils, les péroniers latéraux sont complètement paralysés. L'extension des orteils est cependant possible et se fait par l'intermédiaire du pédieux, qui est bien conservé. Toute la région antéro-externe de la jambe est atrophiée, sauf au niveau du jambier antérieur. Pas d'adipose sous-cutanée. Pas de troubles objectifs appréciables de la sensibilité, pas d'œdème, ni de troubles trophiques. Contracture intermittente du muscle triceps sural, s'accompagnant généralement de douleurs extrêmement vives et de véritables crampes douloureuses. Douleurs à la pression du tronc du sciatique et au niveau de la tête du péroné.

En résumé : Paralysie des péroniers et de l'extenseur commun des orteils avec conservation du jambier antérieur, consécutive à une compression partielle du sciatique par un corps fibreux de l'utérus. Crampes douloureuses et contractures dans le triceps sural. Pas d'atrophie de ce muscle.

. Dans l'observation que nous venons de relater, il s'agit évidemment d'un cas spécial, particulier ; dans les paralysies du nerf sciatique poplité externe, consécutives à un accouchement laborieux ou à un phlegmon périutérin, on observe en général une paralysie de tout le nerf péronier, avec participation du muscle jambier antérieur. La pathogénie de ces paralysies est fort obscure. D'après Lefèvre, le sciatique poplité externe serait formé en grande partie par le nerf lombo-sacré ; la paralysie du sciatique poplité externe dans les cas d'accouchement laborieux, serait due à une compression du nerf lombo-sacré, avant son entrée dans le plexus sacré ; compression attribuée, soit à un long séjour de la tête au détroit supérieur du bassin, soit encore à la difficulté qu'oppose la position à l'engagement de la tête (1). D'après Brivois, l'hypothèse de Lefèvre n'est pas admissible ; l'angle sacro-vertébral faisant une saillie suffisante pour écarter du nerf lombo-sacré la tête du fœtus, si le nerf sciatique poplité externe est plus souvent paralysé, il n'y aurait d'après cet auteur, rien d'étonnant à cela, « puisque dans les

____

(1) LEFÈVRE. *Des paralysies traumatiques des membres inférieurs.* Th. de Paris 1876.

paralysies périphériques, il est d'observation journalière, que les extenseurs sont plus souvent frappés que les fléchisseurs, qui offrent une résistance plus grande, on dirait qu'ils ont une vitalité plus considérable (1). »

Dorion croit que la paralysie du nerf sciatique poplité externe, est due à la compression d'une bifurcation du sciatique au niveau du plexus, bifurcation se faisant comme l'a décrite Cruveilhier, avant la sortie du nerf du bassin, la division supérieure traversant le muscle pyramidal, tandis que la division inférieure passe au dessous (2).

La question des paralysies radiculaires du plexus lombo-sacré et de ses compressions intra-pelviennes est encore à l'étude. Elle est, en effet, beaucoup moins avancée, malgré les belles recherches de Ferrier et Yeo, que celle des paralysies radiculaires du membre supérieur.

4. Dans **certaines névrites périphériques.**

a). — Dans les atrophies *tabétiques* par névrite périphérique, il n'est pas rare, d'observer une paralysie dissociée du nerf sciatique poplité, à savoir une *paralysie des péroniers et des extenseurs des orteils, avec intégrité du jambier antérieur* (Déjerine) (3).

b). — Dans les *névrites infectieuses.*

Nous avons pu observer le cas suivant dans la *fièvre typhoïde* : La parésie du jambier antérieur s'accompagnait d'une parésie du triceps crural tandis que les extenseurs et les péroniers étaient intacts.

OBSERVATION LIV (personnelle).

Parésie du triceps fémoral et du jambier antérieur survenant dans la convalescence d'une fièvre typhoïde légère. — Pas d'atrophie appréciable. — Pas d'adipose sous-cutanée. — Abolition du réflexe patellaire. — Diminution de la contractilité faradique du nerf et du muscle. — Intégrité de la sensibilité.

Le nommé B... (Camille), âgé de 34 ans, garçon de magasin, se présente en novembre 1884, à la policlinique du jeudi de M. le professeur Vulpian.

(1) BRIVOIS. *Paralysie traumatique des membres inférieurs consécutive à un accouchement laborieux.* Th. de Paris, 1876.

(2) DORION. *Les paralysies du nerf sciatique poplité externe d'origine pelvienne. Leur pathogénie.* Th. Paris, 1884.

(3) J. DEJERINE. *Etude clinique et anatomo-pathologique sur l'atrophie musculaire des ataxiques.* Revue de médecine, 1889. (Obs. VIII, IX, XII, XIII.)

Le malade fut atteint du 26 août au 26 septembre 1884, d'une fièvre typhoïde légère qui évolua normalement. Il fit un séjour de huit jours à Vincennes et fut pris pendant la convalescence, d'un affaiblissement du membre inférieur gauche; affaiblissement qui n'a jamais été plus prononcé qu'il ne l'est maintenant.

État actuel. — Homme de constitution robuste à système musculaire bien développé.

Le malade se tient indifféremment sur son pied gauche et sur son pied droit, mais pour peu qu'il ait fait une station debout prolongée ou une marche un peu longue, sa jambe gauche fléchit dans l'articulation du genou, en même temps qu'il a une tendance à marcher sur le bord externe du pied et à renverser le pied en dehors ; il survient à la longue un peu de claudication. Il existe une diminution de force dans le triceps crural, on arrive aisément à lui plier la jambe étendue, ce qui est impossible à droite. Il éprouve en même temps une certaine gêne à faire la flexion directe du pied qui s'accompagne d'une légère abduction. A ces troubles, nous reconnaissons une parésie du triceps crural et du jambier antérieur. Les extenseurs des orteils, les péroniers latéraux, le triceps sural, les muscles de la région postérieure de la cuisse sont intacts. Le membre inférieur gauche, ne présente pas de diminution de volume appréciable à la vue ou à la mensuration, si ce n'est peut-être à la jambe, qui mesure 34 centim. à droite et 33 à gauche. Pas d'atrophie musculaire ; pas d'adipose sous-cutanée. Abolition des réflexes patellaires des deux côtés.

Examen électrique. — Courants faradiques; appareil à chariot de Dubois-Raymond ; méthode polaire ; minimum d'excitation.

	Droit cent. d'écartement des bobines.	Gauche cent. d'écartement des bobines.
Triceps crural.........	8	6
Couturier...........	8 1/2	8
Adducteurs	8 1/2	8 1/2
Jambier antérieur...	7 1/2	5
Extenseur commun des orteils........	7	7
Extenseur propre du gros orteil........	7	7
Péroniers latéraux..	8	8
Soléaire et jumeaux..	7 1/2	8
Biceps crural.......	8	7 1/2

Il existe donc une diminution appréciable de la contractilité faradique du jambier antérieur et du triceps crural gauches.

Cette même diminution existe, lorsqu'on électrise le nerf sciatique poplité externe et le crural. Le jambier antérieur et le triceps fémoral ne se contractent, avec les autres muscles innervés par ces nerfs, qu'avec de forts courants ; lorsqu'on emploie des courants faibles, on obtient la contraction de tous les muscles innervés soit par le sciatique poplité externe, soit par le crural, sauf le jambier antérieur et le triceps crural.

c). — Dans les névrites *toxiques*, alcooliques, arsenicales, oxy-carbonées, etc., la paralysie dissociée du nerf sciatique poplité externe est rare. Généralement on observe, en effet, une paralysie de toute la région antéro-externe de la jambe.

Cette paralysie toxique est d'habitude bilatérale ; les paralysies unilatérales, au contraire, s'observent plus souvent dans les paralysies *a frigore, rhumatismales*, quelquefois *infectieuses* (fièvre typhoïde, rhumatisme articulaire aigu, rougeole, scarlatine, ou bien dans les paralysies que l'on peut observer chez les nouvelles accouchées. Dans ces derniers cas, la compression du sciatique par la tête de l'enfant ou par des manipulations obstétricales, n'est pas toujours prouvée. Elle est peut-être d'origine infectieuse (puerpérale).

d). Dans certaines *névrites* de cause indéterminée, mal connue, peut-être rhumatismale, peut-être infectieuse, comme dans les deux observations suivantes de Remak et dans notre observation personnelle.

Ire VARIÉTÉ. — *Paralysie du jambier antérieur avec intégrité des extenseurs des orteils et des péroniers.*

OBSERVATION LV.
Observation résumée de Remak.

Paralysie partielle (périphérique) du nerf sciatique poplité externe droit, limitée au jambier antérieur. — Perte de la contractilité faradique. — Réaction de dégénération.

P..., ouvrier, 48 ans, présente des douleurs à la région dorsale inférieure et s'aperçoit à l'occasion d'un bain, d'une certaine faiblesse de la jambe droite.

Le malade, bien portant d'ailleurs, lève fortement la cuisse droite, pendant la marche, pour détacher du sol la pointe du pied. A l'examen minutieux, on ne constate qu'une paralysie complète du jambier antérieur; la contraction de l'extenseur propre est faible, celle de l'extenseur commun et des péroniers normale. Le jambier antérieur, est inexcitable à l'excitation du nerf sciatique poplité externe. Réaction de dégénération. Amélioration. Retour de la contractilité volontaire avant la contractilité électrique.

OBSERVATION LVI.

Observation résumée de Remak (1).

Paralysie partielle du sciatique poplité externe, limitée au muscle jambier antérieur, avec troubles de la sensibilité, consécutive à une sciatique. — Perte de la contractilité faradique. — Réaction de dégénération.

F..., 41 ans, peintre ; n'a jamais eu de phénomènes d'intoxication saturnine. En se baissant, il ressent le 24 août une douleur intense au niveau de la région des reins, s'irradiant bientôt dans la cuisse et la jambe droite et traitée comme une sciatique. Depuis quinze jours, il n'éprouve plus de douleurs. Depuis trois à quatre semaines, faiblesse et engourdissements dans la jambe droite.

Etat actuel, 6 novembre 1877. — Douleur intense de la colonne vertébrale à la pression de la première vertèbre lombaire. Il ne peut fléchir le pied droit au-delà de l'angle droit, et ne contracte que les extenseurs des orteils et les péroniers. Paralysie du jambier antérieur. Anesthésie (analgésie, thermoanesthésie et erreur de localisation) de la partie inférieure de la jambe, du dos, du pied et des orteils. Perte de la contractilité faradique directe et indirecte du jambier antérieur. Réaction de dégénérescence. Amélioration lente.

IIe VARIÉTÉ. — *Paralysie des extenseurs des orteils et des péroniers avec conservation des jambiers antérieurs.*

OBSERVATION LVII (personnelle).

Parésie généralisée des quatre membres débutant, sans cause appréciable, chez un homme de 34 ans, non alcoolique, s'accompagnant d'engourdissement et de fourmillement dans les membres. — Paralysie et atrophie des muscles extenseurs commun des orteils et propre du gros orteil et des péroniers. — Intégrité du jambier antérieur. — Parésie du triceps crural gauche et des triceps suraux. — Perte de la contractilité faradique et galvanique. — Exagération de la sécrétion sudorale. — Atrophie des masses sacro-lombaires inférieures.

Le nommé Sam..... (Emile), âgé de 34 ans, chauffeur, entre le

(1) REMAK. *Loco citato* 1879, obs. XIX, p. 623 et obs. XX, p. 624.

Dejerine.   15

24 janvier 1887 à l'Hôtel-Dieu, salle Saint-Charles, lit n° 27, service de M. le Dr Empis.

Antécédents héréditaires. — Père et mère bien portants, grand
père, mort à 70 ans paralysé, une sœur migraineuse et névralgique,
un frère diabétique et phthisique.

Antécédents personnels. — Manifestations scrofuleuses jusqu'à
l'âge de 4 ans. Variole à 15 ans. Blennorrhagie à 18 ans, a été
soldat pendant la guerre et fut blessé à Verdun par une balle, entrée à l'extrémité interne de la clavicule, sortie, après un trajet
sous-cutané, en avant de la partie antérieure du deltoïde droit.
Fracture de la clavicule. Pas d'alcoolisme, pas de pituite, de rêves,
d'hallucinations, de tremblement. Pas de syphilis, excès vénériens
dès l'âge de 14 à 15 ans ; n'a jamais travaillé dans le plomb, on ne
trouve chez lui aucune trace d'intoxication appréciable, soit par
l'alcool ou le plomb, soit par le mercure.

Marié depuis cinq ans à une femme faible et toussant beaucoup,
4 enfants : le premier bien portant, les 3 autres morts de méningite.

Le début de l'affection remonte à deux ans en 1885. Un soir,
après avoir bu peut-être un peu plus que de coutume, le malade
tombe sans cause appréciable et par faiblesse. Il peut cependant
se relever et se coucher. Le lendemain, il se réveille avec des
engourdissements dans les deux jambes ; il peut marcher mais
il éprouve une grande faiblesse des jambes ; il sort pour faire
une course, la faiblesse devient telle qu'il ne peut plus se tenir
sur ses pieds, et qu'il est obligé de se faire conduire chez lui en
voiture.

Il se plaint de *crampes* douloureuses dans les muscles du mollet,
des bras, de la cuisse, de sueurs abondantes, puis vient une faiblesse des membres supérieurs, s'accompagnant d'irradiations douloureuses dans ces membres et dans la région des reins. Cette faiblesse générale de tous les muscles du corps, est survenue en l'espace de cinq à dix jours, puis s'est un peu améliorée. A aucune
période de son affection, le malade n'a été complètement paralysé
de façon à ne pouvoir remuer ses membres ou un segment de membres. Tous les mouvements étaient possibles, mais s'exécutaient
sans force. La faiblesse était surtout prononcée aux extrémités
des membres. Après quatre mois d'état stationnaire, le malade
reprend son travail de chauffeur, mais il traîne toujours la jambe,
en même temps qu'il s'aperçoit d'un amaigrissement général et
d'une atrophie des membres inférieurs, qui augmente progressivement.

Depuis quatre mois, il y a peut-être un peu de mieux.

Etat actuel. — Homme grand, maigre, sec, à système pileux très développé.

Aux membres supérieurs, le malade, maigre, ne semble pas présenter d'atrophie appréciable, en tout cas, il n'y a pas d'atrophie localisée à un groupe musculaire spécial. Le malade exécute tous les mouvements, mais souvent sans force ; la faiblesse est surtout accusée aux extrémités des membres. Il serre à peine avec les doigts, résiste mieux avec les extenseurs, qu'avec les fléchisseurs. Le deltoïde résiste mal, ainsi que le long supinateur et le biceps, surtout à droite. Pas d'atrophie de la main. Le malade se plaint de cette faiblesse, lui qui était fort de la Halle avant d'être chauf·feur, qui portait des sacs de blé et qui, maintenant, ne peut pas soulever une marmite. Pas de troubles de la sensibilité, pas de douleurs spontanées ou provoquées à la pression des nerfs. Conservation des réflexes olécraniens.

Membres inférieurs. — Les membres inférieurs se présentent avec l'attitude vicieuse de deux *pieds bots équin varus*, plus prononcés à gauche.

Dans le décubitus dorsal, l'équinisme est très accentué, le pied est porté en adduction et en rotation en dedans. L'axe du pied passe à droite par le 2e métatarsien à gauche, il tombe en dehors du 5e métatarsien. Malléole externe très saillante.

Pendant que le pied est au repos, l'extrémité antérieure du bord interne de l'avant-pied est beaucoup plus élevée que la saillie sous-métatarsienne du 5e orteil.

Il existe à la partie inférieure du bord interne du pied, une saillie au niveau de l'articulation médio-tarsienne, avec tendance à la subluxation en dehors. Le cunéiforme fait une saillie proéminente sous la peau, accentuée encore par la présence d'une bourse séreuse sous-cutanée. Cette saillie qui existe des deux côtés, serait héréditaire dans la famille au dire du malade, et cette disposition du cou-de-pied existerait chez tous les membres de sa famille.

On pourrait cependant l'expliquer par la conservation du jambier antérieur, et la paralysie des extenseurs des orteils et des péroniers. Cette paralysie explique en même temps, cette forme particulière d'équinisme avec rotation du pied en dedans. et élévation du bord interne. (Le jambier antérieur se contracte sans antagoniste.)

Lorsque les pieds sont pendants et que le malade est assis au bord du lit, l'équinisme est encore plus prononcé, mais l'adduction du pied est moindre. Dans l'une et l'autre position, il existe en outre un pied *creux* surtout à gauche, le creux plantaire très accusé présente des plis obliques en bas et de dedans en dehors. Le pied creux s'efface pendant la station debout, la plante s'élargit, le pied paraît allongé.

Atrophie des muscles de la région externe de la jambe et du triceps fémoral gauche. Exagération des réflexes patellaires surtout à droite. Pas de trépidation spinale.

Mouvements actifs. A *droite* : on constate une paralysie des extenseurs des orteils et des péroniers avec conservation du jambier antérieur. Le malade ne peut fléchir directement son pied sur la jambe, il relève fortement le bord interne du pied, et pendant ce mouvement, le tendon du jambier antérieur fait fortement saillie sous la peau. Le malade ne peut contracter soit son extenseur commun des orteils, soit son extenseur propre. Il peut cependant étendre les orteils, grâce à la contraction du pédieux. Les mouvements d'abduction du pied sont abolis, le mouvement d'adduction conservé et se fait par le jambier antérieur.

A gauche, le jambier antérieur est également intact, il existe une légère conservation des extenseurs. Lorsque le malade fléchit le pied, le varus est moins accusé qu'à droite ; on observe par suite de la conservation des extenseurs, un très léger redressement direct du pied, mais dès que le mouvement continue, l'action du jambier antérieur devient prédominant et le varus est reconstitué. Pendant les mouvements, on voit la saillie des tendons du jambier antérieur et des extenseurs des orteils, en même temps les orteils se redressent dans leurs articulations métatarso-phalangiennes. *Paralysie des péroniers comme à droite.* Le malade résiste mal avec son triceps crural gauche, dont l'atrophie apparaît nettement pendant la contraction. Conservation des muscles de la région postérieure de la cuisse et de la jambe, des adducteurs, des fessiers et des pelvi-trochantériens.

Le malade steppe pendant la marche. Pour détacher le pied du sol, il fléchit fortement la cuisse sur le bassin, en particulier à gauche (paralysie du triceps). Il imprime en outre à son pied un mouvement de rotation en dedans, grâce à la conservation de son jambier antérieur. En levant le pied du sol, il commence par relever son bord interne (action du jambier antérieur), puis relève le pied par l'action des fléchisseurs de la cuisse sur le bassin. Enfin il laisse tomber le pied sur le sol par son bord externe. La démarche est en outre hanchée. Le malade ne peut se tenir sur la pointe des pieds. Pas de signe de Romberg. Pas de troubles de la vessie, pas de nystagmus. Pas de troubles céphaliques.

Sensibilité. — Pas de trouble dans la notion de position des membres. Légère analgésie à la partie externe de la jambe droite et à la face externe de la cuisse gauche. Intégrité de la sensibilité tactile et thermique. Pas de troubles trophiques. Augmentation de la sécrétion sudorale aux pieds. Dès que le malade a fait quelques pas, la face dorsale et plantaire des pieds se recouvrent de grosses gouttelettes de sueur.

Le malade passe l'année 1887 à l'hospice de Bicêtre dans le service de M. le D\u02b3 Dejerine. Huit mois après son séjour, on constate une démarche hanchée, et une atrophie bilatérale très manifeste de la partie inférieure de la masse sacro-lombaire, d'où encellure très prononcée de la partie inférieure du tronc.

Examen électrique. — Courants faradiques (Appareil à chariot).

Membres inférieurs

	4 juillet 1887	
	Droit	Gauche
Jambier antérieur.............	0,5	0.0
Extenseur commun des orteils.	0	0
Péroniers...................	0	0
Triceps sural................	0	3,5
Droit antérieur	8,5	7
Vaste interne...............	8,5	7
Adducteurs.................	7	7

Courants galvaniques. — Appareil de Gaiffe.

Membre inférieur

	Droit		Gauche
Jambier antérieur à 9 m. a...	NFC > PFC	à 20 m. a.	NFF = PFC
Extenseur commun et péroniers à 24 m. a. .	et PFC=0	à 24 m. a.	et PFC = O
Triceps.......... à 4 m. a...	NFC	à 12 m. a.	NFC
Grand fessier..... à 29 m. a...	NFC	à 25 m. a.	NFC

En 1888, nous retrouvons le malade à Tenon dans le service de M. Landouzy. Son état n'a pas sensiblement changé.

On pourrait placer ici, le type d'atrophie musculaire à début par les membres inférieurs, observé et décrit par Eulenburg (1),

(1) EULENBURG. *Ueber progressive Muskelatrophie.* Deutsche Klinik 1856, pg. 129.

Eichhorst (1), Hammond (2), Ormerod (3', Schultze (4), MM. Charcot et Marie (5), Tooth (6), Herringham (7), Hoffmann (8). Il s'agit le plus souvent dans ces cas, d'atrophie musculaire héréditaire ou familiale. Nous manquons de données anatomiques suffisamment précises sur cette affection, et nous ne savons pas encore, s'il s'agit d'une atrophie d'origine myélopathique, névritique ou myopathique. Hoffmann, s'appuyant sur d'anciennes autopsies de Virchow et de Friedreich, croit pouvoir admettre, que cette atrophie musculaire relève d'une névrite péri·phérique à marche ascendante, avec sclérose des cordons de Goll, et il propose de désigner cette affection sous le nom d'atrophie musculaire progressive d'origine névritique. Avant de pouvoir se prononcer à cet égard, il convient, croyons-nous, d'attendre de nouvelles constatations anatomiques.

Nous ne nous occuperons pas ici des paralysies non dissociées du sciatique poplité externe ; telles que la paralysie par compression, tiraillement ou élongation du nerf, consécutifs à un cal vicieux du péroné, ainsi que nous avons pu observer un exemple chez un malade présenté par M. G. Marchant à la Société de chirurgie en 1889 ; ni des paralysies *à frigore* de ce nerf ; ni des paralysies consécutives à certaines positions inusitées et prolongées, telles, par exemple, que les paralysies du sciatique poplité externe, observées chez les ouvriers planteurs de pommes de terre, qui gardent pendant longtemps la position accroupie, et signalées par Zenker et Roth en 1883, par Ott en 1885, et observées par Bernhardt (9), chez un poseur d'asphalte ; par Remak (10) chez un menuisier occupé à raboter un parquet.

(1) EICHHORST. *Ueber Heredität der progressiven Muskelatrophie.* Berl. Klin. Wochenschr, 1873, p. 497.

(2) HAMMOND. *Diseases of the nervous system,* 1881, pg. 541.

(3) ORMEROD. *Muscular atrophy after Measles in three Members of a family,* Brain, 1884, pg. 334.

(4) F. SCHULTZE. *Ueber eine eigenthümliche progressive atrophische Paralyse bei mehreren Kindern derselben Familie.* Berlin. Klin. Wochenschr. 1884, n· 41.

(5) CHARCOT et MARIE. *Sur une forme particulière d'atrophie musculaire,* etc. Rev. de Méd. 1886, pg. 96.

(6) TOOTH. Brain, 1887, pg. 252.

(7) HERRINGHAM. Brain, 1888, pg. 230.

(8) HOFFMANN. *Ueber progressive neurotische Muskelatrophie.* Arch. f. Psych. 1889. B. XX, pg. 660.

(9) BERNHARDT. *Ueber Peroneuslähmung* (Krankenvorstellung). In Gesellschaft f. Psych. u. Nerv. zu Berlin, am 12 nov. 1883 Neurol. Centralbl., 1888, p. 642.

(10) REMAK. Id., p. 644.

D'autres fois, ces paralysies du sciatique poplité externe s'observent chez des tabétiques, elles sont transitoires, comme les paralysies radiales que nous avons étudiées plus haut, et peuvent être assimilées aux paralysies oculaires transitoires, tels sont les cas rapportés par Remak, Erb, Müller, Bernhardt, Nonne.

Ces paralysies sont bien distinctes des atrophies musculaires dissociées, que l'on peut observer chez les tabétiques et qui relèvent d'une névrite motrice périphérique (Voy. plus haut).

Nous ne nous occupons pas ici non plus, des paralysies prédominantes dans le domaine du sciatique poplité externe *d'origine cérébrale*. Il ne s'agit, en effet, ici que d'un *symptôme partiel quoique prédominant*, de la monoplégie de la jambe ou de l'hémiplégie chez ces malades.

En résumé, il découle de l'étude que nous venons de faire, que *la localisation*, qu'affecte la paralysie saturnine, est loin d'être propre à cette dernière affection.

Ces diverses localisations peuvent en effet se rencontrer dans différentes affections médullaires, myopathiques ou périphériques. Aujourd'hui on n'est plus autorisé à admettre, comme le voulait Remak, la nature spinale d'une affection en se basant exclusivement sur sa localisation.

Lorsque l'intoxication est avérée, le *diagnostic* ne souffre aucune difficulté. Il suffit presque toujours d'interroger le malade au sujet de sa profession, de se renseigner sur les accidents (colique, arthralgie, paralysie, enceophalopathie, etc). qu'il a pu présenter antérieurement, pour que l'attention soit éveillée et l'affection reconnue.

L'état général du malade, le teint pâle, terreux, plombé; le subictère léger, le liseré gingival, le tatouage des joues et des lèvres, seront toujours d'une grande valeur diagnostique, et permettront d'éviter l'erreur dans les intoxications accidentelles. Mais dans les cas douteux, et en l'absence de tout signe ou de toute cause d'intoxication saturnine, on ne peut affirmer la nature saturnine de la paralysie, en s'appuyant exclusivement sur la localisation, celle-ci revêterait-elle le type classique vulgaire de la paralysie des extenseurs des doigts et du poignet.

TROISIEME PARTIE

CHAPITRE PREMIER

ANATOMIE PATHOLOGIQUE

I. — Polynévrite. — Quelle que soit l'étiologie de la polynévrite, son anatomie pathologique, à l'étendue des lésions près, est presque toujours la même. Les lésions reproduisent en effet, dans l'immense majorité des cas, les traits bien connus de la *névrite parenchymateuse ;* segmentation de la myéline, prolifération des noyaux des segments inter-annulaires, disparition du cylindre axe, atrophie plus ou moins complète des fibres nerveuses.

On peut rencontrer dans les nerfs la myéline à différentes périodes de segmentation, depuis la fragmentation de la myéline en blocs et en boules, jusqu'à la formation de fines granulations qui peuvent elles-mêmes disparaître, et ne laisser du nerf qu'une gaine de Schwann vide, présentant de temps en temps un noyau coloré par le carmin. Ces variétés dans l'aspect de la myéline, étudiées avec grand soin par MM. Pitres et Vaillard (1), ne sont par le fait que des degrés différents d'un seul et même processus, commençant avec la segmentation de la myéline et aboutissant aux gaines vides.

Ailleurs, on rencontre les lésions de la névrite périaxile de Gombault : conservation du cylindre axe, état dentelé, festonné de la myéline sur ses bords, constituant, pour ainsi dire, la *phase « préwallérienne »* (Gombault) de la névrite parenchymateuse. Ailleurs encore, on trouve des fibres nerveuses, grêles, de petit calibre, contenant un cylindre axe. Dans ces fibres de petit calibre, les étranglements annulaires sont plus rapprochés les

---

(1) Pitres et Vaillard. *Contribution à l'étude des névrites périphériques non traumatiques.* Arch de Neurol., 1883, t. V, p. 191 et 390, t. VI, p. 180.

uns des autres, qu'ils ne le sont dans les fibres nerveuses adultes, et la myéline de ces tubes, ne se colore que faiblement par l'acide osmique ou par la méthode de Weigert. Ces tubes grêles ne sont très probablement, que des fibres nerveuses en voie de régénération.

Ces lésions sont irrégulièrement disséminées. Dans un même rameau nerveux on rencontre, à côté de tubes nerveux dont la myéline est fragmentée en blocs volumineux, des fibres de petit calibre, des gaines vides et des fibres présentant les altérations de la névrite périaxile. Dans les formes à évolution lente, les gaines vides et les tubes de petit calibre, prédominent de beaucoup dans les préparations.

Dans les formes présentant des symptômes cliniques diffus, légers, mal déterminés, se traduisant par un tremblement, par de la faiblesse musculaire, par une atrophie en masse, comme dans les névrites d'origine mercurielle (Letulle) ou d'origine cachectique, les lésions de la névrite périaxile prédominent.

On rencontre plus rarement les lésions d'une *névrite inflammatoire, interstitielle*, aiguë : prolifération du tissu conjonctif interfasciculaire, congestion et gonflement du tronc nerveux (Eichhorst Leyden). Dilatation des vaisseaux, extravasations sanguines (Eichhorst, Rosenheim), amas pigmentaires (Leyden).

La névrite interstitielle semblerait, d'après certains auteurs, appartenir presque exclusivement aux formes cliniques à marche aiguë ou subaiguë et rapidement mortelles. Eichhorst les a observées le vingt-septième jour, Rosenheim le dix-septième, Leyden le troisième mois de la maladie. Cette proposition nous semble, pour le moins, exagérée.

Dans le cas de Rosenheim (1), il s'agissait de phénomènes paralytiques à marche ascendante, (évoluant en quelques jours et se terminant le dix-septième jour, par la mort) consécutive à la paralysie du diaphragme et des intercostaux, les gros troncs nerveux semblaient surtout être le siège de la lésion. Le plexus brachial, le sciatique au niveau de sa bifurcation, présentaient soit dans le tissu conjonctif péri ou interfasciculaire, soit dans la gaine lamelleuse, de nombreux foyers hémorrhagiques, plus ou moins étendus, dont quelques-uns atteignent 1 cent. 1/2 de longueur. Les vaisseaux étaient dilatés, flexueux, gorgés de sang. Il existait une abondante prolifération des noyaux. Des

---

(1) Rosenheim. *Zur Kenntniss der acüten infectiösen multiplen Neuritis.* Arch. f. Psych. u. Nervenkr. 1887. XVIII p. 782.

cellules embryonnaires entouraient les vaisseaux, s'infiltrant entre les fascicules nerveux.

Les lésions parenchymateuses étaient beaucoup moins prononcées. Peut-être ce fait tient-il, à ce que l'examen des nerfs était fait sur des coupes transversales, et à ce qu'en Allemagne, on emploie peu la technique usitée en France depuis les travaux de M. Ranvier, à savoir la dissociation des nerfs à l'état frais, avec ou sans action de l'acide osmique, et emploi de matières colorantes diverses (picro-carmin, hématoxyline, couleurs d'aniline, etc.). Cette méthode est incomparablement supérieure à celle des coupes pratiquées après durcissement, car elle permet d'étudier dans tous leurs détails, les plus minimes altérations des tubes nerveux pris isolément. Rosenheim constata cependant dans son cas, la segmentation et la disparition de la myéline ainsi que la disparition du cylindre axe.

Au-dessus des parties lésées, c'est-à-dire au-dessus du plexus brachial et de la bifurcation du sciatique, les nerfs étaient normaux dans le cas de Rosenheim. Il n'existait pas de névrite parenchymateuse ; tout au plus constatait-on un certain degré de congestion vasculaire, pouvant être suivie jusqu'au niveau du ganglion spinal et des racines antérieures.

Au-dessous de la lésion, il n'existait pas non plus de névrite parenchymateuse, les vaisseaux étaient peu distendus, il n'existait pas d'altération des nerfs intramusculaires.

Dans les muscles, Rosenheim constatait la tuméfaction trouble du protoplasma, la disparition de la striation transversale et la prolifération des noyaux du sarcolemme.

La recherche des microbes, les inoculations par piqûre ou sur plaques, faites sur l'agar-agar, la gélatine, le sérum sanguin, n'ont donné dans ce cas que des résultats négatifs.

Mais les lésions sont loin de présenter toujours le caractère infectieux, hémorrhagique du cas de Rosenheim. Elles étaient plus atténuées dans le cas d'Eichhorst ; dans le cas de Leyden, autopsié trois mois après le début de l'affection, la lésion semblait à peu près également répartie sur les tubes nerveux et dans le tissu conjonctif interstitiel. Dans les cas de paralysie ascendante, à marche rapide, rapportés par M. Dejerine (1), les lésions nerveuses étaient d'ordre exclusivement parenchymateux, et il

(1) DEJERINE. *Loc. cit.* Thèse inaugurale 1879.

en était de même dans le cas rapporté par MM. Pitres et Vaillard (1).

Dans l'immense pluralité des cas, en particulier, dans les formes chroniques, il s'agit donc d'une *névrite parenchymateuse* véritable.

La lésion peut être diffuse ou généralisée, elle peut se limiter à un membre, à un segment de membre, à certains groupes musculaires, quelquefois à la sphère d'innervation d'un tronc nerveux périphérique.

Elle intéresse, généralement, un nombre plus ou moins grand de troncs nerveux, frappe sans distinction les nerfs sensitifs, moteurs ou mixtes et n'épargne, ni le phrénique, ni les nerfs crâniens : facial, hypoglosse, pneumogastrique ou oculomoteurs.

Ailleurs, elle atteint surtout les nerfs sensitifs ; d'autres fois n'intéresse surtout que les nerfs moteurs. Les altérations peuvent différer entre elles, et comme gravité et comme étendue ;

Mais ce qu'il y a de particulièrement intéressant dans l'état des nerfs périphériques, et le fait avait déjà été indiqué par Duménil, c'est que la névrite parenchymateuse, présente son maximum d'intensité dans les ramuscules nerveux terminaux. Dans les formes motrices, elle siège presque exclusivement dans les rameaux moteurs, dans les formes mixtes, elle est plus marquée dans les nerfs intramusculaires que dans les nerfs cutanés, dans les formes sensitives c'est l'inverse ; en un mot elle est plus prononcée à la périphérie qu'au niveau des troncs nerveux. Ceux-ci peuvent parfois ne présenter aucune espèce d'altération, toute la lésion étant confinée à la périphérie.

D'autres fois, au contraire, la lésion remonte en s'atténuant le long des troncs nerveux , jusque dans les plexus et les racines, voire même dans la moelle. Les lésions des troncs sont alors généralement plus intenses que les lésions du plexus, celles-ci le sont davantage que les lésions des racines.

D'autres fois, les lésions des racines peuvent être assez accentuées comme dans la diphthérie, la paralysie ascendante aiguë de Landry (Dejerine). Elles peuvent s'accompagner ou non d'une altération des cellules motrices. Ces altérations cellulaires inconstantes et très légères dans la diphthérie (Dejerine, P. Meyer), consistent ordinairement en la présence de vacuoles ou d'amas pigmentaires, dans l'intérieur des cellules ou dans des états de

(1) Pitres et Vaillard. *Un cas de paralysie générale, spinale* antérieure *subaiguë suivi d'autopsie.* Progrès médical, 1888, II, p. 153.

tuméfaction trouble de ces éléments, beaucoup plus rarement en une atrophie cellulaire véritable.

Mais il existe des cas (Eisenlohr), où la succession des lésions semble manquer, et dans lesquels, on observe une altération légère des cellules ganglionnaires (état vacuolaire, état pigmenté), et une névrite périphérique des plus intenses. Les troncs nerveux, les racines antérieures et postérieures, étant absolument intacts et normaux.

Ces altérations cellulaires, lorsqu'elles existent, et ce n'est pas le cas ordinaire, sont les mêmes que celles rencontrées par certains auteurs dans la paralysie saturnine.

II. — **Paralysies saturnines.** — L'existence des altérations périphériques des muscles et des rameaux nerveux moteurs, dans la paralysie saturnine, est un fait de connaissance aujourd'hui banale, et sur lequel tout le monde est d'accord. Nous verrons plus loin qu'il est loin d'en être de même, pour ce qui est des lésions médullaires.

Nous allons passer rapidement en revue les différentes altérations.

LÉSIONS DES MUSCLES (*caractères macroscopiques*). — L'atrophie des muscles, marche de pair avec des changements dans l'état de leur coloration. Lorsque l'atrophie est encore peu prononcée, leur coloration est plus pâle qu'à l'état normal, leur souplesse, leur consistance ne paraissent pas modifiées. Mais, dès que l'atrophie a acquis un degré un peu prononcé, le muscle prend une teinte jaunâtre, d'autant plus intense, qu'il est plus diminué de volume.

Nous avons pu constater très nettement ces deux espèces d'altérations, chez le malade dont nous avons eu l'occasion de faire l'autopsie (Obs. IX). Les muscles de la racine du membre, le groupe Duchenne-Erb en particulier, pouvaient, à première vue, *paraître sains*. Mais en comparant ces muscles aux pectoraux, aux triceps, aux muscles du dos ou des membres inférieurs, on constatait nettement une coloration plus pâle et une atrophie évidente.

Les muscles de la région postérieure de l'avant-bras, au contraire, étaient non seulement atrophiés et diminués de volume, mais dégénérés dans toute leur étendue. Ils présentaient une coloration blanc jaunâtre, une coloration uniforme de vieille cire. Nulle part, on ne constatait l'existence de stries rosées ou rougeâtres, indiquant la présence de fibres moins altérées. Les petits muscles de la main, les interosseux étaient extrêmement atrophiés. Le court abducteur du pouce n'était reconnaissable que par la direction de ses fibres.

Avec ces altérations si prononcées des petits muscles de la main, nous n'avons trouvé nulle part les altérations que décrit M. Gombault, comme appartenant au troisième degré de la paralysie saturnine· à savoir : cet aspect de chair de jambon fumé, cette espèce d'hypertrophie musculaire, de dureté ligneuse. Tous les muscles étaient souples, tout muscle atrophié ou dégénéré l'était dans toute sa largeur, dans toute son étendue.

Caractères microscopiques. — On peut suivre dans ces muscles, toutes les phases anatomiques de l'atrophie musculaire simple, depuis le faisceau primitif, à peine diminué de volume, jusqu'à la gaine de sarcolemme absolument vide de substance musculaire. Il s'agit, dans l'immense majorité des cas, d'une atrophie simple avec conservation de la striation transversale, sans dégénérescence graisseuse ou pigmentaire, de l'élément contractile. L'atrophie du faisceau primitif, est accompagnée d'une multiplication abondante des noyaux du sarcolemme. Lorsque l'atrophie est très avancée, le faisceau primitif prend quelquefois un aspect monoliforme, apparence due tantôt à ce que les noyaux musculaires forment, de distance en distance, de petits amas qui distendent à ce niveau la gaine de sarcolemme, tantôt et plus souvent peut-être, au fait que la substance musculaire est comme sectionnée, de place en place, par les noyaux augmentés de volume et de nombre. La gaine du sarcolemme, vide de son contenu de substance musculaire, et contenant des noyaux en série linéaire, représente la dernière étape du processus ; on rencontre fréquemment des muscles qui, en entier ou seulement partiellement, sont constitués uniquement par des gaines vides. D'autres fois encore on rencontre, à l'intérieur des gaines vides, des éléments fusiformes aplatis, vaguement striés, contenant dans leur intérieur de nombreux noyaux allongés, et qui sont très probablement des fibres musculaires de nouvelle formation. Ces éléments sont tantôt complètement séparés de la substance musculaire, tantôt reliés à elle par des bandes étroites de substance musculaire. Ils concordent complètement avec les descriptions données par Waldeyer (1), Kraske (2), et tout récemment par Zaborowsky (3).

(1) Waldeyer. *Ueber die Veränderungen der Quergestreiften Muskeln bei der*

L'altération des faisceaux primitifs est essentiellement diffuse dans les muscles malades, à côté de faisceaux de diamètre normal, on en trouve d'autres extrêmement atrophiés.

Le tissu conjonctif présente des altérations légères ; il existe un léger degré de myosite interstitielle sans sclérose véritable. Les vaisseaux, en particulier les artérioles, présentent un certain degré d'endo et de périartérite ; lésions qui rentrent peut-être dans les lésions vasculaires si fréquentes chez les saturnins.

Nerfs. — Les altérations des nerfs sont extrêmement accusées. La névrite est d'autant plus prononcée, que l'on examine des rameaux plus périphériques, les *rameaux musculaires* apparaissent grisâtres et ternes.

Les *troncs* nerveux ne sont cependant pas indemnes ; on rencontre en effet quelquefois, sur les gros troncs nerveux, de veritables plaques grises, rosées, ternes, tranchant nettement par leur coloration, sur la coloration blanche du nerf normal. Chez le malade dont nous avons eu l'occasion de faire l'autopsie, nous avons constaté très nettement sur les nerfs radiaux, une plaque gris-rosée translucide, que l'on pourrait comparer à ces îlots de sclérose, que l'on rencontre sur la moelle, le bulbe, le cerveau, dans la sclérose en plaques. La plaque grise bilatérale et symétrique dans notre cas, occupait le tronc du radial au-dessus de la gouttière de torsion de l'humérus, entre le long supinateur et le brachial antérieur, et siégeait immédiatement au-dessous du point, où se détache le rameau nerveux destiné au long supinateur. Elle ne comprenait pas toute l'épaisseur du nerf, mais n'occupait que sa périphérie et sa partie antérieure. Sur une coupe transversale passant par le milieu de la plaque, le centre du nerf et sa partie postérieure, se présentaient avec leur couleur normale, tandis que la circonférence antérieure était grise, dégénérée. La plaque pénétrait environ de deux millimètres dans l'épaisseur du radial.

Nulle part ailleurs, on ne trouvait de lésion semblable, soit sur le tronc même du radial, soit sur le cubital ou le médian, dont les ramifications étaient cependant altérées dans notre cas.

Entzündung und dem Typhusprocess sowie über die Regeneration derselben nach Substanzdefecten. Virch. Arch., Bd 34, 1865.

(2) Kraske. *Experimen'elle Untersuchungen über die Regeneration der Quergestreiften Muskelfasern.* Th. de Strasburg, 1876.

(3) Zaborowsky. *Experimentelle Untersuchungen über die Regeneration der Quergestreiften Muskeln.* Th. de Genève, 1889.

Les altérations des nerfs périphériques, consistent en une névrite parenchymateuse, analogue à celle de la dégénérescence wallérienne : segmentation de la myéline, disparition du cylindre axe, prolifération des noyaux de la gaine de Schwan et du né·vrilemme. Ces altérations bien connues aujourd'hui, ont été constatées pour la première fois par M. Lancereaux (1), puis par MM. Gombault (2), Westphal (3), Dejerine (4), Mayor (5), etc, etc. Elles ont été depuis retrouvées par tous les observateurs. Ces lésions sont surtout prononcées dans les petits rameaux intra-musculaires. Dans les rameaux des extenseurs, dans les muscles de l'éminence thénar, les altérations étaient extrêmement prononcées dans notre cas ; il n'existait pour ainsi dire que des gaines vides, et ce n'est qu'après un examen attentif, que l'on constatait au milieu des gaines vides, l'existence de fibres à myéline très grêles, à peine colorées par l'acide osmique pourvues d'un cylindre-axe et qui étaient très probablement des nerfs en voie de régénération. Mais au fur et à mesure que l'on s'éloignait de la périphérie, les lésions diminuaient, et soit dans les dissociations, soit sur les coupes transversales, le nombre de tubes altérés était de moins en moins grand.

A côté des fibres présentant les différentes phases de la dégénération wallérienne, on en rencontrait d'autres, en très petit nombre du reste, présentant comme les premières, une segmentation de la myéline, avec multiplication des noyaux de la gaine de Schwann. Mais ici le cylindre-axe était conservé, sa continuité n'était pas interrompue. De plus ces altérations étaient limitées à un ou plusieurs segments interannulaires. Les segments qui sont au dessous, comme ceux qui sont au-dessus, reprenaient les caractères de l'état normal : les lésions en un mot étaient *segmentaires*. Constatées pour la première fois par M. Gombault (6) sur des animaux intoxiqués par le plomb, ces lésions ont été décrites par cet auteur, sous le nom de *névrite périaxile*.

Jusqu'à quelle hauteur remontent ces lésions ? Nous avons vu

(1) Lancereaux. Gaz. Med., 1862, p. 709.
(2) Gombault. Arch. de Phys. norm. et pathol., 1873, p. 592.
(3) Westphal. Arch. f. Psych. u. Nerv. IV, 1874, p. 774.
(4) Dejerine. Gaz. Med., 1879, n° 12.
(5) Mayor. Gaz. Med., 1877, n° 19.
(6) Gombault. *Contribution à l'étude anatomique de la névrite parenchymateuse subaigue et chronique. Névrite segmentaire périaxile.* Arch. de Neurol., 1880-1881, t. I, p. 11 et 177.

qu'elles étaient constantes dans les rameaux intra-musculaires et dans les troncs nerveux. Mais où s'arrêtent-elles?

MM. Friedländer, Dejerine, Eisenlohr (1) ont signalé la présence de fibres altérées dans le plexus brachial, MM. Lancereaux, Vulpian, Friedländer, Dejerine les ont retrouvées dans les racines antérieures. Mais si les lésions sont constantes à la périphérie, elles n'ont pas été constatées dans tous les cas dans les racines antérieures. Ainsi M. Dejerine, sur cinq autopsies, n'a constaté la névrite des racines que dans deux cas. L'examen des racines a donné des résultats négatifs dans les cas de MM. Gombault, de Westphal, d'Eisenlohr, de Zunker, Birdsall, Oppenheim, Schultze.

Dans notre cas (Obs. IX, p. 108), toutes les branches terminales du plexus brachial ont été examinées, depuis leurs terminaisons intramusculaires, jusqu'aux ganglions spinaux et aux racines antérieures.

Les nerfs intra-musculaires ont été examinés à l'état frais et par dissociation, après séjour dans l'acide osmique et le picrocarmin. Tout le plexus brachial, depuis ses origines y compris les ganglions spinaux, jusqu'à la partie inférieure de ses branches terminales, a été durci dans le bichromate d'ammoniaque, puis coloré par la méthode de Weigert ou le picrocarmin. Les coupes ont été faites à partir de l'articulation du poignet, et en remontant de bas en haut, de *centimètre en centimètre*. Nous avons ainsi coupé : tout le tronc des nerfs radial, cubital et médian, depuis l'articulation du poignet jusqu'au plexus, le circonflexe depuis le deltoïde jusqu'au plexus, le musculo-cutané depuis l'articulation du coude jusqu'à son origine. Tout le plexus ainsi que les racines du plexus, ont été examinés de centimètre en centimètre.

Les coupes étaient numérotées et rapportées sur un dessin du plexus brachial. Les résultats de ces longues recherches, nous ont permis de rapporter les lésions, sur le schema de la page 116 *bis*, emprunté à Flower.

Il suffit de jeter un coup d'œil sur ce schema, pour se rendre compte de la topographie de la lésion. La lésion était extrêmement intense dans toute la branche profonde du *radial;* ici, toutes les fibres étaient dégénérées, et réduites à l'état de gaines vides, distendues de place en place, par un noyau revêtu d'une mince couche de protoplasma. La lésion se présentait à peu près avec la même intensité, dans toute la longeur de la branche profonde

(1) EISENLOHR. Centralbl. f. nerv., 1879, p. 100.

du radial. Mais l'aspect des coupes changeait brusquement, dès que l'on avait dépassé la plaque grise, qui se trouve immédiatement au-dessous du rameau qui va au long supinateur. La lésion en effet diminue rapidement, on rencontre sur les coupes transversales, un nombre de plus en plus considérable de tubes sains, ou bien de tubes de petit calibre, dont la myéline se colore mal par la méthode de Weigert, mais qui contiennent tous un cylindre-axe ; à côté de ces tubes normaux qui sont en majorité, on trouve un certain nombre de gaines vides, en nombre encore appréciable. Ces gaines vides sont disséminées au milieu des tubes sains, elles ne forment pas un cordon continu dans l'intérieur du nerf, facile à retrouver dans les différentes hauteurs. Elles sont au contraire très disséminés, et leur recherche devient difficile, dès que le nombre de tubes sains devient prépondérant.

Nous avons pu cependant les suivre dans le radial, jusqu'au delà de sa naissance dans le plexus, et de sa fusion avec le circonflexe ; les gaines vides ont pu être constatées jusque dans le tronc commun des 5e, 6e et 7e paires, et le tronc commun des 8e cervicale et 1re dorsale. Au-delà, dans les troncs des nerfs cervicaux, c'est-à-dire dans les racines du plexus, il n'est pas possible de constater la présence de fibres dégénérées ou de gaines vides, soit qu'elles n'existent plus, qu'elles fassent complètement défaut, soit que, du fait de leur très petit nombre, elles se trouvent comme perdues, au milieu des fibres saines et difficiles à retrouver.

Les troncs des nerfs cervicaux ainsi que les racines antérieures, examinés soit par dissociation à l'état frais, soit sur des coupes transversales, et comparés aux figures que nous devons à Siemerling, nous ont toujours paru sains dans nos nombreuses préparations.

Des fibres dégénérées et de nombreuses gaines vides, existaient également dans la branche cutanée du radial. Ici les fibres altérées, étaient à peu près aussi nombreuses que les fibres saines.

Un grand nombre de fibres dégénérées et de gaines vides, se rencontrait dans les rameaux intra-musculaires du long supinateur, du biceps, du deltoïde, c'est-à-dire dans des muscles ayant été paralysés autrefois. Mais ces altérations étaient beaucoup moins prononcées que dans la branche profonde du radial ; on y rencontrait en outre, un grand nombre de petites fibres à myéline peu colorée par l'acide osmique (fibres en voie de régénération). Dans les muscles du groupe Duchenne-Erb, les altérations étaient confinées aux rameaux intra-musculaires, les troncs ne présentant que peu ou point d'altération.

Cubital. — Le malade était affecté de type Aran-Duchenne ; nous avons pu suivre les lésions, depuis les rameaux musculaires des petits muscles de la main, jusque dans le tronc même du cubital au niveau de l'avant-bras et du bras ; les dernières traces existaient, au niveau de la naissance du cubital avec la racine interne du médian.

Le *médian* était peu altéré. Dans l'éminence thénar, nous avons constaté des altérations très marquées, consistant dans la présence d'un grand nombre de gaines vides, et de tubes nerveux en voie d'altération. Les uns présentaient les caractères de la névrite parenchymateuse ordinaire ; d'autres ceux de la névrite périaxite. Ces lésions pouvaient être suivies depuis le poignet, jusqu'au niveau du tiers inférieur du trajet antibrachial de ce nerf (voy. schéma).

Dans notre cas comme on le voit, il existait en résumé très peu de fibres en voie d'altération, ce qui dominait, et de beaucoup, à la périphérie, dans les nerfs périphériques, étaient des gaines vides et des tubes de petit calibre. Ceci nous montre que la névrite saturnine chez notre malade, était entrée dans la période de régénération.

Moelle. — Dans la grande majorité des cas, l'examen de la moelle n'a donné que des résultats négatifs, comme dans les cas de Lancereaux (1), Gombault (2), Westphal (3), Mlle Tiburtius (4), Friedländer (5), Eisenlohr (6), Duplaix et Lejard (7), Robinson (8), Schultze (9), etc., et dans notre cas personnel.

(1) LANCEREAUX. *Loc. cit.*

(2) GOMBAULT. *Loc. cit.*

(3) WESTPHAL. *Ueber eine Veränderung des Nervus Radialis bei Bleilähmung.* Arch. f. Psych. u. Nerv., IV, 1874, p. 776.

(4) Mlle TIBURTIUS. *Die Extensorenlahmung bei chronischer Bleivergiftung.* Th. de Zurich 1876.

(5) FRIEDLANDER. *Anatomische Untersuchung eines Falles von Bleilähmung.* Virchow's Arch. Bd 75, 1879, Hf 1.

(6) EISENLOHR. *Loc. cit.* Deutsches Arch. klin. Med., 1880, Bd XXVI, p. 544.

(7) DUPLAIX et LEJARD. *Note sur un cas d'atrophie saturnine.* Arch. gén. de Méd., 1883, II.

(8) ROBINSON. *On the nervous lesions produced by lead poisoning.* Brain, Janv. 1885, p. 465.

(9) SCHULTZE. *Ueber Bleilähmung.* Arch. f. Psych. u. Nerv., 1885, XVI, p. 791.

Des résultats positifs ont cependant été constatés dans cinq cas. Dans ces cas, il ne s'agit nullement d'une seule et même lésion, mais d'altérations diffuses, le plus souvent mal circonscrites. Les lésions médullaires ont été constatées par Vulpian (1), Monakow, Zunker, OEller et Oppenheim. Voyons en quoi elles consistaient dans chacun de ces cas :

Vulpian s'exprime de la façon suivante :

« J'avais déjà vu dans un cas, quelques altérations chez l'homme dans la moelle d'un saturnin, qui avait de la paralysie des extenseurs des doigts. Quelques cellules nerveuses contenaient des blocs vitreux, colloïdes, quelques autres cellules étaient en voie d'atrophie : il y avait peut être un peu de multiplication des noyaux. Dans ce cas les nerfs périphériques et les muscles étaient altérés, j'avais trouvé des îlots de sclérose dans les racines des nerfs du renflement cervical.

Chez un chien, j'ai constaté une myélite des plus nettes à la suite de l'intoxication saturnine. A la suite de l'injection stomacale chaque jour répétée, d'une notable quantité de carbonate de plomb, ce chien avait été paralysé : les membres postérieurs avaient été atteints en premier lieu, puis les membres antérieurs s'étaient affaiblis à leur tour, et l'animal devenu incapable de se dresser sur les membres, avait fini par succomber. L'examen microscopique de la moelle, avait montré des lésions incontestables et très considérables de myélite ; dans un grand nombre de régions de la moelle, les cellules nerveuses étaient en voie de destruction ; les fibres étaient altérées, atrophiées ; on apercevait un grand nombre de corps granuleux. Ce n'était peut être pas de la myélite aiguë diffuse, mais tout au moins c'était de la myélite subaiguë. »

Le cas de Monakow (2), est extrêmement complexe au point de vue clinique : Il s'agit d'un peintre de 56 ans, présentant depuis 35 ans des phénomènes d'intoxication saturnine chronique, et atteint depuis 10 ans, d'une paralysie avec atrophie des extenseurs des doigts, des muscles de l'éminence thénar droits, et depuis quinze mois d'une hémiplégie droite, consécutive à une attaque apoplectique d'encéphalopathie saturnine. A partir de cette époque, le malade présente le complexus symptomatique de

(1) Vulpian. *Maladies du système nerveux*, 1879. T. I. Doin, éliteur, p. 158.
(2) V. Monakow. *Zur pathologischen Anatomie der Bleilähmung und der saturninen Encephalopathie* Arch. f. psych. u. Nerv., X, 1880, p. 495.

la paralysie générale progressive : troubles ataxiques généralisés: analgésie de la moitié gauche et hyperesthésie de la moitié
droite du corps ; diminution de l'ouïe; troubles psychiques, faiblesse mentale, anorexie, insomnie, excitation maniaque; troubles
de la parole, de l'articulation des mots, de la déglutition.atrophie
de la langue, amaigrissement, abaissement de la température,
enfin décubitus et mort au milieu de phénomènes comateux. A
l'autopsie, Monakow constate dans le *cerveau*, les lésions de la
paralysie générale progressive, (atrophie du lobe frontal et
pariétal, prolifération des noyaux, et présence de nombreux éléments cellulaires dans les gaines lymphatiques distendues,
dégénérescence graisseuse et prolifération des noyaux des
capillaires, etc., hyperplasie de la névroglie, cellules araignées
et cellules nerveuses, vacuoles en grand nombre), atrophie des
noyaux du trijumeau et de l'hypoglosse etc., etc.

Dans la *moelle*, il constata depuis l'origine de la sixième racine, jusqu'à la partie inférieure de la huitième racine cervicale,
l'atrophie des cellules ganglionnaires du groupe moyen des cornes antérieures, des foyers de sclérose dans la commissure postérieure, dans le groupe cellulaire moyen, ainsi que des foyers de
sclérose plus ou moins disséminés, dans les cornes posterieures
du renflement cervical. Il existait en outre des hémorrhagies,
avec altérations des parois vasculaires, agglomérations de corpuscules lymphatiques dans les espaces péri-cellulaires, enfin de
nombreuses cellules araignées. Les *racines antérieures* étaient
normales. Atrophie des muscles avec prolifération des noyaux,
dégénérescence wallérienne et prolifération conjonctive du nerf
radial.

3° Cas de *Zunker*. Il s'agit d'un peintre en bâtiments âgé de
36 ans, ayant présenté des coliques saturnines repétées ; porteur depuis six ans d'une paralysie avec atrophie des extenseurs, des muscles des éminences thénar et hypothénar, des
interosseux, des muscles extenseurs des orteils, avec intégrité du
jambier antérieur ; abolition de la contractilité électrique des
muscles atrophiés et paralysés. A l'autopsie, on constate dans les
muscles et dans les nerfs, les lésions bien connues de la paralysie
saturnine. Dans la moelle, Zunker constate une atrophie irrégulièrement disséminée de la subtance grise, avec diminution et
petitesse des grandes cellules ganglionnaires des cornes anté-

(1) ZUNKER. *Zur Pathologie der Bleilähmung*. Zeitsch. f. klin. Med., I,
1880, p. 496.

rieures de la moelle. Dans une région circonscrite de la moelle dorsale inférieure, il existe une disparition totale du foyer des cellules ganglionnaires, avec sclérose de la corne antérieure gauche dans la région dorsale moyenne. Corps amyloïdes dans les racines et les cordons postérieurs. Malgré ces lésions, Zunker ne croit pas à l'origine centrale, spinale de la paralysie saturnine. « Il manque dit-il, la lésion locale, circonscrite aux grandes cellules des cornes antérieures cervicales et lombaires, il manque l'aspect typique de la paralysie spinale atrophique.... » « là où la lésion existe, elle correspond à un territoire musculaire, qui ne paraît pas avoir été atteint par la paralysie saturnine. Nous cherchons en vain (malgré les lésions de la moelle), un foyer central responsable de l'atrophie et de la paralysie très prononcées des mains et des doigts; anatomiquement et pour ce qui est des lésions médullaires, la paralysie saturnine typique ne peut être rapprochée de la paralysie spinale atrophique.

4° Cas d'*Oeller* (1). — J. R. 43 ans, chaudronnier, fait depuis 15 mois des soudures de tuyaux de gaz. Colique de plomb, paralysie passagère des extenseurs gauches, depuis cinq mois paralysie complète des extenseurs des doigts et du poignet, des intérosseux et des muscles de l'éminence thénar. Réaction de dégénération Le malade est atteint d'une néphrite avec albuminurie très intense, anasarque, ascite, hydropisie, dyspnée intense, myocardite et hypertrophie du cœur, et succombe à une gangrène de la jambe et à des accidents dyspnéiques. A l'autopsie, on constate une néphrite interstitielle, cor bovinum, hydropisies multiples, atelectasie et œdème pulmonaire, etc., etc. Rien au cerveau.

La *moelle* durcie dans l'acide chromique présente les altérations suivantes : Oblitération du canal central de la moelle. Petits foyers d'apoplexies capillaires irrégulièrement disséminés dans les deux moitiés de la moelle. Ces foyers hémorrhagiques peu nombreux dans la région cervicale supérieure, augmentent de volume et de nombre au niveau du renflement cervical, et occupent ici, de préférence, les parties moyennes des cornes antérieures et les bases des cornes postérieures. En dehors de ce siège de prédilection, on trouve des foyers hémorrhagiques dans la commissure postérieure et entre les cellules ganglionnaires du groupe latéral. Outre ces hémorrhagies, on trouve dans le renflement

(1) ŒLLER. *Zur Pathologischen Anatomie der Bleilähmung*. Inaugural Dissert. München, 1883.

cervical depuis la cinquième jusqu'à la huitième paire, des foyers de ramollissement occupant la partie centrale des cornes antérieures, et les parties antérieures des cornes postérieures des deux côtés, mais respectant les groupes cellulaires de la corne latérale. Les cellules sont petites et se colorent mal, elles présentent un aspect homogène, vitreux et sont dépourvues de prolongements. Cellules araignées peu nombreuses. Pas de multiplication des petites cellules, ou de prolifération du tissu conjonctif. Au voisinage des foyers de ramollissement, les cellules ganglionnaires sont distendues et contiennent des vacuoles. Sclérose des artérioles, dégénérescence hyaline des capillaires. Ces altérations (hémorrhagies et foyers de ramollissements), n'existent que dans la substance grise et dans le renflement cervical.

5. — L'histoire clinique du malade, autopsié par *Oppenheim* (1) a été publiée par Remak, et nous avons donné plus haut le résumé de cette observation. Il s'agit d'un fondeur en caractères, ancien saturnin, présentant une paralysie classique sans atrophie, des extenseurs, des muscles innervés par le crural ainsi qu'une paralysie des gastrocnémiens et du jambier antérieur. Le malade succombe à des accidents d'encéphalopathie saturnine (délire, coma, parésie faciale légère), et de stomatite gangréneuse. A l'autopsie, on constate, outre une néphrite interstitielle avec hypertrophie cardiaque, un foyer hémorrhagique récent dans le lobe temporal droit, et un foyer kystique en dehors de la tête du corps strié droit. On constate les lésions microscopiques bien connues, des muscles et des nerfs radial et sciatique poplité externe.

Les altérations de la moelle, occupent la substance grise dans presque toute la hauteur, avec prédominance des lésions au niveau des renflements cervical et lombaire.

Les lésions consistent, en une disparition et diminution des cellules ganglionnaires, diminution des fibres nerveuses dans la substance grise, augmentation et épaississement de la névroglie ; multiplication, dilatation des vaisseaux et sclérose des parois.

Dans le renflement cervical la corne droite est plus prise que

(1) OPPENHEIM. *Zur pathologischen Anatomie der Bleilähmung.* Arch. f. Psych. u. Nerv., 1885, XVI, p. 476.

la gauche, la corne latérale est partout respectée, et la colonne
de Clarke partout normale.

Dans la moelle lombaire, la corne antérieure droite est beaucoup plus pauvre en cellules nerveuses que la gauche. Dans le
renflement lombaire la lésion est à peu près symétrique, les
cornes antérieures sont également atrophiées, et les cellules
ganglionnaires n'existent qu'au niveau de la partie interne de la
corne antérieure. Les racines antérieures sont intactes, dans la
région cervicale comme dans la région lombaire.

En résumé, nous trouvons dans le cas de Vulpian, quelques
cellules présentant un état vitreux, colloïde ; dans le cas de
Monakow des lésions complexes, foyer de sclérose et d'altérations
vasculaires, hémorrhagies, analogues aux lésions de la paralysie générale des aliénés ; dans le cas de Zunker une diminution
du nombre des cellules, qui sont irrégulièrement disséminées
dans la substance grise ; dans le cas de Oeller des foyers hémorrhagiques et « du ramollissement » de la partie centrale de
la moelle, sans prolifération des noyaux, sans zône d'irritation ; dans le cas d'Oppenheim enfin, disparition des cellules des
cornes antérieures sur une grande hauteur, correspondant assez
exactement à la région médullaire, qui tient sous sa dépen-
dance, le territoire musculaire paralysé et atrophié.

Quelle est la valeur respective de ces cas ? Quels arguments
apportent-ils à la théorie de la pathogénie spinale, de la paralysie saturnine ?

De ces cinq cas, le cas d'Oppenheim paraît seul avoir une
valeur absolue, incontestée.

L'état vitreux, colloïde, de quelques-unes des cellules antérieures constaté par Vulpian, peut se retrouver sur les moelles
normales, il en est de même pour la diminution dans le nombre
de ces cellules, constatée par Vulpian, Zunker. Le nombre des
cellules des cornes antérieures, ne peut en effet être fixé d'une
façon mathématique. Il existe entre les différentes coupes
d'une même moelle et d'une moelle à l'autre, de très grandes
différences individuelles. Le nombre des cellules par coupe
n'est pas le même en effet, suivant que l'on examine une coupe
prise au niveau de l'émergence d'une racine, ou une coupe
prise entre deux racines.

Les lésions de myélite subaiguë, s'accompagnant d'altérations
des cellules ganglionnaires, constatées par Vulpian sur les chiens
empoisonnés chroniquement par le plomb, ressemblent beau-

coup aux lésions constatées par Popoff (1) et par Von Tschisch (2)
dans les empoisonnements par différentes substances toxiques.
Popow en intoxiquant des animaux avec l'arsenic, le plomb ou
le mercure, V. Tschisch en employant la morphine, l'atropine,
le nitrate d'argent ou le bromure de potassium, Rosenbach (3) en
les soumettant à l'inanition, ont constaté à peu de chose près, les
mêmes lésions médullaires, portant presque exclusivement sur
les cellules ganglionnaires. Elles consistent dans le gonflement
avec tuméfaction trouble et formation de vacuoles des cellules,
qui ont perdu leurs prolongements, lésions qui s'accompagnent
d'un certain degré d'hypéremie vasculaire. Dans un travail récent, Kreysig met en doute la valeur pathologique des altérations
médullaires constatées par Popoff et V. Tschich. Pour lui, la vacuolisation des cellules, leur tuméfaction, l'absence de prolongements de quelques cellules, peuvent se rencontrer dans les
moelles normales et dépendent des procédés de durcissement.
Ces altérations n'existent jamais sur les moelles fraîches. Les
vacuoles sont nombreuses, lorsqu'on durcit les moelles pendant
un jour ou deux dans une solution forte d'acide chromique
(0.1 0,0 à 0. 25 0/0), avant de les mettre dans la liqueur de
Müller. Ces altérations sont, pour ainsi dire, réduites à leur minimum, lorsque Kreysig (4) modifie les méthodes de durcissement : ainsi en ne plongeant pas la moelle directement de la
liqueur de Müller dans l'alcool à 96 p. 100, mais en la plaçant
d'abord dans une solution d'alcool faible à 10 p. 100 et peu à
peu, dans une solution de plus en plus forte, les cellules ganglionnaires présentent à peine des différences appréciables.

On ne peut invoquer non plus en faveur de la pathogénie spinale de la paralysie saturnine, les altérations vasculaires, foyers
hémorrhagiques, etc., que l'on rencontre chez un certain nombre
de saturnins, et qui ont été constatés particulièrement dans le
cas de Oeller. Il s'agit ici de la périartérite si fréquente chez les
saturnins.

Le malade d'Oeller était en outre atteint d'une néphrite interstitielle, et l'on sait combien sont fréquentes dans ces cas, les hé-

---

(1) Popoff. *Beiträge zur Lehre von der acuten Myelitis toxischen Ursprungs.*
Virch. Arch. 1883, Bd 93, p. 358.

(2) V. Tschiesh. *Ueber Veränderunyen des Ruckenmarks bei Vergiftung mit
morphine Atropine, Silbernitrat, Bromkalium.* Virch. Arch. B 100, p. 147.

(3) Rosenbach. *Ueber die durch Inanition bewirkten Textur veranderungen
der Nervencentren.* Neurol. Centralb., 1883, n° 15.

(4) Kreysig. Virch. Arch., 1886, Bd . CII, p. 286-298.

morrhagies capillaires dans les différents viscères. Quant aux
foyers de ramollissement, constatés par Oeller dans les cornes
antérieures et postérieures, ils constituent comme le fait du
reste remarquer Schultze, une localisation jusqu'ici unique.
L'aspect de ces foyers de ramollissement, ainsi que l'absence
de corps granuleux, dans un cas de paralysie ayant duré plusieurs mois, surprend déjà de prime abord. Dans les véritables
foyers de ramollissement, consécutifs à une oblitération vasculaire, on rencontre généralement de bonne heure les corps granuleux.

L'effritement facile de la moelle, et la vacuolisation des cellules ganglionnaires dans le cas d'Oeller, peuvent très bien relever d'un durcissement défectueux de la moelle, par la solution
d'acide chromique employée par cet auteur, et la coloration
défectueuse des préparations d'Oeller semble du reste l'indiquer.

Quant à l'épaississement des parois vasculaires et au gonflement des cylindres-axes, ce sont là des lésions que l'on observe
fréquemment dans la néphrite interstitielle, même lorsqu'il s'agit
de malades non saturnins.

Le cas d'Oppenheim est donc le seul, dans lequel la lésion des
cellules antérieures soit nette et indiscutable. C'est le seul, qui
puisse être invoqué en faveur de la pathogénie spinale. Mais il
forme, pour ainsi dire, l'exception parmi le grand nombre des
résultats négatifs constatés par différents observateurs, par
MM. Lancereaux, Gombault, Westphal, Mlle Tiburtius, Fried-
laender, Eisenlohr, Duplaix et Lejard, Robinson, Schultze et
par nous-même dans notre cas. (Obs. IX, p. 108.)

CHAPITRE II

PATHOGÉNIE

I. — **Polynévrite**. — La pathogénie des polynévrites survenant, soit dans le cours, soit pendant la convalescence d'une maladie infectieuse, ou se présentant avec les allures d'une maladie infectieuse, est encore indéterminée. L'action des microbes pathogènes dans cette affection est probable, mais non démontrée.

S agit-il dans les névrites infectieuses d'une action directe, pathogène, des microbes sur les nerfs, d'une véritable décharge microbienne ? Cela est peu probable, car l'examen anatomique ou bactériologique, n'a jamais montré la présence de microbes dans les tubes nerveux ou dans leur tissu conjonctif. Les cultures, les inoculations aux animaux, ont donné des résultats toujours négatifs.

Il est cependant logique, pour ne pas dire plus, d'admettre que, si les recherches microbiologiques n'ont rien donné, c'est qu'elles ont été pratiquées à une époque de l'affection, où les organismes pathogènes avaient disparu de l'économie, après l'avoir profondément modifiée. On sait en effet, par les expériences de M. Charrin (1) sur la pyocyanine, que l'on peut indifféremment produire chez les animaux des paralysies, soit par l'action du microbe pyocyanique, soit par l'action du ferment soluble sécrété par ce microbe. Pour la diphthérie, on doit à MM. Roux et Yersin (2) d'avoir isolé par la culture du bacille de Loffler, un agent toxique d'une très grande puissance, lequel injecté à des animaux détermine, chez ces derniers la production de paralysies. Mais dans la paralysie pyocyanique, les nerfs, les muscles et la moelle épinière ne présentent aucune espèce de lésion, et la paralysie affecte le type spasmodique. Dans la paralysie diphthéritique expérimentale, comme l'a montré M. Babinski (3),

(1) CHARRIN. *La maladie pyocyanique*. Paris 1889. Steinheil, édit.

(2) ROUX ET YERSIN. *Annales de l'Institut Pasteur*, 1889.

(3) BABINSKI. Soc. de biol., 1888.

les muscles et les nerfs sont également indemnes. On voit qu'il
ne s'agit pas là, des mêmes phénomènes que ceux que l'on observe dans les polynévrites infectieuses ou toxiques, dans lesquelles l'existence de lésions des nerfs et des muscles est constante. Il existe donc encore ici, en ce qui concerne les polynévrites infectieuses, tout un champ d'études à explorer.

L'hypothèse suivant laquelle, la polynévrite infectieuse relè-
verait de l'action *chimique* d'une substance toxique d'origine
microbienne, et non pas de l'action d'un ferment ou virus orga-
nisé, soutenue du reste par Leyden, par Rosenheim vient d'être
récemment confirmée par les belles expériences de Charrin,
Yersin et Roux, sur la pathogénie des paralysies de la pyocyanine et de la diphtérie. Elle se rapproche ainsi de la pathogénie
invoquée en faveur des paralysies toxiques, ou des paralysies
dyscrasiques, agissant par auto-intoxication.

Quant à l'action intime du processus, nous pouvons supposer,
dit Leyden, que « la substance toxique se combine avec la
substance des nerfs périphériques, et détermine des dégénéra-
tions trophiques ou des processus inflammatoires. L'agent chimique est dans un cas une substance pathogène (ptomaïne),
dans un autre cas un métal, ou l'alcool ou tout autre poison.
Dans cette théorie, il est à remarquer d'une part, qu'un grand
nombre de substances chimiques, d'aspect très diverses, semblent
présenter la même affinité pour les mêmes substances des nerfs
périphériques et, qu'elles les décomposent ; d'autre part, que ces
substances chimiques présentent une prédilection particulière,
sinon exclusive, pour les nerfs périphériques. Ce fait indique
des différences très délicates, et cependant puissantes, dans la
constitution chimique des nerfs qui, dépassent de beaucoup nos
connaissances chimiques actuelles. Si nous considérons d'autre
part, que chacune des maladies infectieuses — malgré la concor-
dance symptomatique de la polynévrite, présente néanmoins de
grandes différences dans ses localisations, ses symptômes, son
évolution — la représentation que nous pouvons nous faire de
la multiplicité des constitutions chimiques, des différents troncs
nerveux, ainsi que des ptomaïnes est encore accrue. Ceci
se rapporte du reste, également, à la névrite toxique, dans laquelle chacune des formes présente encore des particularités
spéciales » (1).

(1) LEYDEN. *Die Entzündung der peripheren Nerven* (Polyneuritis. — Neuritis
multiplex). Zwei Vorträge. Berlin, 1888, p. 24.

II. — **Paralysie saturnine**. — Si les remarques que nous venons de faire, à propos de la pathogénie des polynévrites de causes infectieuses et toxiques, peuvent s'appliquer, à certains égards, aux formes généralisées de la paralysie saturnine, il n'en est plus de même pour les formes localisées de cette affection, qu'il s'agisse de la forme vulgaire, classique (type antibrachial), ou des formes plus rares (type brachial, Aran Duchenne ou inférieur).

Bien des hypothèses ont été émises, pour expliquer le type anti-brachial de la paralysie saturnine, pour expliquer cette paralysie dissociée du nerf radial.

La théorie musculaire de Gusserow, la théorie vasculaire de Hitzig, n'ont plus guère aujourd'hui qu'une valeur historique. Il est démontré, en effet aujourd'hui, depuis les travaux de Heubel (1), qu'à poids égal de substance, les muscles sont de tous les tissus de l'économie, ceux qui contiennent le moins de plomb dans l'intoxication saturnine. Les recherches faites par Bernhardt (2), pour expliquer la prédilection de la paralysie pour certains muscles et l'intégrité du long supinateur, par une plus grande teneur des extenseurs en plomb ou, une plus grande réceptivité de ces mêmes muscles pour le plomb, n'ont donné que des résultats négatifs La quantité de plomb que contenait le long supinateur en effet, quoique très minime. était cependant équivalente à la quantité contenue dans les extenseurs de l'avant-bras.

Chez un malade atteint de paralysie saturnine, et qui mourut dans le service de Vulpian, Bourceret s'est attaché à rechercher le plomb dans les centres nerveux, les reins, le foie et les muscles ; il lui a été impossible de déceler le plomb dans aucun de ces organes.

Quant à la théorie vasculaire d'Hitzig, elle est tout aussi incapable de nous expliquer, et la localisation de la paralysie dans certains muscles, et l'intégrité de certains autres. C'est une théorie purement spéculative, qui ne repose sur aucune base sérieuse, et qui tombe du reste devant l'expérimentation, devant les recherches précédemment citées de Bernhardt, et en présence des formes rares ou généralisées de la paralysie saturnine.

---

(1) Heubel. *Pathogenese und Symptome der chronischen Bleivergiftung.* Berlin 1871.

(2) Bernhardt. Arch. f. Psych. u. Nerv., IV, 1874, p. 620.

L'existence constante d'altérations nerveuses périphériques, dans la paralysie saturnine, est aujourd'hui un fait surabondamment démontré. Mais la localisation des lésions dans certains rameaux du nerf radial, localisation qui donne au type antibrachial de la paralysie saturnine, une physionomie si spéciale, si particulière, défie encore toute tentative d'explication.

Nous savons bien que dans les névrites périphériques, qu'elles soient généralisées ou localisées, qu'elles soient de nature infectieuse, toxique ou autre, les extenseurs sont toujours plus pris que les fléchisseurs, mais, nous ne possédons pas jusqu'ici une explication satisfaisante de ce fait. Mais dans les névrites infectieuses ou toxiques, les fléchisseurs sont pris comme les extenseurs; ils le sont simplement à un moindre degré. Dans le type antibrachial de la paralysie saturnine, au contraire, non seulement les fléchisseurs sont intacts, mais une partie seulement des muscles innervés par le radial est altérée. Il en est de même dans le type inférieur, où le jambier antérieur est conservé, tandis que les extenseurs des orteils et les péroniers sont paralysés. Il existe en d'autres termes, dans ces cas, des paralysies dissociées dont l'interprétation est encore impossible. Et cependant : dans la paralysie saturnine (type brachial, type antibrachial, type Aran Duchenne), on voit les muscles se prendre suivant un certain ordre, toujours le même, et la paralysie occuper des groupes musculaires, à fonctions pour ainsi dire spéciales.

Il existe là évidemment, une paralysie limitée à certains groupes fonctionnels, et ce fait tend à montrer que la névrite saturnine, dans beaucoup de cas, suit dans sa distribution certaines lois, qui nous sont encore aujourd'hui inconnues.

Du reste ces localisations ne sont pas propres à la paralysie saturnine. Si l'on excepte le type antibrachial, dont la fréquence et la constance sont pour'ainsi dire telles, (qu'en présence d'un individu porteur de ce type et ne présentant pas de signe d'intoxication saturnine, la nature plombique de cette paralysie s'imposera néanmoins à l'esprit de l'observateur), si l'on excepte ce type, dirons-nous, nous voyons que les autres localisations, se rencontrent dans un certain nombre d'affections, médullaires, myopathiques ou périphériques. Le type Duchenne-Erb par exemple, se rencontre dans les paralysies radiculaires supérieures du plexus brachial, de causes traumatiques, obstétricales, *a frigore* ou autres ; dans les affections *médullaires* telles que l'atrophie musculaire progressive myélopathique, la para-

lysie infantile, la syringomyélie ; dans les affections *myopathi-*
ques, telles que la myopathie atrophique progressive, à type facio-
scapulo-huméral et type scapulo-huméral de Landouzy Dejerine, ou dans le type juvénile d'Erb, etc.

C'est même à cause de cette topographie si spéciale de la paralysie saturnine, que certains auteurs ont cherché à lui assigner
une origine centrale. Or nous croyons l'avoir démontré dans le
cours de ce travail, aucun fait anatomique probant (sauf celui
d'Oppenheim), n'est en faveur de cette hypothèse. Du reste, si
l'hypothèse de la pathogénie spinale reposait sur des données
anatomiques exactes, elle ne simplifierait pas beaucoup la
question, car il resterait encore à se demander, le *pourquoi* de
cette localisation médullaire.

Tout démontre au contraire, la nature essentiellement périphérique de la paralysie saturnine. Mais nous le répétons ici,
la cause de ses différentes localisations, défie encore aujourd'hui
toute tentative d'explication.

CHAPITRE III

I. Polynévrites. — Le pronostic des différentes variétés de la polynévrite est en général favorable. Il s'agit en effet d'une affection curable dans la grande majorité des cas.

Cependant, dans les formes à évolution très rapide et revêtant les allures de la paralysie ascendante aiguë, la mort peut survenir dès les premiers jours, et pendant la généralisation de la paralysie ; elle résulte en général dans ces cas, de la paralysie du diaphragme, des intercostaux et des pneumogastriques, et le malade succombe à une asphyxie croissante, et fatale pour ainsi dire. Mais la paralysie du diaphragme n'implique pas forcément une terminaison fatale, et on a vu la polynévrite guérir, alors même que ce muscle était paralysé, ou plutôt parésié pendant un temps plus ou moins long. Cela tient à ce fait que dans les polynévrites en général, comme dans les formes généralisées de la paralysie saturnine, tous les muscles ne sont pas paralysés au même degré, les derniers pris sont en général simplement parésiés, et si le processus pathologique s'arrête, ce sont ces muscles qui récupéreront les premiers leur fonctionnement. Les réactions électriques seront ici, comme dans la paralysie saturnine, d'une grande valeur pronostique, au point de vue de la restitution *ad integrum*, des différents muscles paralysés. Aussi longtemps que la contractilité faradique ou galvanique est conservée, même à un léger degré dans un muscle, on peut affirmer que ce muscle récupérera sa fonction, dans un espace de temps plus ou moins éloigné. La disparition complète de toute contractilité électrique, sera toujours un signe pronostique sérieux. Souvent, le malade récupérera après un temps plus ou moins long, l'usage de ses muscles ; mais quelquefois, on pourra observer dans des groupes musculaires plus particulièrement touchés, une perte de la contractilité volontaire et électrique, se prolongeant pendant des années entières, entraînant des impotences fonctionnelles et des déformations quelquefois persistantes.

— **Paralysie saturnine**. — Le pronostic de la paralysie saturnine est connu depuis longtemps. Tous les auteurs, qui depuis Tanquerel des Planches ont étudié cette question, ont fait remarquer qu'il s'agissait d'une affection qui, bien que sujette à récidive, était de nature toujours curable. Nous verrons tout à l'heure ce que cette proposition a de trop absolu.

Dans les formes peu communes, comme le type Duchenne-Erb, ou le type inférieur, le pronostic est en général peu grave et la guérison toujours obtenue. Il s'agit de cas dans lesquels, la paralysie et l'atrophie sont en général peu prononcées, et la contractilité électrique peu altérée. Dans la paralysie saturnine type Aran Duchenne, le pronostic est beaucoup plus sérieux, car si le malade récupère en général, ses mouvements au bout d'un temps plus ou moins long, l'atrophie musculaire persiste pendant des années.

Quant aux formes généralisées à évolution rapide, formes qui sont rares, comme nous l'avons dit, la mort peut être produite par la paralysie du diaphragme et des intercostaux (cas de Heugas obs. XVII, p. 138). Mais en général, on observe le plus souvent la guérison complète, comme dans les névrites multiples d'origine infectieuse ou toxique.

Une paralysie saturnine étant donnée, quelle que soit la localisation qu'elle affecte, le pronostic de l'état de chacun des muscles paralysés, se déduit de l'état de sa contractilité électrique. Aussi longtemps qu'un muscle présentera des traces de contraction, sa guérison dans un temps plus ou moins court peut être affirmée, mais tant que la contractilité faradique a disparu, la guérison prochaine ne peut être espérée.

Dans la forme vulgaire de la paralysie saturnine (type antibrachial), la guérison est une règle qui ne souffrirait pour certains auteurs, aucune exception. L'observation suivante, concernant un malade affecté depuis seize ans de paralysie saturnine des extenseurs, démontre que cette affection peut dans certains cas, persister indéfiniment à l'état chronique.

Observation LVIII (personnelle).

Paralysie et atrophie saturnines, type anti-brachial durant depuis seize ans chez un saturnin. — Abolition de la contractilité faradique, magnéto-électrique et galvanique. — Intégrité du long extenseur du pouce à gauche. — Subluxation des deux poignets.

Le nommé L. A., âgé de 49 ans, peintre en bâtiments est à

Bicêtre depuis le mois de décembre 1883, salle Denis Papin, lit n° 25, service de M. le Dr Dejerine.

Antécédents héréditaires. — Mère morte à 49 ans d'une attaque de choléra. Six frères et sœurs bien portants.

Antécédents héréditaires. — Rougeole à 3 ans, croup à 11 ans. Pas de syphilis. Léger degré d'éthylisme. Travaille dans le plomb depuis l'âge de 13 ans. Première attaque de coliques en 1884, à l'âge de 24 ans. Neuf ans après, en 1873 nouvelle attaque de coliques. Quelques mois auparavant, ressentait un certain degré de faiblesse dans la main gauche. En prenant de la main droite un verre de bière pour le porter à sa bouche, il renversa son verre. (Premier signe révélateur de la paralysie des extenseurs de l'avant-bras droit). A gauche, l'atrophie débuta plus tard, et progressa peu à peu. Il entre à la Pitié, y reste quatre mois et en sort un peu amélioré, mais non guéri. Il peut cependant, quoique encore paralysé, reprendre son travail jusqu'en 1881, époque à laquelle il est de nouveau forcé de quitter son métier de peintre en bâtiments. Après deux ans de séjour dans différents hôpitaux, où il fut traité par l'iodure de potassium, les bains sulfureux, les courants faradiques, son état resta le même. Il entre à Bicêtre en 1883, il passe 14 mois à l'infirmerie, où il est traité par les courants faradiques. Pas d'amélioration.

Etat actuel le 20 *février* 1886. — Homme de constitution assez robuste. La musculature des épaules, du thorax et des bras est bien développée. Les deux avant-bras sont très amaigris dans leur région postérieure, le gauche plus que le droit. Les deux mains sont fléchies et en pronation, la droite un peu plus que la gauche. Subluxation en avant des deux poignets, en examinant leur face dorsale, on sent très nettement la moitié supérieure de la facette articulaire du radius.

Avant-bras. — Atrophie assez prononcée du groupe des extenseurs, plus marquée à droite. A gauche le malade peut amener la main jusqu'à l'horizontale, à droite aucun mouvement d'extension du poignet n'est possible. L'extension des premières phalanges des doigts est impossible des deux côtés, mais l'action des interosseux sur les deux premières phalanges (extension), l'adduction et l'abduction des doigts se font, mais limités. Les radiaux et le cubital postérieur sont également pris des deux côtés. A droite le long extenseur du pouce est conservé, le long et le court supinateur sont intacts des deux côtés. Intégrité des thénars, des hypothénars et des interosseux, ainsi que des muscles de la région antérieure de l'avant-bras. Réflexe olécrânien nul. Réflexe patellaire faible. Liséré saturnin douteux. Pas de néphrite interstitielle.

Etat actuel, le 28 juin, plus de trois ans après.—L'état est le même qu'en février 1886.

Contractilité électrique, courants faradiques, appareil à chariot, minimum d'excitation chez l'homme sain = 10 cent. Méthode polaire.

	Côté gauche	Côté droit
Extenseur commun des doigts à..	0c,0	a 0c,0
Long extenseur du pouce......à.	6 1|2	à 0c,0
Long abducteur du pouce.....à.	0c,0	à 0c,0
Radiaux................... .à.	0c,0	à 0c,0
Cubital postérieur...........à.	0c,0	à 0c,0
Long supinateur......·.......à.	9 1|2	à 5 c.
Biceps, triceps et deltoïde.....à.	9 1|2	à 9 1|2

La sensibilité électrique est très diminuée. Excitation du radial dans la gouttière. A gauche le long extenseur propre du pouce se contracte seul à 5 cent.

Appareil magnéto-électrique (sonnerie de téléphone), mêmes résultats qu'avec le courant faradique.

Courants galvaniques. Appareil de Gaiffe. Galvanomètre apériodique. Méthode polaire.

	Côté gauche	Côté droit
Long extenseur du pouce à.........	20 él. 5 Ma NFC > PFC	à 20 él., 5 Ma, NFC > PFC
Long supinateur...	» » »	à 18 6 Ma, »
Extenseur commun des doigts à.....	48él. =25 Ma, NFC et PFC=0	à 48 = 0, comme à gauche.

Si l'on envisage le pronostic à un point de vue plus général, la paralysie porte avec elle le pronostic de l'intoxication saturnine tout entière, et sans parler de l'état général qui est ordinairement des plus mauvais, ni des troubles vasculaires et viscéraux qui sont la conséquence de cette intoxication, nous ferons remarquer qu'au point de vue de la descendance, elle constitue par elle-même un facteur important de dégénérescence. MM. Constantin Paul (1) et Roques (2), ont montré la fréquence des avorte-

(1) C. PAUL. Arch. gén. de méd., 1860.
(2) ROQUES. *Des dégénérescences héréditaires produites par l'intoxication saturnine.* R. Soc. biol., 1872, IV, p. 243-245.

ments chez les femmes atteintes d'intoxication saturnine, et la grande mortalité de leurs enfants dans le bas âge, causée par les convulsions et les affections cérébrales. M. Roques, a montré en outre, la fréquence des cas d'idiotie, d'imbécilité, d'épilepsie, que l'on rencontre dans des familles, où les parents emploient des préparations de plomb : peintres en batiments, fondeurs en caractères d'imprimerie, étameurs. Il a montré en outre ce fait, que les parents qui, pendant le temps qu'ils étaient soumis à l'influence des préparations plombiques, avaient des enfants idiots ou imbéciles, avaient plus tard, après avoir changé de profession, des enfants sains. Brieger (1) et récemment Monakow (2) ont rapporté des cas analogues. Nous ne pouvons nous étendre davantage, sur ce point dont l'étude ne rentre pas directement dans le cadre de notre travail. Nous tenons seulement à faire remarquer en terminant, que l'intoxication saturnine, envisagée au point de vue de la descendance, est actuellement considérée, avec d'autres intoxications, l'intoxication alcoolique entr'autres, comme un important facteur de dégénérescence.

(1) BRIEGER. Centralbl. f. d. med. Wissenchaft, 1874, n° 27, p. 431.
(2) V. MONAKOW. *Loc. cit.*

CHAPITRE IV

TRAITEMENT.

Le traitement de la polynévrite infectieuse, aiguë ou subaiguë, rentre dans le traitement des maladies infectieuses au cours ou dans la convalescence desquelles, elle peut survenir; aussi ne nous y étendrons-nous pas. Il en est de même, lorsque la polynévrite évolue sous les apparences cliniques d'un état infectieux mal déterminé. Ici encore, on mettra en œuvre, les différents agents thérapeutiques et hygiéniques, qu'il est d'usage d'employer en pareil cas, et qui ne présentent dans l'espèce, rien de spécial. Lutter contre l'hyperthermie et les douleurs, à l'aide des antipyrétiques et des calmants, surveiller l'état de la peau chez ces malades, donner enfin des toniques et des reconstituants, lorsque la période aiguë de l'affection étant passée, le malade entre dans la période souvent si longue, dans laquelle on voit survenir et progresser l'atrophie musculaire. N'oublions pas, du reste, que la polynévrite est assez rarement une affection à pronostic grave, et que les cas de mort sont assez exceptionnels du fait de la polynévrite elle-même, bien que cette éventualité puisse s'observer, lorsque les nerfs qui président aux fonctions respiratoires ou circulatoires viennent à être envahis. N'oublions pas également, que les malades peuvent au cours d'une polynévrite, succomber du fait, non pas de la polynévrite elle-même, mais à la suite de lésions, développées par l'intoxication dont relève cette polynévrite (alcool, plomb, arsenic). La suppression de l'agent toxique, un traitement hygiénique et prophylactique, sont des conditions qui s'imposent dans le traitement des polynévrites toxiques.

Le traitement de la polynévrite, abstraction faite des particularités précédentes, doit être surtout un traitement local, basé avant tout sur l'électrothérapie. On pourra employer indifféremment les courants faradiques ou galvaniques, soit alternativement, soit consécutivement, en ayant soin de ne pas employer des courants trop intenses, et surtout en ne commençant pas trop tôt leur application.

M. Dejerine (1) a montré, par des expériences comparatives faites sur des animaux, qu'un muscle dont les nerfs avaient été coupés, s'atrophie plus lentement lorsqu'on l'électrise tous les jours.

L'usage de certaines eaux minérales, de La Malou entr'autres, donne souvent de bons résultats : on ne devra pas négliger d'y avoir recours, lorsque la polynévrite est arrivée à la période stationnaire ou à la période de régression.

On aura soin également d'avoir recours aux iodures, ainsi qu'au massage et aux mouvements passifs. Le massage sera fait soit directement sur les muscles, soit surtout sur les gaines tendineuses, dans les cas de déformations si fréquentes des membres inférieurs à la suite des polynévrites. Le massage fait régulièrement, permet souvent d'éliminer le traitement chirurgical (ténotomie, etc.).

(1) DÉJERINE. *Soc. biol.*, 1875.

APPENDICE

Autopsie du malade de l'observation XXVIII, page. 163, *atteint de paralysie radiale dissociée, consécutive à une injection d'éther sulfurique.*

Le malade ayant succombé pendant la correction des épreuves de ce travail, cette autopsie ne se trouve pas mentionnée dans les exemplaires déposés à la Faculté de médecine.

Névrite parenchymateuse très prononcée de tous les rameaux de la branche profonde du nerf radial, avec intégrité des rameaux des muscles radiaux et long supinateur. Atrophie simple des faisceaux primitifs de l'extenseur commun des doigts.

Autopsie faite le 28 juillet. Foie de volume ordinaire, de couleur verdâtre. Pas de calculs dans la vésicule, ni dans les canaux biliaires. Du côté des autres viscères, rien de particulier, sauf la coloration ictérique.

Avant-bras gauche. La coloration ictérique des muscles empêche de constater s'il existe une différence de coloration, entre les différents muscles de la partie postérieure de l'avant-bras. Il n'existe pas en tout cas d'atrophie appréciable de l'extenseur commun des doigts.

Examen histologique. *Branche profonde du radial, allant aux extenseurs communs et propres des doigts;* examen pratiqué à l'état frais, par dissociation, après action de l'acide osmique et du picrocarmin, altérations extrêmes, et portant sur tous les tubes nerveux, qui ont pris une apparence moniliforme. Cette apparence est due à ce que la myéline ne persiste que de place en place dans les gaines de Schwan. A ce niveau, on trouve en effet, de petits blocs arrondis de myéline, séparés les uns des autres par une couche mince de protoplasma et par quelques noyaux de la gaine. Dans l'intervalle de ces petits amas de myéline, la gaine de Schwan est

revenue sur elle-même, et contient quelques noyaux et du protoplasma, ce dernier coloré en jaune. Nulle part on ne constate la
présence de cylindres-axes, même à l'état fragmentaire. Nulle part
il n'existe de tubes de petit calibre.

Le tissu conjonctif intertubulaire ne présente que des traces
d'irritation légère. Ces lésions nerveuses, tout à fait semblables à
celles que l'on observe dans le bout périphérique, d'un nerf sec-
tionné depuis plusieurs semaines, existent dans tous les tubes
nerveux de la branche profonde du radial, et se présentent dans
tous avec les mêmes caractères, ce qui démontre bien que la dégénérescence a commencé à se produire, au même moment dans tous
les rameaux.

Les nerfs musculaires des radiaux et du long supinateur, qui
partent, comme on le sait, du tronc même du ravial, examinés par
les mêmes procédés, *ne présentent aucune espèce d'altération*.

Muscle extenseur commun, Atrophie simple avec multiplication
légère des noyaux, sans dégénérescence graisseuse ou pigmentaire.
Le diamètre des faisceaux primitifs de l'extenseur commun, oscille
entre 19 et 26m, dans les radiaux, qui sont normaux, le diamètre de
ces faisceaux, varie entre 38 et 57m.

CONCLUSIONS.

Les recherches exposées au cours de ce travail, nous amènent aux conclusions suivantes :

1. Sous l'influence d'agents infectieux ou toxiques, ou sous l'influence de causes encore indéterminées, on voit fréquemment se développer une névrite des nerfs périphériques.

2. Cette névrite est le plus souvent de nature parenchymateuse, quelquefois de nature interstitielle.

3. L'altération des nerfs est d'autant plus prononcée, que l'on examine des rameaux nerveux, plus éloignés de la racine du membre. La lésion s'atténue en effet progressivement, en remontant de la périphérie au centre ; ne se retrouve qu'exceptionnellement au niveau des racines médullaires, et dans ce cas elle est toujours beaucoup moins developpée qu'à la périphérie. Par son évolution, cette névrite rappelle la névrite ascendante de Duménil.

4. Cette névrite est de nature périphérique, ainsi que le démontre, l'intégrité complète des cellules motrices et des ganglions spinaux, dans l'immense majorité des cas.

5. Le plus souvent, nous pouvons reconnaître la maladie infectieuse, aiguë ou chronique, ou l'agent toxique dont relève la névrite périphérique. Nous sommes moins avancés, lorsqu'il s'agit de déterminer la nature intime du processus, qui préside au développement de cette dernière.

6. Pour les névrites toxiques, on peut invoquer, en se basant sur la pathologie expérimentale, une action directe, exercée par le poison sur les éléments nerveux.

7. Pour les névrites qui surviennent, soit dans la convalescence de certaines maladies infectieuses, ou pour celles qui évoluent avec les allures des maladies infectieuses, comme le béribéri par exemple, nous ignorons encore le mécanisme intime qui préside à leur développement. Peut-être s'agit-il ici de l'action directe, mécanique, du microbe sur les éléments nerveux. Peut-être s'agit-il au contraire, de l'action d'un ferment soluble d'origine microbienne, agissant sur les nerfs et modifiant leur structure.

8. La névrite périphérique peut être *généralisée* ou *localisée*, affecter isolément les nerfs de la motilité ou de la sensibilité, plus souvent ces deux ordres de fibres à la fois. Elle peut être *aiguë*, *subaiguë* ou *chronique*.

9. *Généralisée*, elle peut évoluer :

a). — Dans les formes *mixtes* avec des symptômes paralytiques et atrophiques, accompagnés de troubles sensitifs, et de phénomènes douloureux plus ou moins accusés.

b). — Dans les formes surtout *motrices*, avec les allures soit de la paralysie ascendante aiguë de Landry, soit de la paralysie générale spinale antérieure subaiguë de Duchenne. Ces deux affections ne sont, dans l'immense majorité des cas, que des modalités cliniques de la polynévrite.

c). — Dans les formes surtout *sensitives*, avec des symptômes plus ou moins analogues à ceux de la sclérose des cordons postérieurs (Tabes périphérique, pseudo-tabes).

10. *Localisée*, elle peut intéresser un membre ou un segment de membre, un ou plusieurs troncs nerveux périphériques, ou un groupe musculaire indépendamment de son innervation périphérique.

11. Le pronostic des différentes variétés de la névrite périphérique est en général, favorable. Il s'agit en effet, d'une affection curable dans la gande majorité des cas, mais pouvant récidiver.

Cependant dans certains cas la mort peut survenir et être la conséquence, soit de l'extension de la paralysie aux nerfs phréniques et pneumogastriques (le malade succombe à des phénomènes asphyxiques), soit du caractère infectieux même de la maladie.

Parfois, mais rarement toutefois, la polynévrite peut laisser à sa suite une atrophie musculaire, plus ou moins étendue et persistante. Le même fait peut se rencontrer dans les névrites localisées. Du reste, nous croyons l'avoir suffisamment indiqué, au cours de ce travail, la question de pronostic est avant tout une question d'étiologie.

12. La durée de l'affection est éminemment variable, et dépend avant tout, elle aussi, de cette *notion étiologique*.

INDEX BIBLIOGRAPHIQUE

A

ABUNDO. — *Sulle nevriti periferiche infektive sperimentali : nevriti determinate da inoculazioni del bacillo del tifo e dello pneumococco di Friedlænder*. La Riforma medica 1887 Agosto et Neurol. Centralbl. 1888, p. 79.

ADAMKIEWICZ. — *Zwei Parallefælle. Poliomyelitis-Bleilæhmung*. Charité Annalen 1877, p. 430, Obs. I et II.

APPOLINARIO — *Observation d'atrophie musculaire généralisée d'origine saturnine*. Montpellier médical, 1877, t. XXXIX, p. 237 et 329.

ARNOZAN. — *Les névrites consécutives aux injections hypodermiques d'éther*. Gaz. hebd., 1885 p. 22 et 38. Obs. II, et VI.

B

BALLET. — *Voy*. PROUST et BALLET.

BAELZ. — *Ueber das Verhæltniss der multiplen peripherischen Neuritis zur Beriberi (Panneuritis endemica)*. Zeit. f. klin. Med., 1882. Bd IV, H. 4, p. 616. Virchow's Arch , 1884, Bd 95, p. 146 et Bd 99, Heft 3, p. 531.

BARDENHEWER. — *Zur Theorie der Blei-Intoxication*. Berl. Klin. Wochenschr., 1877, n° 10 p. 125.

BARTH. — *Sur l'utilité des injections sous-cutanees d'éther dans la pneumonie adynamique*. Gaz. hed. 1881. cité par Arnozan, obs. V.

BAUR. — *Ein Fall von multipler dégénerativer Neuritis mit besonderer Berücksichtigung des elektrischen Verhaltens*. Inaug. Dissert, Analys. Neurol. Centralbl. 1887 p. 344).

BEEVOR. — *Three cases illustrating the localisation of motor centres* Medico-chirurg. Transactions LXVIII, p. 205 et Revue des Sciences médic., 1886, p. 11.

BÉRARD. — Art. *Facial. Dictionnaire de médecine* en 30 vol. 1835.

BERGER. — Centralb. f. Nervenheilkunde etc. 1879, 1880 n° 4 et n° 5.

BERNHARDT. — *Beitrag zur differentiellen Diagnose der Radialisparalysen.* Virch. Arch. 1872, t. LIV, p. 267.

— *Zur Pathologie der Radialisparalysen.* Arch., f., Psych., u., Nerv., IV Bd, 1874, p. 601-623.

— *Neuropathologische Beobachtungen.Zur Pathologie der Radialisparalysen.* Arch. f.Psych. u. Nerv., 1875, V, p. 561,

— *Ueber periphere Læhmungen.* Arch. f. Psychiatrie u. Nerv , VII, 1877, p. 597.

— *Neuropathologische Beobachtungen. Periphere Læhmungen.* Deustch. Arch, f. klin. Méd. Bd. XXII, 1878, p. 362.

— *Ueber die multiple Neuritis der Alcoholisten,* etc. Zeitschrift, f. Klin. Med. XI, 1886, p. 363, obs. I.

— *Beitrag zur Pathologie der Bleilæhmungen.* Gesells f. Psych. u. Nervenkrank. Neurol. Centralbl. 1887. p. 21.

— *Ueber Peroneuslæhmung* (Krankenvorstellung). In Gesellschaft f. Psych. u. Nerv. zu Berlin, am 12 nov. 1888. Neurol. Centralbl., 1888, p. 642.

BIRDSALL. — *A Contribution to the pathological anatomy of lead paralysis.* New-York. Med. Record., 1882, 25 march., p. 331.

BOUCHUT. — *Intoxication saturnine suivie de mort chez un enfant de 8 jours produite par l'eau de Mme Delacour mise sur les gerçures du sein de la nourrice.* Gazette des hôpitaux, 1873, XLVI, n° 5.

BOURCERET, HURBAIN ET LEGER. — *Recherche du plomb dans les viscères et dans les muscles, dans un cas d'intoxication saturnine chronique.* Arch. de Phys. norm. et pathol., 1877, p. 824.

BRAUN. — *Ueber einen eigenthumlichen Fall von combinirter systematischer Erkrankung des Rückenmarkes und der peripherischen Nerven.* Deutsch. Arch. f. klin. Medic., 1888, XLII.

BRIEGER. — *Ein Fall von Parese beider Ober und Unterextremitaten im Anschluss an Erysipelas faciei.* Charité-Annalen, 1885, p. 147 et Neurol. Centralbl. 1885, p. 444.

Brivois. — *Paralysie traumatique des membres inférieurs consécutive à un accouchement laborieux.* Th. de Paris, 1876.

Broadbent. — *On a form of alcoholic spinal paralysis.* The Lancet, 1884, p. 294. Proc. Roy med. and. surg. Society. London, 1883-1884. p 198-202.

Bruzelius. — *Fall af multipil neurit.* Hygiea, XLVIII, 10. Svenska läkaresällstk, 1886, p. !69, in Neurol. Centralbl. 1887, p. 343.

Buzzard. — *On sorm forms of paralysis from peripheral Neuritis.* Harveian lectures for, 1885, London, 1886. J. et A. Churchill. (British med. Journ., 1886.)

—   *Peripheral Neuritis.* The British med. Journ., 1886, p. 977.

—   *A case of double wrist drop apparently due to multiple neuritis of alcoholic origine. the lower extremeties having perfectly recovered.* Brain. vol. XI, 1888-1889, p. 90.

C

Campbell. — *Lead poisoning through home made wines.* British med. Journ., 1886, p. 989.

Caspari. — *Zur Casuistik der Neuritiden.* Zeit. f. klin. Med. 1883, Bd V, p. 537.

Charcot. — *Leçons sur les Maladies du Système Nerveux,* 1877. t. II, p. 259.

Charcot et Marie. — *Sur une forme particulière d'atrophie musculaire souvent familiale débutant par les pieds et les jambes et atteignant plus tard les mains.* Rev. de Méd., 1886, p. 96-138.

Charrin. — *La maladie pyocyanique.* Paris, 1889. Steinheil, éditeur.

Cornelius. — *Beiträge zur Casuistik der multiplen Neuritis.* Inaug. Dissert. Berlin, 1888, Neurol. Centralbl. 1888, p. 423.

Cornil. — *Seconde note sur le siège des bactéries de la lèpre et sur les lésions des organes dans cette maladie.* Mém. Soc. méd. des Hôp., 1881, p. 155.

J. Cornillon. — *Amyotrophies consécutives à deux accès de goutte simulant l'atrophie musculaire progressive.* Progrès médical, 1882, p. 485.

— 272 —

D

Dana. — *On pseudo tabes from arsenical poisonning with a considera-tion of the pathology of arsenical paralysis.* Brain, 1886-1887.

Dejerine. — *Atrophie musculaire et paraplégie dans un cas de syphilis maligne précoce.* Arch. de Phys. norm. et pathol., 1876, p. 430.

— *Sur l'existence d'altération des nerfs séparés de leurs cen-tres trophiques.* En collab. avec M. Cossy. Arch. de Phys. norm. et pathol. 1875, avec 1 planche.

— *Recherches sur les lésions du système nerveux dans la para-lysie diphthéritique.* Arch. de Phys. norm. et patoh., 1878, avec 1 planche.

— *Recherches sur les lésions du système nerveux dans la para-lysie ascendante aiguë.* Th. de Paris, 1879.

— *Recherches sur les lésions du système nerveux dans la para-lysie saturnine.* Soc. de Biol., 1879.

— *Sur l'existence d'altérations des nerfs cutanés dans l'exan-thème pellagreux.* R. de l'Acad. des Sc., 1881.

— *Des altérations des nerfs cutanés chez les ataxiques.* Arch. de Phys. norm. et pathol., 1883, p. 72.

— *Paraplégie par névrite périphérique chez un ataxique morphinomane.* Soc. de Biologie, 1887.

— *Elude sur le nervo-tabes périphérique* Arch. de Phys. norm. et pathol , 1884, n° 2 p., 231.

— *Du rôle joué par la méningite spinale posterieure des tabé-tiques dans la pathogénie des scléroses combinées,* avec 1 pl. Arch. de Phys., 1884, p. 454.

— *Des scléroses combinées,* leçons cliniques faites à l'Hôtel-Dieu. Semaine médicale, 24 mai, 1886.

— *Contribution à l'étude de la névrite alcoolique* (forme paralytique, forme ataxique, tachycardie par névrite du pneumogastrique). Arch. de Phys. norm. et path., 1887, p. 248 264.

— *Sur un cas de Syringomyélie. (Gliome central de la moelle épinière).* Bull. et mém· de la Soc. méd. des Hôpitaux de Paris, 1889, p. 101.

— *Syringo-myélie,* leçon clinique faite à l'hospice de Bicêtre. Semaine médicale, 1889, n° 24, p. 194.

Dejerine.— *Etude clinique et anatomo-pathologique sur l'atrophie musculaire des ataxiques.* Revue de médecine, 1889. (Obs. V, VIII, IX, XII, XIII.)

— *De la nevrite périphérique dans l'atrophie musculaire des hémiplégiques.* Soc. de Biologie, 1889.

Dejerine *voir* Landouzy et Dejerine.

Dejerine et Leloir. — *Recherches anatomo-pathologiques et cliniques sur les altérations nerveuses. 1° Dans certains cas de gangrène; 2° dans la lèpre.* Arch de Phys. norm. et pathol.. 1881, p. 990.

J. Dejerine et P. Sollier. — *Nouvelles recherches sur le tabes périphérique,* avec 1 pl. Arch. de méd. expérim., etc. 1ᵉ année, n° 2, p. 251-266, 1889.

Dorion. — *Des paralysies du nerf sciatique poplité externe d'origine pelvienne. Leur pathogénie.* Th. Paris, 1884.

Dreschfeld. — *On alcoholic Paralysis.* Brain July, 1884, p. 200.

— *Further observation on alcoholic Paralysis.* Brain, 1885-1886, January, Obs. III. p. 433.

Dubois (de Berne). — *Ueber apoplectiformes Einsetzen neuritischer Ercheinungen.* Separat. Abduct. a. d. Correspondens Blatt f. Schweiz. Aertzte. XVIII, 1888.

— *Ueber einen Fall multipler Neuritis. Correspondens Blatt f. Schweiz. Aertzte Jahrg.* XIII, 1883.

Duchenne (de Boulogne). — *Paralysie consécutive à la colique dite végétale, de Madrid, in De l'Electrisation localisée.* 1ʳᵉ édition, 1855, 3ᵉ partie, chap. III p. 514.

— *Paralysie consécutive aux lésions des nerfs mixtes. (De l'Électrisation localisée.)* 1872, 3ᵉ édit., chap. I. Obs. XIII, p. 313 ; XXII, p. 320; XXV, p. 331 ; XXXIV, p. 342; XLI, p. 358.

— *Paralysie Atrophique de l'enfance,* loco citato. Chap. II. Obs. LI, p. 389.

— *Paralysie générale spinale antérieure subaiguë,* loco citato. Chap. IV, p. 459-486. Obs. LXXXVI, p. 480 ; LXXXVI, p. 481.

— *Paralysies Saturninc et Végétales,* loco citato. Chap. IX, p. 671-685 et 704-707.

Duchenne (de Boulogne), fils. — *De la Paralysie graisseuse de l'enfance.* Arch. gén. de Méd., 1864. T. IV, 6° série. Obs. VI, VII, IX, XI, XVIII, p. 193; XXI, p. 197.

DUFOURT. — *Note sur un cas de paralysie radiculaire spontanée du Plexus Brachial.* Lyon médical, n° 4, 24 janvier 1886, p. 107-113.

DUMÉNIL (de Rouen). — *Paralysie périphérique du mouvement et du sentiment portant sur les quatre membres. Atrophie des rameaux nerveux des parties périphériques.* Gaz. heb., 1864, p. 203.

— *Contribution pour servir à l'histoire des paralysies périphériques et spécialement de la névrite.* Gaz. heb., 1866, p. 51, 67 et 84.

DU MOULIN. — *Sur l'emploi des sels de cuivre dans la scrofulose et sur un symptôme nerveux de l'intoxication saturnine.* Bull. de l'Acad. Royale de Méd. de Belgique, 1884, 3e série, t. XVIII, p. 1089. *Sur l'intoxicat. sat.*, id., p. 1148.

DUPLAIX. — *Contribution à l'étude de la sclérose.* Th. Paris, 1883.

DUPLAIX et LEJARD. — *Note sur un cas d'atrophie saturnine.* Arch. gén. de méd., 1883, II.

E

EICHHORST. — *Neuritis acuta progressiva.* Virch. Arch., Bd 69, 1877.

— *Neuritis fascians, Ein Beitrag zur Lehre von der Alkohol-Neuritis.* Virchow's Arch., 1888, Bd 112.

— *Ueber Hereditæt der progressiven Muskelatrophie.* Berl. klin. Wochenschr , 1873, p. 497.

EISENLOHR. — *Neuropathologische Beitræge. 1 Zur Casuistik der subacuten vorderen Spinallæhmung (Duchenne).* Arch. f. Psych. u. Nervenkr., 1878, VIII, p. 317.

— *Ueber acute Polyneuritis und verwandte Krankheitsformen mit Rücksicht auf ihr zeitliches und œrtliches Auftreten.* Berl. klin. Wochenschrift, 1877, p. 781.

— *Idiopathische subacute Muskellæhmung und Atrophie.* Centralbl. f. Nervenheilk. 1879, n° 5, p. 100.

— *Ueber einige Læhmungsformen spinalen und peripheren Ursprungs. I Ein Fall von Bleilæhmung nebst Bemerkungen über generalisirte parenchymateuse Neuritis.* Deutsch. Arch. f. klin. Med. 1880, Bd XXVI, p. 544.

ERB. — *Krankheiten der peripheren cerebro-spinalen Nerven.* Ziemssen's Hbd. XI 2 p. 305-720 et XII I, p. 498.

— *Ueber acute Spinallæhmung (Poliomyelitis anterior acuta) bei Erwachsenen u. über verwandle spinale Erkrankungen.* Arch. f. Psych. u. Nervenkr., V, 1875, p. 785. Obs. VI.

— *Ueber periphere Læhmungen.* Kritische Bemerkung. Arch. f. Psych. u. Nerv., VIII, 1878, p. 197.

— *Poliomyelitis anterior chronica (Paralysie gén. spin. ant. sub. Duchenne).* Ziems. Handb. d. spec. Pathol. u. Therapie IX, p. 305.

— *Bleilæhmung der Unterextremitæten, etc.* Deutsches Arch. f. klin Med., 1868, B. IV, p. 244.

— *Bemerkung uber gewisse Formen der Neurotischen Atrophie (sog. multiple degenerative Neuritis).* Neurol. Centralbl., 1883, p. 481.

EULAN. — *Ein Fall von multipler Neuritis.* Berl. Klin. Wochenschr., 1886, n° 5.

EULENBURG. — *Differentes Verhalten der Muskeln gegen intermittirende und continiurliche Strome bei Paralyse saturnina.* Deutsches Arch. f. klin, Med. 1867, III, p. 506. Berl. klin, Woch., 1868, n° 2.

— *Ueber progressive Muskelatrophie.* Deutsch Klinik, 1856, p. 129.

— *Ueber successives Auftreten diffuser Muskelerkrankungen bei Geschwistern.* Virch. Arch. LIII, 1871, p. 361.

— *Ueber Læhmung durch polizeiliche Fesselung (Arrestantenlahmung) der Hand.* Neurol. Centralbl., 1889, n° 4, p. 97.

F

FALKENHEIM. — *Die Læhmungen nach subcutaner Aetherinjection.* Separatabdruck aus d. Mittheilungen a. d. med. Klinik zu Königsberg, 1888. (F. C. W. Vogel), p. 132.

— *Ueber Læhmungen nach acuter Arsenikintoxication.* Sonderabdruck aus d Mitth. a. d. Med. Klinik zu Königsberg, 1888 (Vogel), p. 114.

A. Feſber et E. Gasser. — *Recherches expérimentales de l'action des extenseurs des doigts* Arch. f Psych. u Nervenkr., VII, 1877, p. 140.

Féré. — *Étude anatomique et critique sur les plexus des nerfs spinaux*. Arch. de Neurologie, 1883, mars, n° 5.

Ferrier (David). — *The localisation of Atrophic Paralyses* Brain, 1881–1882, VI, p. 216.

Ferrier et Yeo. — *The functional relations of the motor roots of the Brachial and Lombo-sacral Plexuses*. Proceedings of the Royal Society, 1881, vol. XXXIII, p. 12.

Finlay. - *3 Cases of alcoholic Paralyses, multiple Neuritis* Brit. med. Journ , 1887, p. 1162.

Fischer. — *Ueber die Ursachen der verschiedenen Grade der Atrophie in den Extensoren der Extremitæten gegenuber den Flexoren.* Leipzig, 1877, Deutsch. Zeitsch. f. Chirurgie Bd VIII.

— *Ueber eine Eigenthümliche Spinalerkrankung bei Trinkern.* Arch. f. Psych. u. Nervenkr., 1882, B. XIII, p 1.

Fischl. — *Ueber einen Fall von periodische auftretender Læhmung der unteren Extremitæten*. Prag. med. Woch., 1885, n° 42, p. 397.

Wilhelm Fitz. — *Ueber saturnine progressive Muskelatrophie und das Vorkommen bulbærer Symptome bei der chronischen Bleivergiftung*. Th. de Würzburg, 1882.

W. H. Flower. — *Atlas schématique du système nerveux : origines, ramifications, etc.* Traduit sur la 3ᵉ édit. anglaise, par A. Duprat.

Fonsagrives et Leroy de Méricourt. — *Mémoire sur la caractérisation nosologique du beriberi*. Arch. gén. de Méd., 1861.

Forgues. — *Distribution des racines motrices dans les muscles des membres*. Th. Montpellier, 1883.

Francotte. — *Contribution à l'étude de la névrite multiple*. Revue de Médecine, 1886, p. 377.

— *Voy*. Masius et Francotte.

Frank. — *Ueber die Verænderungen am Circulationsapparat bei Bleikolik*. Deutsches Arch. f. klin. Med , Bd XVI, heft. 3 in-4.

FREUD. S. — *Acute multiple Neuritis der spinalen und Hirnnerven.* Neurol. Centralbl., 1885, p. 251.

FREY. — *Ueber temporære Lahmungen Erwachener die den temposæren Spinallæhmungen der Kinder analog sind und von Myelitisder Vorderhœrner auszugehen scheinen.* Berlin. klin, Wochenschr., 1874, n° 2, p. 15.

FRIEDLÆNDER. — *Anatomische Untersuchung eines Falles von Bleilæhmung, nebst Begründung der Myopatischen Natur dieser Affection.* Virch. Arch. Bd 75, 1879, p. 24.

G

GAUCHER. — *Deux cas de paralysie saturnine des muscles longs supinateurs.* France médicale, 1882, II, p. 244-245.

GOMBAULT. — *Contribution à l'étude anatomique de la névrite parenchymateuse subaiguë et chronique. Névrite segmentaire périaxile.* Arch. de Neurol., 1880-1881, t. I, p. 11 et 177.

— *Contribution à l'histoire anatomique de l'atrophie musculaire saturnine.* Arch. de Phys. norm. et pathol., 1873, p. 592.

— *Sur les lésions de la Névrite alcoolique.* C. R. de l'Acad. des Sciences, 1886, séance du 22 fév., p. 436.

— *Note sur le rôle que jouent les lésions segmentaires dans l'évolution de la névrite parenchymateuse.* Soc. Anat., 1881, p. 157.

GRASSET. — Traité pratique des maladies du Système Nerveux, 1886, 2ᵉ édition, p. 1136.

H

HADDEN. — *Two fatal cases of alcoholic paralysis.* The Lancet, 1884, p. 735.

HAMMOND. — *Diseases of the Nervous System.* 1881, p. 541.

HANDFORD (H.). — *Peripheral Neuritis in Enteric fever.* Brain, 1888-1889, p. 237.

HANSEN (A.). — Arch. belges de Biologie, 1880.

Haufmann. — *Ein Fall von acuter aufsteigender Paralysie.* Arch. f. Psych. u. Nerv., XV, 1884, p. 140.

Georg Heckenlauer. — *Ueber Arsenikalmuskelatropie.* Th. de Wurzburg, 1883. Obs. III, p. 12.

Herringham. — *Muscular Atrophy of the peroneal type, affecting many members of a family.* Brain, June 1888, p. 230.

Heubel. — *Pathogenese und Symptome der chronichen Bleivergiftung.* Berlin, 1871, p. 69.

Heugas. — *Contribution à l'étude de la Paralysie saturnine généralisée.* Th. de Paris, 1877. Obs. I, p. 54.

Hirschberg. — *Ueber Blei-Amblyopie.* Berl. klin. Wochenschr., 1883, p. 5-29.

Hirt. — *Beitrag zur Pathologie der multiplen Neuritis.* Neurol. Centralbl., 1884, h° 21.

— *Ueber Tabes dorsalis mit erhaltenem Patellarreflexe.* Berlin klin. Wochenschr., 1886, n° 10.

Hiller. — Berl. klin. Wochenschr., 1881, n° 41. Bericht über eine Sitzung der Gesellschaft der Charité Aerzte.

Hoffmann. — *Ueber progressive Neurotische Muskelatrophie.* Arch. f. Psych., 1889, B. XX, p. 660.

Honièn. — *Bidrag till laran om de multipla Neuriterna.* Finska läkaresällsk handl., 1885, XXVII, p. 244 et Neurol. Centralbl. 1885, p. 250.

Hösslin. — *Zur Casuistik der multiplen Neuritis.* Münchener Med. Wochenschr., 1886, n° 3.

— *Ueber diabetische Neuralgien.* Münchener Med. Wochensch., 1886, n° 14 et Neurol. Centralbl., 1886, p. 378.

Hun. — *Alcoholic Paralysis.* American Journal of Medical Science, 1885 April, p. 372.

Huss. — *Chronische Alcoholis krankheit* (trad. all., 1852), Leipzig.

Hutchinson. — *Narrative of a case, etc., etc.* Illustration of clin Surgery, vol. I, p. 206 et Ophthalmic Hospital Reports, vol. V, 1886, p. 135, et Klumpke, loc. cit. Obs, VIII, p. 744.

J

Jappa. — *Zur Frage über die Veränderungen der peripherischen Nerven bei Schwindsucht.* Dissert. St-Petersburg, 1888 (russe). Analys. in Neurol. Centralbl., 1888, p. 425.

Joffroy. — *Névrite parenchymateuse spontanée généralisée et partielle.* Arch. de Phys. norm. et pathol., 1879.

K

Kahler et Pick. — *Beitrag zur Lehre von der Localisation in der grauen Substanz.* Arch. f. Psych. u. Nervenkr. u. Bd. X., 1880, p. 353.

Kast. — *Beitrage zur Lehre von der Neuritis.* Arch. f. Psych. u. Nervenkr., 1881, Bd. XII, p. 266.
— *Klinisches und Anatomisches über primäre degenerative Neuritis.* Deutsch. Arch. f. klin. Med. Bd XL, 1886, Heft 1.

Kaste. — *Beitræge zur Lehre von der Neuritis.* Arch. f. Psych., 1881, Bd XII, p. 266.

Klippel. — *Des amyotrophies dans les maladies générales chroniques et de leurs relations avec les lésions des nerfs périphériques.* Th. Paris, 1889.

A. Klumpke. — *Contribution à l'étude des paralysies radiculaires du plexus brachial.* Revue de Médecine, 1885, p. 591-616 et 739-790.

Koniger. — *Ueber epidemisches Auftreten von Beriberi in Manila,* 1882 et 1883. Deutsch. Arch. f. klin. Med., 1884, Bd XXXIV, p. 419.

Kraske. — *Experimentelle Untersuchungen über die Regeneration der Quergestreiften Muskelfasern.* Th. de Strasburg, 1876.

Kreyssig (Fritz). — *Ueber die Beschaffenheit des Rückenmarks bei Kaninchen und Hunden nach Phosphor und Arsenikvergiftung, nebst Untersuchungen über die normale Structur desselben.* Virch. Arch. f. pathol. Anat. et Phys. Bd. CII. Heft, 2, 1886, p. 286-298.

Kronig. — *Ein Fall von Encephalopathie saturnina mit generalisirter Bleilæhmung.* Charité-Annalen, 1884, IX, p. 154-163.

Krüche. — *Pseudo-tabes der Alcoholiker.* Deutsch. Medicinalzeitung, 1884, N° 72.

Kussmaul et Maier. — *Zur pathol. Anatomie des chronischen Saturnismus.* Arch. f. Klin. Med. 1872, IX. p. 285.

L

Lancereaux. — *Note relative à un cas de paralysie saturnine avec altération des cordons nerveux et des muscles paralysés.* Gaz. Méd. de Paris, 1862, n° 46, p. 709.

— *Des paralysies alcooliques.* Gaz. hebd. de méd. et de chir., 1881, p. 119.

— *Atlas d'anatomie pathologique.* Obs. 286. (Cité par Joffroy).

— *Paralysies toxiques.* Gaz. hebd. de méd. et de chirurgie, 1881.

Landouzy (L.). — *Des paralysies dans les maladies aiguës.* Th. d'agrég., Paris, 1880.

Landouzy et Dejerine. — *De la myopathie atrophique progressive.* Rev. de Méd., 1885, février et avril.

Lannois. — *Contribution à l'étude des paralysies spontanées du plexus brachial.* Revue de Médecine, 1881, p. 988.

Laquer. — *Zur Lehre von der alkoholischen Neuritis*, XII. Wanderversamm. sudwest. deutsch. Neurol. zu Strassburg, 1887, Neurol. Centrabl., 1888, p. 335.

Lefevre. — *Recherches sur les causes de la colique sèche.* Th. de Paris, 1859.

Lefevre. — *Des paralysies traumatiques des membres inférieurs.* Th. de Paris, 1876.

H. Leloir. — *Traité pratique et théorique de la lèpre*, accompagné d'un atlas de XXII planches originales en chromolithographie et héliogravure, etc. Paris, 1886, A. Delahaye et Lecrosnier, éditeurs, et aux bureaux du *Progrès médical.* Obs. XL p. 162 et planches XIV et XV.

— *Recherches cliniques et anatomo-pathologiques sur les affections cutanées d'origine nerveuse.* Th. Paris, 1889.

H. Leloir. — *Contribution à l'étude des affections cutanées d'origine trophique*. Arch. de Phys. norm. et pathol., 1881, p. 391.

—   *voy*. Dejerine et Leloir.

Le Meignan. — *Etude sur les formes cliniques de la paralysie saturnine généralisée.*, Th. Paris, 1888.

Lepine. — *Un fait de paralysie saturnine généralisée terminée par la guérison*. Lyon méd., 1883, XLII, p. 383-387.

Leroy de Méricourt. — Art. *Beriberi*, in Dict. Encyclop. des Sciences Médicales.

Létiévant. — *Traité des sections nerveuses*. Paris, 1873.

Letulle. — *Recherches cliniques et expérimentales sur les paralysies mercurielles* Arch. de Phys. norm. et pathol., 1887, p. 301-338 et 437-468.

Leudet. — *Troubles nerveux périphériques*. Arch. gén. de Méd. 1864.

Levin. — Schmidt's Jahrb. Bd. 165. p. 239.

Leyden. — *Ueber Neuritis und Poliomyelitis*. Zeitsch. f. klinische Medizin, Bd I, 1880-1881, p. 387-434.

—   *Die Entzündung der peripheren Nerven*. (Polyneuritis-Neuritis multiplex.) Deren Pathologie und Behandlung, zwei Vorträge, Berlin, 1888. Siegfried Mittler u Sohn.

—   *Ueber ein Fall von multipler Neuritis*. Charité-Annalen V, 1880, p. 206.

—   *Ein Fall. von Bleivergiftung Patholog. Anat. der Bleilæhmung*. Deutch. med. Wochenschr, 1883, IX, p. 185-187.

—   *Traité clinique des maladies de la moelle épinière*, 1879, p. 75. Traduction française.

Lilenfield. — *Alcoholneuritis. Krankendemonstration*. Berl. Gesellschaft f. Psych. n. Nerv. Sitzung. vom. 13, Juli 1885. In Neurol. Centrabl., 1885 p. 352.

Litten. — *Kohlenoxydgasvergiftung*. Aus dem Verein für innere Medicin Sitzung vom 7 Jan., 1889, Berl. Klin Wochenschrifs, 1889, p. 77, n° 4.

Lœwenfeld. — *Ein Fall von multipler Neuritis mit Athetosis*. Neurol. Centralbl., 1885, p. 149 et 169.

—   *Ueber Spinallæhmung mit Ataxie*. Arch. f. Psych. u Nervenkr, 1884, Bd XV, p. 43.

Lœwenfeld. — *Ueber multiple Neuritis.* Bayer, Aertzl. Intell. Bl., 1885, n° 6, cité d'après Bernhardt.

Lublinski. — *Die chronische Bleüntoxication und ihr Verhæltniss zur Albuminurie* Deutsche medic Wochenschr, 1883, p. 30.

Lunz. — *Ueber die Affection des Nervensystems nach acuten infectiosen Processen.* Arch. f. Pysch. u Nervenkr, 1887, XVIII. p. 882.

Luys. — *Atrophie musculaire progressive; lésions histologiques de la substance grise de la moelle épinière.* Comptes rendus de la Soc. de Biologie, 1860, p. 80.

M

Mackenzie. — *Diseases of the throat and nose*, vol. I, 1880, p. 471.

Manouvrier. — *Intoxication saturnine par absorption cutanée.* Th. Paris, 1874.

Masius et Francotte. — *Note sur cinq cas de Névrite multiple.* Bull. de l'Acad. Roy. de Belgique, 1886.

Mayor. — Gaz. Med., 1877, n° 19.

Melchert. — *Beitrag zur Diagnose der subacuten Poliomyelitis und multiplen degenerativen Neuritis.* Th. Greifswald, 1881.

Mendel. — *Zur Lehre von diphtherichen Læhmungen.* Neurol. Centralbl., 1885, n° 6, p. 128.

— Berl. med. Gesellschaft, séance du 7 janv. 1885. Discussion. Neurol. Centralbl., 1885, p. 92.

Meyer. — *Anatomische Untersuchungen über diphtheritische Læhmungen.* Virch. Arch., Bd 85, 1881, p. 181 et 225.

Mills. — *Lead paralysis, alcoholic paraplegie.* Med. Bull. Philad., 1885, VII, p. 299-301.

— *The probable occurance of multiple neuritis in Epidemic cerebro-spinal meningitis.* Polyclinic., 1888 avril, p. 313. Analy. Neurol. Centralb., 1888, p. 424.

Minot. — *Paralysis of lower extremeties from lead poisoning. Rapid recovery under iodide of potash.* Bost. med. et Surg. Journ., 1883, CIX, p. 155.

Moebius. — *Ueber einige ungewœhnliche Fælle von Bleilæhmung.* Centralbl. f Nervenheilk , 1886, n° 1, p. 6. Obs. I, II, p. 8.

— *Neuritis puerperalis.* Münchener Med. Wochenschr , 1887, n° 9 analy. Neurol. Centralbl., 1887, p. 208.

Moeli. — *Statisches u. Klinisches uber Alcoholismus.* Charité-Annal., IX, p. 541.

Monakow (V.). — *Zur pathologischen Anatomie der Bleilæhmung und der saturninen Encephalopathie.* Arch. f Psych. u. Nerv , X, 1880, p. 495.

Monnereau. — *Recherches expérimentales sur le rôle de l'absorption cutanée dans l'intoxication et la paralysie saturnine.* Thèse de Paris, 1883.

Moritz. — *A contribution to the Pathological anatomy of Lead-paralysis.* Journal of Anatomy et Physiolog., 1880-1881, p. 78.

Müller. — *Ein Fall von multiple Neuritis.* Arch. f. Psych. u Nerv., 1883, XIV, p. 669.

Mussy (Henri Guéneau de). — *Note sur plusieurs cas d'intoxication saturnine observés au château de Clairemont, avec quelques remarques.* Archives générales de Médecine, 1849, p. 283.

N

Neumann. — *Ein weiterer Fall von Lahmung durch subcutane Aether-injection.* Neurol. Centralbl., 1885, p. 76.

Nonne. — *Zur Casuistik der Betheiligung der peripherischen Nerven bei Tabes dorsalis.* Arch. f. Psych. u. Nerv., 1888, t. XIX, p. 352-380. Obs. III, p. 357.

Nothnagel. — *Die nervosen Nachkrankheiten des Abdom. Typhus.* Deutsch. Arch. f klin. Med., B. XI, p. 429.

Nothnagel. — *Ueber Neuritis in diagnostischer und pathologischer Beziehung.* Volkmann's Sammlung klin. Vorlräge, n° 103.

O

OEller. — *Zur Pathologischen Anatomie der Bleilæhmung.* Inaugural Dissert, München, 1883.

OLLIVIER (AUGUSTE). — *De l'Albuminurie saturnine*. Arch. gén. de méd., 1863, t. II, 6e série. Obs. XIV, p. 714.

— *Des Atrophies musculaires*. Th. d'agrég., Paris, 1869.

ONIMUS. — *Modifications de l'excitabilité des nerfs et des muscles après la mort*. Journal de l'Anatomie et de la Physiologie, 1880, p. 629.

OPPENHEIM. — *Zur pathologischen Anatomie der Bleilæhmung.* Arch. f. Psych. u. Nerv., 1885, XVI, p. 476.

— Deutsch. Arch. f. klin. Med , Bd XXXVI, 1885, p. 561.

— *Beitrage zur Kenntnies der multiple degenerativen Neuritis*. Berl. med. Gesell.. Sitz. d. 9 nov. 1885. Centralbl. f. Nerv., 1885, p. 524 et 1886, p. 12.

OPPENHEIM et SIEMERLING. — *Beitræge zur Pathologie der Tabes dorsalis, und der peripheren Nervenerkrankung*. Arch. f. Psych. u. Nerv., 1887. XVIII, Obs. XXXVII, p 509.

OETTINGER. — *Étude sur les paralysies alcooliques (névrites multiples chez les alcooliques)*. Th. Paris, 1885.

ORMEROD. — *Muscular atrophy after measles in thrée Members of a family*. Brain, 1884, p. 334.

P

PAGE MC. INTOSH (W.). — *Acute atrophic paralysis in the adult with report of two cases caused by arsenical poisoning*. Med. Rec., 1885, XXVII, 145-147.

PANAS. — *De la Paralysie réputée rhumatismale du nerf radial*, mémoire lu à l'Acad. de Méd. dans la séance du 21 nov. 1871.

PIEDRA. — *De la Paralysie saturnine*. Th. Paris. 1875.

PIERSON. — *Ueber Polyneuritis acuta (multiple Neuritis)*. Volkmann's Sammlung klin. Vorträge, n° 229, 188. Leipzig.

PITRES et VAILLARD.— *Contribution à l'étude des névrites périphériques non traumatiques*. Arch. de Neurol., 1883, t. V, p. 191 et 290, t. VI, p. 180.

— *Contribution à l'étude des névrites périphériques survenant dans le cours ou la convalescence de la fièvre typhoïde*. Revue de Méd., 1885, p. 985. Obs. I, p. 992 et obs. II, p. 994.

Pitres et Vaillard. — *Névrites périphériques dans le rhumalisme chronique*. Revue de Médecine, 1887, p. 456-468.

— *Contribution à l'élude de la paralysie ascendante aiguë*. Arch. de Phys. norm. et path., 1887, t. IX, p. 149.

— *Un cas de paralysie subaigué suivi d'autopsie*. Progrès médical, 1888, II, p. 153.

— *Contribution à l'élude des névrites périphériques chez les labétiques*. Revue de Médecine, 1888, p. 574.

— *Des Névrites périphériques des tuberculeux*. Rev. de Méd., 1886, p. 193.

— *Des Névrites provoquées par les injections d'éther au voisinage des troncs nerveux des membres*. C. R. Soc. de Biol., 1887, 14 mars.

— *Contribution à l'étude de la Névrite segmentaire (Altération des nerfs dans un cas de paralysie diphthérilique)*. Arch. de Neurol., 1886, vol. XI, p. 337.

Popoff. — *Beiträge zur Lehre von der acuten Myelitis toxischen Ursprungs*. Virch. Arch., 1883, Bd 93, p. 358.

Prevost — *Les Névrites périphériques dans le tabes dorsalis*. Rev. médic. de la Suisse Romande, 1886, t. VI, p. 649.

— *Voy*. Vulpian et Prevost.

Proust et Ballet. — *Contribution à l'anatomie pathologique de la paralysie générale spinale diffuse subaiguè de Duchenne, etc*. Arch. de Phys. norm. et pathol., 1883, II, p. 330.

Putnam. — *On certain unrecognized forms of lead poisoning and on the possibility of mistaking bismuth for lead in urine*. Boston. med. et surg. Journ., 1883, C. IX, p. 315-317.

R

Remak (R). — *Ueber den Einfluss der Centralorgane des Nervensystems auf Krankheiten der Knochen und Gelenke*. Oesterreichische Zeitschrift f. prakt. Heilkunde, 1862 et 1863. p. 194.

Remak (E.). — *Zur Pathogenie der Bleilælmungen*. Arch. f. Psych. u. Nervenk., 1876, VI, p. 1. Obs. V, p. 31; VI, p. 37; VII, p. 47; VIII, p. 47.

REMAK. — *Ein Fall von atrophischer Spinallahmung durch traumatische halbseitige Blutung in die Halsschwellung des
Rückenmarks.* Berl. klin. Wochenschrift, 1877, n° 44,
p. 644-647.

— *Ueber die Localisation atrophischer Spinallæhmungen und
Spinaler Atrophien.* Arch. f. Psych. u. Nervkr., 1879, IX,
p. 603-622. Obs. I, p. 531 ; IV, p. 542 ; V, p. 544 ; VII, p. 566 ;
VIII, p. 568 ; XV, p. 606 ; XIX, p. 623 ; XX, p. 624 ; XXI, p. 630.

— Art. *Bleilæhmung* in Real-Encyclopaedie der Gesammten
Heilkunde, 1880, Bd II, p. 256-256.

— *Partielle Radialisparalyse. Krankenvorstellung.* Berl. med.
Gesellschaft, séance du 7 janvier 1885. In Neurol. Centralbl.,
1885, p. 92.

— *Ueber Peroneuslæhmung.* Neurol. Centralbl., 1888, p. 642.

— *Zur Localisation saturniner Læhmungen der Unterextremitæten.* Neurol. Centralbl., 1882, p. 149.

— *Ein Fall von generalisirter Neuritis, mit schweren elektrischen Alterationen auch der niemals gelæhmten Nn. Facialis.*
Neur. Centralbl., 1885, n° 14, p. 311.

RENAUT (J.). — *Sur l'intoxication saturnine chronique.* Th. d'agrég.,
1875.

— *Remarques anatomiques et cliniques sur deux points particuliers de l'intoxication saturnine chronique.* Gaz. med., 1878,
n° 32, p. 394.

RENDU. — *Intoxication par la vapeur de charbon.* Paralysie consécutive intéressant la face du côté droit, ainsi que les extenseurs de l'avant-bras et du pied de même côté. Guérison
lente. Mém. de la Soc. méd. des hôpitaux, 1882, p. 33.

ROBINSON. — *On the nervous lesions produced by lead poisoning.* Brain,
1884-1885, Janv., p. 485-491.

ROCHART. — Art. *Beriberi.* In nouv. Dict. de méd. et de chirurg. pratiques.

ROMBERG. — *Lehb. d. Nervenkr.*, I, Bd, 3te Abth., 2ᵉ Aufl., 1851, p. 157.

ROQUE. — *Des Dégénérescences héréditaires produites par l'intoxication
saturnine lente.* Compte rendu Soc. Biol., 1872, IV, 243-245.

ROSENBACH. — *Ueber die durch Inanition bewirkten Texturverænde-
rungen der Nervencentren.* Neurol. Centralbl., 1883, n° 15.

Rosenheim. — *Zur Kenntniss der acuten infectiœsen multiplen Neuritis*. Arch. f. Psych. u. Nervenkr., 1887, XVIII, p. 782.

Rosenthal. — *Zur klinischen Charakteristik der Poliomyelitis*. Virch. Arch., Bd 72, 1878. Obs. I, p. 329 et obs. II, p. 331.

— *Traité clinique des maladies du système nerveux*, traduction française de Lubanski, 1878, p. 824.

Ross. — *Distribution of Anesthesia in cases of disease of the branches and of the roots of the brachial plexus*. Brain, 1884-1886, p. 51.

Ruxton. — *Neuritis of the median nerve*. Brain, 1888-1889, p. 519.

S

Sahli. — *Zur Lehre von den spinalen Localisationen. Sectionsbefund bei einer alten Kinderlæhmung mit eng localisirter Atrophie*. Deutsch. Arch. f. klin. Med., 1883, XXXIII, p. 360-374.

Sakaky. — *Ueber einen Fall von Tabes dorsalis mit Degeneration der peripheren Nerven*. Arch. f. Psych. und Nerv., XV, 1884, p. 584.

Sajous. *Arch. of Laryngology*, 1. III, 1883, cité d'après Seifert.

Samsoen. — *Étude sur la paralysie saturnine*. Th. de Paris, 1882. Obs. III, p. 25 et obs. XI, p. 25.

Sangster et Mott. — *Pamphigoid eruption with changes in peripheral nerves*. British med. Jour., 1888, June 16, p. 1273.

Schech. — *Monatsschrift f. Ohrenheilk. Keklkopf-Nasen u Rachenkrankh.*, n° 8, 1883, cité d'après Seifert.

Scheiber. — *Ein Fall von schwer complicirter Schlaflæhmung am linken Arme*. Neurol Centralbl., 1886, p. 344.

Scheube. — *Ueber die japanische Kakke (Beriberi)*. Deutsch. Arch. f. klin. Med., 1882, Bd 31, p 141 et 307, et Bd 32, p. 83. Virch. Arch., 1884.

Schmidt. — *Ueber Vergiftung der Pferde durch Blei*. Arch. f. klin. u. parkt. Thierheilkunde, XI, 1885, n° 5 et 6.

Scolobouzoff. — *Paralysie arsénicale*. Arch. de Phys. norm. et pathol., 1884, p. 323.

Schulz. — *Beitrag zur Lehre der multiplen Neuritis bei Potatoren.* Neur. Centralbl., 1885, p. 433, 462 et 482.

Schultze. — *Beitræge zur Pathologie und pathologischen Anatomie des centralen Nervensystens insbesondere des Rückenmarcks (poliomyelitis acuta anterior)·* Virch. Arch. 73 B, p. 448.

— *Klinisches u. anatomisches uber die Syringomyelie.* Zeit. f., klin. Med., Bd XIII, 6 Obs. IV, p. 25.

— *Ueber Bleilæhmung.* Arch. f. Psych. u. Nerv., 1885, XVI, p. 791.

Schulz et Schultze. — *Zur Lehre von der acuten aufsteigenden Paralyse.* Arch. f. Psych. u. Nerv., XII, 1881, p. 457.

Secretan (H.). — *Contribution à l'étude des Paralysies radiculaires du plexus brachial.* Th. de Paris, 1885. Obs. XXVI, p. 40.

Seeligmuller. — *Ueber Arseniklæhmung.* Deutsch. med. Wochenschr., 81, p. 185 et 200.

— *Centralbl f. Chirurgie.* 1878, n° 18.

— *Ueber Læhmungen im Kindesalter. I Ueber spinale Kinderlæhmung (Poliomyelitis anterior acuta .* Hdb. f. Kinderheilk, XII, 1877-78, p. 321.

— *Peroneuslæhmungen, in Lehrbuch der Krankheiten der peripheren Nerven und des Sympathicus,* 1882, p. 212.

Seiffert (Otto). — *Kehlkopfmuskellæhmung in Folge von Bleivergiftung.* Berl. klin Wochenschrift, 1884, p. 555-558.

Singer. — *Zur Pathologie der Erkrankung des Nervensystems nach Malaria.* Prager Med. Wochenschr., 1887, n° 18.

Senator. — *Ueber acute multiple Myositis bei Neuritis* Deutsch, med. Wochenst h., 1888, p. 23.

— *Ueber eine eigenthümliche progressive atrophische Paralyse bei mehreren Kindern derselben Familie.* Berl. klin. Woch., 1884, n° 4.

Starr (Allen). — *Multiple Neuritis and its relation to certain peripheral Neurosis.* The Middleton Goldsmith Lectures for 1887. Medical Record, 1885, Febr. 5 et 12.

Stadelmann. — *Ueber einen eigenthümlichen mikroskopischen Befund in dem Plexus brachialis bei einer Neuritis in Folge von Typhus abdominalis.* Neurol. Centralbl , 1887, p. 385.

Standish. — *A case of alcoholic paralysis preceeded and accompanied by amblyopia ex abusu*. Boston Med. and surg. Journal 22 April 1886 ct Neurol Centralbl. 1885, p. 576.

Stewart (Grainger). — *The Paralysis of hand and feet from diseases of nerves*. Edinbourg med. Journ. march, 1881, p. 855. (Analyse in Revue Sc. med, t. XVIII, p. 522.)

Strauss. — *Note sur un cas de paralysie spontanée du plexus brachial (avec intégrité du nerf médian) et sur quelques localisations de paralysie du plexus brachial*. Gaz. hebd., 1880, n° 16, p. 244.

Strube. — *Ueber multiple Neuritis*. Th. Berlin, 1881.

Strumpell. — *Zur Kenntniss der multiplen degenerativen Neuritis*. Arch. f. Psych. u. Nerv., 1883, p. 339.

— *Ueber das Verhæltniss der multiplen Neuritis zur Poliomyelitis*. Neurol. Centralbl., 1884, n° 11.

— *Nervenerkrankung der Alkoholisten*. Med. Gesell. zu Leipzig, Sitz. 25 nov. 1884, in Berl. klin. Wochenschrift, 1885, p. 519.

— Berl. klin. Wochenschrift, 1888, p. 611-614.

Suckling. — *Muscular atrophy due to lead poisoning*. British med. Journ., 1885, april 4, p. 696.

— *Multiple pheripheral Neuritis*. British med. Journ., 1888. March. 24, p. 647.

T

Tanquerel des Planches. — *Traité des maladies de plomb ou saturnines*. 1839, t. II.

— *Essais sur la paralysie de plomb ou saturnine*. Thèse de Paris, 1834.

Thomas. — *Ueber einen Fall von Polyneuritis (Glykosurie complicirte Polyneuritis rhumatischen Ursprungs)*. XI, Wanderversamml. sud west deutsch. Neurol. u. Irrenärzte. Neurol. Centralbl., 1886, p. 287.

Dejerine.   19

Thomsen. — *Beitrag zur multiplen alcoholischen Neuritis.* Gesell. f.
Psych. u. Nerven. Berlin, 13 dec. 1885. Neurol. Centralbl.,
1887, p. 22.

Thomsen. — *Zur Pathologie und Anatomie der « acuten alkoholischen
Augenmuskellæhmung », nebst Bemerkungen über die anatomische Deutung einiger Symptome im Krankheitsbilde der
« Alkoholischen Neuritis ».* Berl. klin. Wochensch., 1888,
p. 21, n° 2.

Thorburn (W.). — *Spinallocalisations as indicated by Spinal Injuries.*
Brain, octobre 1888, p. 289 et 1886-1887.

Tiburtius (Mlle).— *Die Extensorenlæhmung bei chronischer Bleivergiftung.* Th. de Zurich, 1876.

Tooth. — *Muscular atrophy of the peroneal type.* Brain, 1887, p. 252.

Tschiesh (V.).— *Ueber Veræenderungen des Rückenmarks bei Vergiftung
mit Morphine, Atropine, Silbernitrat, Bromkalium.* Virch.
Arch. B. 100, 1885, p. 147.

U

Ulrich. — *Contribution à l'Encéphalopathie saturnine.* Allg. Zeiisch.
f. Psych. XXXIX (Analyse in Arch. de Neurol , 1883, VI, p. 117.

Uhthoff.— *Einfluss des chronischen Alkoholismus auf das menschliche
Sehorgan.* Arch. f. Ophthalm. Bd XXXII et XXXIII, 1888.

V

Valtat. — *De l'Atrophie musculaire consécutive aux maladies des
articulations. (Étude clinique et expérimentale).* Th. Paris,
1877.

Vierordt. — *Zur Frage vom Wesen der Bleilæhmung.* Arch. f. Psych.
u. Nerv., 1887, XVIII.

— *Ueber atrophische Læhmung der oberen Extremitæten.*
Deutsch. Arch. klin. Med., 1882, Bd 31, p. 485-521.

— *Beitrag zum Studium der multiplen degenerativen Neuritis.*
Arch. f. Psych. u. Nerv., 1883, XIV, p. 678.

Vᴜʟᴘɪᴀɴ (A.).— *Atrophie musculaire progressive chez un saturnin. Contractilité électrique conservée, marche continue des accidents atrophiques, pas de paralysie, ni de coliques saturnines.* Cliniques médicales faites à l'hôpital de la Charité, 1878. Obs. CXLIJ, p. 727.

— *Maladies du système nerveux,* 1879, T. I. Doin, éditeur, p. 158.

— *Maladies du système nerveux,* t. II, p 389.

Vᴜʟᴘɪᴀɴ et J. Dᴇᴊᴇʀɪɴᴇ. — *Recherches cliniques et expérimentales sur la paralysie radiale.* Comptes rendus Soc. Biologie, 1886, p, 187.

Vᴜʟᴘɪᴀɴ et Pʀᴇᴠᴏsᴛ. — *Observation de paralysie infantile. Lésion des muscles et de la moelle.* Comptes rendus de la Soc. de Biologie, 1865, p. 215.

Vᴜʟᴘɪᴀɴ et Rᴀʏᴍᴏɴᴅ. — *In* thèse d'agrég., 1875, de J. Renaut : *Sur l'intoxication saturnine chronique.* Obs. VII, p. 146 ; XIV. p. 159, XV, p. 161.

W

Wᴀʟᴅᴇʏᴇʀ.— *Ueber die Verænderungen der Quergestreiften Muskeln bei der Entzundung und dem Typhusprocess, sowie über die Regeneration derselben nach Substanzdefecten.* Virch Arch., Bd 34, 1865.

Wᴇsᴘʜᴀʟ. — *Ueber eine Vcrænderung des Nervus Radialis bei Bleilæhmung.* Arch. f. Psych. u. Nerv., IV, 1874, p. 776.

— *Ueber einige Fælle von acuter tædtlicher Spinallæhmung (Sog. acuter aufsteigender Paralyse).* Arch. f. Psych. u. Nervenkr., 1876, p. 765.

— *Zur Fortdauer des Kniephænomens bei Degeneration der Hinterstrænge.* Arch. f. Psych. u. Nerv, 1886, XVIJ, p. 547.

— *Ueber einen merkwürdigen Fall von periodischer Lahmunig aller vier Extremitæten mit gleichzeitigem Erlœschen der elektrischen Erregbarkeil wæhrend der Læhmung.* Berl. klin. Wochenschr., 1885, nᵒ 31.

Witkoski.— *Zur Klinik der multiplen Alcoholneuritis.* Arch. f. Psych.
u. Nervenkr. XVIII, 1887, p. 809.

Wyss (Von). — *Beitræge zur Kentniss der Bleivergiftung.* Arch. f
pathol. Anat., 1883, XCII. p. 193-206.

Z

Zaborowsky. — *Experimentelle Untersuchungen über die Regeneration
der Quergestreiften Muskeln.* Th. de Genève, 1889.

Zunker. — *Zur Pathologie der Bleilæhmung.* Zeitsch. f. klin. Med.
Bd I, 1789-1880, p. 496,

TABLE DÉS MATIÈRES

TROISIÈME PARTIE.

Paris. — A. Parent, imprimeur de la Faculté de médecine, A. Davy, successeur,
52, rue Madame et rue Corneille, 3.

PARIS. — TYP. A. PARENT, A. DAVY, SUCC^r

52, RUE MADAME ET RUE CORNEILLE, 3.